Klaus M. Beier
Kurt Loewit

Praxisleitfaden Sexualmedizin
Von der Theorie zur Therapie

Klaus M. Beier
Kurt Loewit

Praxisleitfaden Sexualmedizin

Von der Theorie zur Therapie

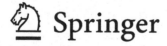 Springer

Prof. Dr. med. Dr. phil. Klaus M. Beier
Institut für Sexualwissenschaft
und Sexualmedizin
Charité-Universitätsmedizin Berlin
Luisenstraße 57, 10117 Berlin

Prof. i. R. Dr. med. Kurt Loewit
Klinik für Medizinische Psychologie und
Psychotherapie
Arbeitsgruppe Sexualmedizin
Medizin-Universität
Schöpfstr. 23a, A-6020 Innsbruck, Österreich

ISBN-13   978-3-642-17161-1   Springer-Verlag Berlin Heidelberg New York

Bibliografische Information der Deutschen Nationalbibliothek
Die Deutsche Nationalbibliothek verzeichnet diese Publikation in der Deutschen Nationalbibliografie;
detaillierte bibliografische Daten sind im Internet über http://dnb.d-nb.de abrufbar.

SpringerMedizin
Springer-Verlag GmbH
ein Unternehmen von Springer Science+Business Media
springer.de

© Springer-Verlag Berlin Heidelberg 2011

Planung: Renate Scheddin, Heidelberg
Projektmanagement: Renate Schulz, Heidelberg
Lektorat: Dr. Brigitte Dahmen-Roscher, Hamburg
Umschlaggestaltung: deblik Berlin
Coverbild: © Tomasz Trojanowski / fotolia.com
Satz: Crest Premedia Solutions (P) Ltd., Pune, India

SPIN: 80027349

Gedruckt auf säurefreiem Papier   18/5135 – 5 4 3 2 1 0

Vorwort

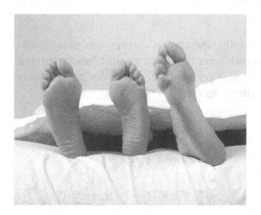

Etwas stimmt nicht unter dieser Decke: Wo ist der vierte Fuß? Schlüpft er gerade zu den anderen, hat er sie soeben verlassen oder fehlt er wirklich? Wir wissen es nicht und müssen nachfragen. Wenn wir das nicht als dozierende Experten, sondern als zuhörende Nicht-Wissende tun, werden wir überraschende, zutiefst menschliche Lebens- und Leidensgeschichten, nicht »einen Fall von…« entdecken, d. h. wir werden »die Decke lüften« können. Müssten eigentlich nicht zwei Sohlen mit den Zehen nach unten zeigen? Solche Bilder wären wir gewohnt: Sexualität verkürzt auf Geschlechtsverkehr. Aber die Füße stehen nicht für sich selbst, sie gehören zwei Partnern, die sich von ihrer Beziehung etwas erhoffen. Selbst wenn sie nichts mehr erwarten, sind sie »Beziehungswesen« mit der Sehnsucht nach Nähe, Zuwendung und Angenommen-Werden, nach mitmenschlicher Wärme und Kommunikation, nach einem Raum der Geborgenheit, in dem sie aufleben und sich entfalten können. Und sie sind sexuelle Wesen mit sexuellen Präferenzen, Phantasien und Wünschen, die viele unter ihnen nicht in ihr Leben, ihre Beziehungen integrieren können und darunter leiden. Sie verbinden »Beziehung und Liebe« nicht mit »Sex« und »Sex« nicht mit »Kommunikation«. Gerade dadurch geht das salutogene, heilsame Potential der Sexualität verloren, es fehlt, um beim Bild zu bleiben, der vierte Fuß. Der fehlt auch dann, wenn versucht wird, Probleme, die primär oder sekundär ein Paar betreffen, ohne das Paar zu lösen. Die Sexualmedizin, wie sie in diesem Leitfaden verstanden wird, und ihre spezifischen therapeutischen Verfahren kümmern sich um das »Ganze«: Den einzelnen Partner und das Paar, die Qualität der Beziehung und der in ihr gelebten Sexualität, die Verbindung von Lust und Beziehung. Basis dieser Betrachtungsweise ist die Erkenntnis der schon in der Evolution entstandenen drei Dimensionen von Sexualität: Beziehung, Lust und Fortpflanzung, jeweils in ihren somatischen, psychischen und sozialen Aspekten. Dieser – nach einem bereits von Aristoteles geprägten Begriff als »syndyastisch« bezeichnete – Zugang ist vielen neu, wird aber durch die zunehmende Kenntnis der neurobiologischen Grundlagen von Beziehung und Sexualität bestätigt und erforderlich gemacht.

Vielleicht könnte man das Coverbild auch einfach unter dem Motto: »Verstehen Sie Spaß?« betrachten. Auch dann hätte es Wichtiges über Sexualtherapie zu sagen, über ein befreiend-heilsames Lachen gegen »tierischen Ernst«, Resignation, abstandsloses Anklagen oder Selbstmitleid. Dabei sollte jedoch betont werden, dass »Sexualtherapie« als die Interventionsform der Sexualmedizin nicht mit Psychotherapie verwechselt werden darf, wobei sich sowohl Ärzte als auch Psychologen die hier dargestellte Syndyastische Sexualtherapie zu Eigen machen können.

Dieser Leitfaden möchte Ärztinnen/Ärzte und Therapeutinnen/Therapeuten ganz praxisnah auf dem immer noch tabuierten Feld menschlicher Sexualität zu einer bewährten und nachhaltigen »Medizin« animieren und begleiten, einer Medizin, die ansetzt an den Wurzeln von Lebenslust und Lebensfreude – auch ihrer eigenen!

Klaus M. Beier
Kurt Loewit
Berlin und Innsbruck, im Sommer 2011

Inhaltsverzeichnis

1	**Sexualmedizin in der klinischen Praxis**	1
2	**Interdisziplinäre Bezüge der Sexualmedizin**	7
3	**Zum Grundverständnis von Sexualität**	11
3.1	Definition	12
3.2	Die drei Dimensionen von Sexualität	12
3.2.1	Fortpflanzungsdimension	13
3.2.2	Lustdimension	13
3.2.3	Beziehungsdimension	14
3.3	Neurobiologische Befunde	15
3.4	Die Kommunikationsfunktion der Sexualität	16
4	**Das Spektrum der Sexualstörungen**	21
4.1	Störungen der sexuellen Funktion	24
4.1.1	Störungen des sexuellen Verlangens	29
4.1.2	Störungen der sexuellen Erregung	31
4.1.3	Störungen des Orgasmus	34
4.1.4	Dyspareunie	38
4.1.5	Vaginismus	41
4.2	Störungen der sexuellen Entwicklung	42
4.2.1	Störungen der sexuellen Reifung	43
4.2.2	Störungen der sexuellen Orientierung	45
4.2.3	Störungen der sexuellen Identität	47
4.2.4	Störungen der sexuellen Beziehung	49
4.3	Störungen der geschlechtlichen Identität	51
4.4	Störungen der sexuellen Präferenz (Paraphilien)	54
4.5	Störungen des sexuellen Verhaltens (Dissexualität)	60
4.6	Störungen der sexuellen Reproduktion	63
5	**Prinzipien sexualmedizinischer Diagnostik**	67
5.1	Exploration der sexuellen Störung	69
5.2	Exploration der drei Dimensionen von Sexualität	71
5.2.1	Die Beziehungsdimension	71
5.2.2	Die Fortpflanzungsdimension	72
5.2.3	Die Lustdimension	72
5.2.4	Individuelle und partnerbezogene Wechselwirkungen der drei Dimensionen	72
5.3	Krankheitsanamnese und somatischer Befund	73
5.4	Besondere Situationen	74
5.5	Sexualmedizinische Begutachtungen	76
5.5.1	Begutachtung nach dem Strafgesetz	77
5.5.2	Begutachtung nach dem Transsexuellengesetz	82
6	**Prinzipien sexualmedizinischer Therapie**	85
6.1	Grundlagen der Herangehensweise	86

6.1.1   Krankheitszentrierte Anteile der Sexualtherapie.   86
6.1.2   Patientenzentrierte Anteile der Sexualtherapie.   86
6.1.3   Die Doppelrolle des Therapeuten als Experte und »Begleiter«.   89
6.1.4   Wurzeln der syndyastischen Herangehensweise.   91
6.2   **Sexualberatung**   93
6.2.1   Indikation und Schwerpunkte.   93
6.2.2   Syndyastische Fokussierung am Beispiel einer Paarberatung.   98
6.2.3   Sexualität und Partnerschaft im Alter   103
6.3   **Sexualtherapie**   106
6.3.1   Ziele der Sexualtherapie   106
6.3.2   Therapiebeginn: Motivation und Setting.   108
6.3.3   Die neuen Intimerfahrungen – das praktische Vorgehen.   112
6.3.4   »Genaues Nachfragen«   118
6.3.5   Syndyastische Sexualtherapie bei Störungen der sexuellen Präferenz   121
6.4   **Integration somatischer Therapieoptionen**   123
6.5   **Ausführliche Fallberichte**   125
6.5.1   Fallbericht A   125
6.5.2   Fallbericht B.   127
6.5.3   Fallbericht C   129
6.5.4   Fallbericht D   134
6.5.5   Fallbericht E.   136
6.6   **Ausblick auf die Zukunft der (Intim-)Beziehungen**   139
6.7   **Weiterbildung in Sexualmedizin.**   140

7   **Neue Herausforderungen für die Sexualmedizin**   145
7.1   **Internet und neue Medien.**   146
7.1.1   »Cyberbullying« und »Online Grooming«   148
7.2   **Primäre Prävention von sexuellem Kindesmissbrauch und der Nutzung von**
        Missbrauchsabbildungen   151
7.2.1   Zusammenhang von Präferenz und Verhalten.   151
7.2.2   Das »Präventionsprojekt Dunkelfeld« (PPD)   152
7.2.3   Das »Präventionsprojekt Kinderpornographie« (PPK)   155
7.2.4   Ausblick   155
7.3   **Sexuelle Traumatisierungen**   156
7.3.1   Epidemiologie   156
7.3.2   Frühfolgen   157
7.3.3   Spätfolgen   158
7.3.4   Behandlung.   162

        Literatur   167

        Stichwortverzeichnis   175

Sexualmedizin in der klinischen Praxis

Grundlegende Bedeutung der Sexualität

Angesichts der Bedeutung von Sexualität für das Leben jedes Einzelnen und in vielfältiger Weise für die Gesellschaft insgesamt, muss ihr in der Medizin bzw. im Gesundheitssystem und der öffentlichen Gesundheitspflege derselbe Stellenwert zukommen, wie er für andere elementare Lebensbereiche längst selbstverständlich ist. Das hat schon Wilhelm von Humboldt (1767–1835) erkannt, der 1795 schrieb:

> » Es bedarf »nur einer mäßigen Anstrengung des Nachdenkens, um den Begriff des Geschlechts weit über die beschränkte Sphäre hinaus, in die man ihn einschließt, in ein unermessliches Feld zu versetzen«. «

Dazu bedarf es einer umfassenden Theorie als Grundlage einer ganzheitlichen Therapie, damit sexualmedizinisches Denken und Handeln in patientengerechter und sachlich richtiger Weise in die klinische Praxis integriert werden kann.

Definition

Die Sexualmedizin befasst sich mit der Vorbeugung, Erkennung, Behandlung und Rehabilitation von Störungen und Erkrankungen, die die sexuellen Funktionen, das sexuelle und/oder partnerschaftliche Erleben und Verhalten, die sexuelle Präferenz sowie die geschlechtliche Identität betreffen. Dies bezieht sich auch auf reales oder drohendes sexuell delinquentes Verhalten sowie auf die Traumatisierung durch sexuelle Übergriffe. Die sog. Paardimension spielt in Diagnostik und Therapie dieser Störungen eine wesentliche Rolle. Die Störungen und Erkrankungen können auch Folge von anderen Erkrankungen und/oder deren Behandlung sein.

Definition Sexualmedizin

Voraussetzung ist spezielles Wissen zu Diagnostik, Klassifikation, Prävention, Beratungskompetenz und Therapie mit differentieller Indikationsstellung bei Störungen im Bereich der Sexualität.

Im Wesentlichen sind dies Störungen:
- der sexuellen Funktion,
- der sexuellen Entwicklung,
- der sexuellen Präferenz,
- des sexuellen Verhaltens,
- der sexuellen Reproduktion sowie
- der Geschlechtsidentität.

Mehrdimensionales Denken in der Erfassung sexueller Störungen

Eine Beschreibung dieser verschiedenen Störungsbilder, die nach den international gültigen Klassifikationssystemen (ICD-10 und DSM-IV-TR) zum allergrößten Teil präzise erfasst werden können, findet sich ▶ Kap. 4.

Vielfach wird übersehen, dass Sexualität ein **zwischenmenschliches Geschehen** ist und damit in der Regel über den einzelnen Pa-

Paardimension erfassen

tienten[1] hinaus auf ein Paar verweist. Bedenkt man, dass diese Zusammenhänge auch durch neurobiologische Forschungsergebnisse gesichert sind, dann fällt um so mehr ins Gewicht, dass weder die somatische Medizin noch die Psychotherapie über theoretisch fundierte Verfahren verfügen, um die Paardimension adäquat zu erfassen. Die Sexualmedizin legt hingegen in Diagnostik und Therapie ein theoretisches Konzept zugrunde, welches sowohl den neurobiologischen als auch den psychosozialen Aspekten sexueller Beziehung gerecht wird. Dieses Konzept wird (▶ Kap. 3) ausführlich entwickelt, und ist für die diagnostische Erfassung der Problematik maßgeblich (▶ Kap. 5). Die hierfür notwendige interdisziplinäre Ausrichtung der Sexualmedizin wird dargelegt (▶ Kap. 2) und macht erkennbar, dass jede eindimensionale Befassung mit sexuellen Störungen – sei sie somatischer oder psychotherapeutischer Art – gerade nicht die Kriterien sexualmedizinischer Tätigkeit erfüllt.

Nur durch den Umstand, dass sich verschiedene Disziplinen der Medizin mit sexuellen Störungen befassen, ist damit keineswegs sexualmedizinisches Denken und Handeln gewährleistet.

Therapeutisches Konzept

Dies macht sich dann konsequenterweise auch in der Therapie geltend: Wenn die Behandlung sexueller Störungen ohne Berücksichtigung der Beziehungsdimension und ohne konkrete Befassung mit dem Paar erfolgt, indem z. B. bei einer Erektionsstörung ein PDE-5-Hemmer verschrieben und die Indikation hierfür ausschließlich auf Auskünfte des betroffenen Mannes gestützt wird und nicht auf eine eigene Urteilsbildung durch Gespräch mit der Partnerin/bzw. dem Paar, dann besteht die ernsthafte Gefahr, der partnerschaftlichen Situation der Betroffenen nicht gerecht zu werden und damit dem ärztlichen Prinzip des »nihil nocere« zuwider zu handeln. Deshalb geht Sexualberatung über eine rein funktionsbezogene Beratung (Vermittlung von funktionsbezogenen Informationen und Verschreibung von Medikamenten etc.) hinaus, indem auch möglicherweise bestehende Fehlvorstellungen zur Sprache kommen und gezielte Anregungen zur Verhaltensmodifikation gegeben werden, die sinnvollerweise mit dem Paar zu erarbeiten sind und bei chronifizierten Störungsbildern Anlass für eine Sexualtherapie sein können (▶ Kap. 6).

> **»Funktionsberatung« bei sexuellen Störungen ist noch keine Sexualberatung.**

Dies bedeutet keineswegs, dass die Sexualmedizin nicht ebenfalls somatische Therapieoptionen einsetzt, sofern durch die Diagnostik Hinweise dafür gegeben sind, dass dies zu einer Erhöhung der sexuellen und/oder partnerschaftlichen Beziehungszufriedenheit beider Partner führen kann.

---

1 Allgemeine Bezeichnungen wie Patient, Partner, Berater, Therapeut, Arzt etc. werden geschlechtneutral verwendet, beziehen sich also immer auf Frauen und Männer in gleicher Weise.

1

>> Die klinische Erfahrung zeigt, dass sexuelle Funktionsstörungen nur selten auf eine einfache Ursache zurückzuführen sind, die sich auf simple Weise beheben ließe. (Übersetzt nach Metz u. McCarthy 2007) <<

Vorrang der Beziehungsdimension

Sexualmedizin räumt der Beziehungsdimension Vorrang ein. Dabei macht sie sich die Erkenntnisse der Verhaltensforschung und der Entwicklungspsychologie zu Eigen, wonach Säugetiere, im Besonderen Primaten und v. a. der Mensch, auf Bindung programmierte und von Bindungen abhängige »Beziehungswesen« sind, deren Überlebenschancen von der Erfüllung existentieller Grundbedürfnisse, nach Angenommen-Sein und Zugehörigkeit abhängen, welche sich besonders intensiv in der körperlichen Nähe von (intimen) Beziehungen verwirklichen lassen — mit den daraus resultierenden Gefühlen von Geborgenheit und Sicherheit. Alle sexualmedizinischen Interventionen basieren auf diesem Grundverständnis (► Kap. 5 und ► Kap. 6).

Diese grundlegenden Vorannahmen erweitern bisherige Formen der Sexualberatung und Sexualtherapie, wie sie vor allem auf Masters u. Johnson (1966; 1970) zurückgehen und unterscheiden sich von ihnen durch den expliziten Bezug auf die psychosozialen Grundbedürfnisse eines jeden Menschen und die konkrete Ausformulierung oder Übersetzung des kommunikativen Potentials der Sexualität (Loewit 1980, 1992). In diesem Sinn stellt das Konzept der »Syndyastischen Sexualtherapie« die Erfüllung psychosozialer Grundbedürfnisse – auch und gerade in sexueller körpersprachlicher Kommunikation – in den Mittelpunkt der Therapie (Beier u. Loewit 2004) und unterscheidet sich dadurch eindeutig von allen anderen Behandlungsmethoden.

Ziele des neuen therapeutischen Konzepts

Das hier vorweggenommene und im Folgenden im Einzelnen vorgestellte therapeutische Konzept will zwei Ziele erreichen:
- den Patienten/Paaren die Beziehungsdimension von Sexualität bewusst zu machen (also die Möglichkeit, dass sich über intime Begegnung die genannten Grundbedürfnisse erfüllen lassen),
- eine veränderte Bedeutungszuweisung für sexuelle Erregung/ Lust zu erlangen.

Diese wirkt in vielen Fällen »wie abgetrennt« von der Beziehung und wird als etwas Unverbundenes sowie Unverbindliches erlebt. Während also in der klassischen Sexualtherapie die Wiederherstellung von Sexualfunktionen im Vordergrund stand, steht bei dem hiesigen Konzept die Wiederherstellung der Beziehung im Zentrum. Die Wiederherstellung der Sexualfunktion als Ausdruck der »neu gewonnenen Intimität« wird dadurch erleichtert und zugleich mit neuer Bedeutung versehen. Entsprechend bezog sich das sog. Sensualitätstraining bei Masters u. Johnson in erster Linie auf die Beseitigung funktionaler Beeinträchtigungen, während bei dem neuen Ansatz das »Sensualitätstraining« v. a. einer Verbesserung der Beziehungszufriedenheit dient. Dies wird durch das bewusste Erleben von Angenommen-Sein und Nähe in den sog. »neuen Erfahrungen« (die das Paar selbst für sich entwickelt und vereinbart) erreicht und für die Partner konkret erfahrbar, weshalb ihnen eine andere Bedeutung zukommt als in der klassischen Sexualtherapie. Dies drückt sich nachfolgend auch in einer anderen Terminologie aus. Durch die **Universalität der Grundbedürfnisse** löst dieser Ansatz bei den Ratsuchenden sehr rasch Evidenz-Erlebnisse aus.

So formulierte eine Patientin, welche die herkömmliche und die syndyastische Form von Sexualtherapie kennen gelernt hatte: »Mir gefällt der Zugang über die Beziehung sehr gut, das andere war mir zu technisch.«

Obwohl diese Art beziehungs- und kommunikationsorientierter Sexualtherapie bei erster Betrachtung nicht den »Mainstream« heutiger Beziehungsformen abzubilden scheint, wird sie doch im Störungsfall als mit den eigentlichen Sehnsüchten und Hoffnungen übereinstimmend, den Kern der Probleme treffend, als hilfreich und heilend erlebt. Dabei können lange »Inkubationszeiten« vorausgehen, bis Menschen bzw. Paare endlich Hilfe suchen.

Durch ihre Bereitschaft, dies gemeinsam zu tun, bringen sie die entscheidende Bedeutung von Beziehung und Kommunikation für ihr Leben zum Ausdruck. Die Grenzen der Therapie sind daher mit den Grenzen der aktuellen Beziehung, letztlich mit den Grenzen der Beziehungsfähigkeit an sich erreicht: Ist diese zu schwer gestört oder fehlt sie (z. B. bei schweren Persönlichkeitsstörungen), so findet auch die Syndyastische Sexualtherapie keinen Ansatzpunkt und man wird ggf. einzelpsychotherapeutische Angebote in Betracht ziehen müssen.

Der »Praxisleitfaden« dient der schnellen Orientierung über die wichtigsten sexualmedizinischen Störungsbilder hinsichtlich ihrer verschiedenen Manifestationsformen und der erforderlichen diagnostischen und therapeutischen Vorgehensweise. Basierend auf dem allgemeinen Grundkonzept der drei Dimensionen menschlicher Sexualität (▶ Abschn. 3.2) gelangen die speziellen Merkmale der einzelnen Störungsbilder und ihre Überlappungen zur Darstellung – zumeist unterlegt von Falldarstellungen. Weitere Besonderheiten einzelner Indikationsgebiete, etwa bezüglich der Störungen der geschlechtlichen Identität (▶ Abschn. 4.3) oder auch der Störungen des sexuellen Verhaltens (▶ Abschn. 4.5), die im klinischen Alltag zu beachten sind, werden ebenfalls prägnant charakterisiert und erlauben Ärzten, Psychologen sowie professionellen Helfern im Gesundheitssystem, sich schnell zu orientieren, um adäquate Schritte einzuleiten.

Dabei wird auf bestehende Erkenntnislücken (etwa zu den Störungen der sexuellen Reproduktion (▶ Abschn. 4.6) genauso eingegangen wie auf neue Herausforderungen, die sich durch Internet und neue Medien stellen und keineswegs nur das »Patientenwissen« beeinflussen (z. B. durch die enorm angewachsenen Informationsmöglichkeiten via Internet), sondern ebenso das sexuelle Selbstbild, die Geschlechtsrollendefinition und letztlich auch die sexuelle Präferenz

Vorteile und Grenzen einer beziehungs- und kommunikationsorientierten Sexualtherapie

bzw. das Sexualverhalten der heranwachsenden Generationen prägen könnten (▶ Abschn. 7.1). Schließlich aber gibt es neue Erkenntnisse zur Prävention von sexuellen Verhaltensstörungen (▶ Abschn. 7.2) sowie zu Auswirkungen und Therapiemöglichkeiten bei sexuellen Traumatisierungen (▶ Abschn. 7.3), über die dieser Praxisleitfaden genauso informiert, um auch diesbezüglich klinisch relevantes Wissen für eine möglichst große Fachöffentlichkeit verfügbar zu machen.

Interdisziplinäre Bezüge der Sexualmedizin

Die Sexualmedizin als interdisziplinäres Fachgebiet

Sexualmedizin beinhaltet definitionsgemäß anthropologische, somatische, psychologische und soziokulturelle Aspekte von Geschlechtlichkeit und ist daher von Natur aus interdisziplinär (Loewit u. Beier 1998). Sie integriert ständig Wissen aus anderen Fachgebieten wie Allgemeinmedizin, Gynäkologie, Urologie, Andrologie, Endokrinologie, Psychiatrie, Psychosomatik und Psychotherapie; dies gilt ebenso für benachbarte Humanwissenschaften, insbesondere für Biologie, Psychologie, Soziologie usw. Dieser Fächervielfalt entspricht die große Vielfalt an Patienten: Z. B. Diabetiker, die im Verlauf ihrer chronischen Erkrankung über sexuelle Störungen klagen (Erektionsstörungen bei Männern, Störungen von Erregung und Orgasmus bei Frauen); Hypertoniker, deren antihypertensive Medikation ihre sexuellen Reaktionen negativ beeinflusst; Patienten, die an Depressionen und am Verlust des sexuellen Verlangens leiden (und vielleicht auch von Erregungs- und Orgasmusstörungen betroffen sind). Alle diese Patienten, aber ebenso der junge Mann mit Versagensängsten, das Paar, dessen ungelöste Konflikte oder Machtkämpfe in der Partnerschaft zu sexuellen Symptomen führen, die Frau, die wegen fehlender Lubrikation (Feuchtwerden der Vagina) nach der Menopause unter Schmerzen beim Koitus leidet, spiegeln die erwähnte Vielfalt wider. Hierzu ◘ Abb. 2.1

Hinzu kommt die – vor allem im Rahmen der bekannt gewordenen Fälle sexuellen Missbrauchs in Institutionen (z. B. der Kirche) einer größeren Öffentlichkeit bewusst gewordene – Bedeutung der sexuellen Präferenz- und Verhaltensstörungen, die präzise diagnostisch erfasst werden könnten, sofern die dafür erforderliche sexualmedizinische Expertise zum Einsatz käme. Dann nämlich lassen sich gezielt präventive und therapeutische Maßnahmen ergreifen, die sexuelle Übergriffe zu verhindern vermögen, was im übrigen auch bei justizbekannten Sexualstraftätern zur Anwendung kommen sollte und die Bedeutung spezialisierter gutachterlicher Tätigkeit zum Zwecke der Diagnostik unterstreicht (▶ Abschn. 5.5.1). Auch hier ist das Anliegen der Sexualmedizin, ihr Fachwissen in andere Disziplinen hineinzugeben, um auf diese Weise einen Beitrag zur Förderung der sexuellen Gesundheit leisten zu können – dies geschieht am effektivsten, wenn man präventiv die Ausbildung sexueller Störungen oder das Auftreten sexueller Traumatisierungen verhindern kann.

Die Bedeutung psychosozialer Grundbedürfnisse

Berücksichtigt man zudem die steigende Zahl von Störungen der sexuellen Reproduktion (▶ Abschn. 4.6) einschließlich der oft massiven Auswirkungen ungewollter Kinderlosigkeit auf die sexuelle und partnerschaftliche Zufriedenheit (Beier et al. 2005), dann werden das breite Spektrum sexueller Störungen (▶ Kap. 4) und die Herausforderungen an die Sexualmedizin offensichtlich.

Die Beiträge der verschiedenen Disziplinen zum Inhalt der Sexualmedizin bekräftigen allerdings den anthropologischen Befund, wonach der Mensch ein auf Bindung programmiertes Beziehungswesen mit einem (auch) »sozialen Gehirn« ist, angewiesen auf Zuwendung und Akzeptanz. Dies ist eine bekannte Tatsache. Wie aber

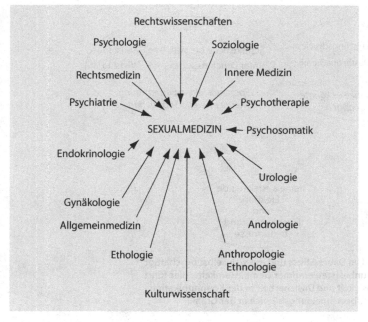

Abb. 2.1 Interdisziplinäre Bezüge der Sexualmedizin

Beziehungszufriedenheit und psychosoziale Grundbedürfnisse mit Sexualität zusammenhängen, ist nicht nur vielen Patienten/Paaren unklar, sondern wird auch von zahlreichen professionellen Helfern im Gesundheitssystem nicht adäquat eingeschätzt (▶ Kap. 3).

Die zwangsläufige Interdisziplinarität der Sexualmedizin ergibt sich auch aus der Tatsache, dass Sexualität ein interpersonales Geschehen ist. Daraus folgt einerseits die Notwendigkeit, Grundkenntnisse über Kommunikation, Partnerschaft, soziale Beziehungen etc. zu berücksichtigen, aber ebenso die Konsequenz, den Partner/die Partnerin in Anamnese, Diagnostik und Therapie mit einzubeziehen. Nur durch diesen »Paaraspekt« und die regelhafte Arbeit mit dem Paar von allem Anfang an, wird den tatsächlich gegebenen wechselseitigen Einflüssen und Beeinflussungen innerhalb einer Paarbeziehung Rechnung getragen, sonst wird die Wirklichkeit des Paares verfehlt. Diese »Paardynamik« kann sich positiv-verstärkend, salutogen auswirken oder negative »Spiralen nach unten«, selbstverstärkende pathogene Teufelskreise ingangsetzen und unterhalten. In ◘ Abb. 2.2 wird am Beispiel der Erektionsstörung illustriert, wie sich dieses Zusammenspiel überlappender Teufelskreise innerhalb des Paares sowohl auf der funktionellen wie auf der Beziehungsebene zum Nachteil beider Partner und ihrer Beziehung auswirken kann.

Eine Unterbrechung dieses störungsaufrechterhaltenden Zusammenspiels ist nur durch eine entsprechende diagnostische Abklärung möglich, für die aber besondere Kenntnisse und Fertigkeiten erforderlich sind, die in den gegenwärtigen Studiengängen der Medizin und der Psychologie auch nicht ansatzweise vermittelt werden, weil sich

Zusammenspiel zwischen Partnern erkennen

2

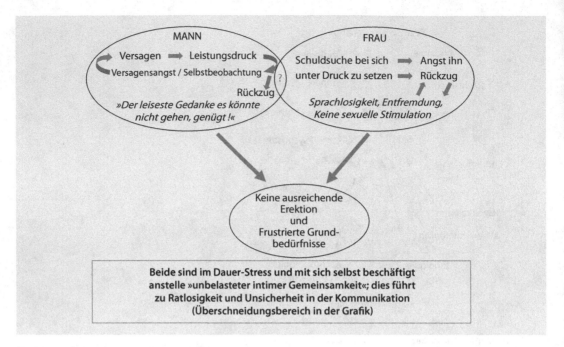

Abb. 2.2 Überlappende Teufelskreise bei Erektionsstörung

dort alles auf die diagnostische Erfassung individueller – und eben nicht interpersoneller – Störungsbedingungen konzentriert. Gleiches gilt für die Therapie, die konsequenterweise beim Paar ansetzen muss und entsprechende Kompetenzen für paarbezogene Interventionen voraussetzt, die wiederum weder in der Facharzt- noch in der Psychotherapie-Weiterbildung systematisch gelehrt werden, was die Notwendigkeit spezialisierter Qualifizierungsmaßnahmen für Sexualmedizin und Syndyastische Sexualtherapie unterstreicht (▶ Abschn. 6.7).

Zum Grundverständnis von Sexualität

3.1   Definition – 12

3.2   Die drei Dimensionen von Sexualität – 12
3.2.1   Fortpflanzungsdimension – 13
3.2.2   Lustdimension – 13
3.2.3   Beziehungsdimension – 14

3.3   Neurobiologische Befunde – 15

3.4   Die Kommunikationsfunktion der Sexualität – 16

3.1   Definition

Der Mensch als biopsychosoziale Einheit

Sexualität lässt sich als eine **biologisch, psychologisch** und **sozial** determinierte Erlebnisqualität des Menschen verstehen, die in ihrer individuellen Ausgestaltung von der lebensgeschichtlichen Entwicklung geprägt wird. Sexualität bezieht sich im weitesten Sinn auf alles, was mit Frau- und Mann-Sein, mit Geschlechtsidentität und Geschlechtsrollen zu tun hat, im engeren Sinn auf die Geschlechtsorgane (letztlich die Keimdrüsen) und ihre Funktionen, wobei jedoch neben dem Genitale alle Sinnesorgane und das Gehirn als deren zentrale Schaltstelle für das sexuelle Erleben und Verhalten eine entscheidende Rolle spielen. Dabei sind biologische, psychische und soziale Aspekte zwar aus didaktischen Gründen zu unterscheiden, in der Realität jedoch nicht trennbar, d. h. für sich allein genommen nicht existent. Mittlerweile trennen aber auch Patienten einerseits in biologisch-organische und andererseits in psychische Ursachen ihrer Störungen, wobei erstere ihnen real und annehmbar erscheinen, letztere negativ mit dem Odium des bloß Eingebildeten oder des im psychiatrischen Sinne Krankhaften belastet sind und Widerstand erzeugen. Es müssen daher fallweise auch Patienten erst von der tatsächlichen biopsychosozialen Einheit und Ganzheit des Menschen und seiner Sexualität überzeugt werden, bevor eine auf das Ganze gerichtete Therapie möglich wird.

3.2   Die drei Dimensionen von Sexualität

Wechselbeziehungen zwischen Fortpflanzungs-, Lust- und Beziehungsdimension

In Hinsicht auf Funktionalität betrachtet, bietet es sich an, von einer Multifunktionalität der Sexualität zu sprechen, deren einzelne Aspekte in einer engen Wechselbeziehung stehen und begrifflich wie folgt unterscheidbar sind:

- **Fortpflanzungsdimension:** Sie umfasst die Bedeutung der Sexualität für die Reproduktion.
- **Lustdimension:** Sie beinhaltet die Möglichkeiten des Lustgewinns durch sexuelles Erleben.
- **Beziehungsdimension:** Sie betont die Bedeutung der Sexualität für die Befriedigung grundlegender biopsychosozialer Bedürfnisse nach Akzeptanz, Nähe, Sicherheit und Geborgenheit durch sexuelle Kommunikation in Beziehungen (Beier u. Loewit 2004; Beier et al. 2005).

Diese drei Dimensionen der Sexualität werden, abhängig von der Lebensphase, in Phantasie und Realität unterschiedlich bedeutsam erlebt.

Die Fortpflanzungsdimension mit Beginn in der Pubertät (Menarche, Ejakularche) kann sich zwischen überhöhter und fehlender Bedeutsamkeit bewegen, mit dem Geschlechtsunterschied, dass Männer bis ins hohe Alter prinzipiell fortpflanzungsfähig sind, während die Fortpflanzungsfähigkeit bei Frauen mit dem Klimakterium ausklingt.

Die Beziehungsdimension erfährt bereits im Säuglingsalter im Sinne der noch nicht genital zentrierten Vorformen der kindlichen Sexualität ihre individuelle Ausgestaltung und erreicht sehr früh ein hohes Niveau, das für das spätere Leben bestimmend ist, jedoch oft unreflektiert bleibt.

Die Lustdimension beginnt mit dem Auftreten von körperlichen Lustempfindungen wahrscheinlich schon intrauterin, jedenfalls sehr früh in der Kindheit (sog. Säuglingsonanie etc.) und behält ihre Bedeutung ab der Geschlechtsreife in der Regel für den Rest des Lebens.

3.2.1 Fortpflanzungsdimension

Von den drei Dimensionen der Sexualität ist die Fortpflanzungsdimension bei den höheren Lebewesen die phylogenetisch älteste. Auf der Stufe der Einzeller dienen sogenannte parasexuelle Vorgänge wie die Konjugation (eine Art Paarung, bei der zwischen zwei Zellen genetisches Material ausgetauscht wird), nicht der Fortpflanzung, sondern der genetischen Rekombination, die das Rohmaterial für die Evolution liefert. Die Vermehrung erfolgt asexuell. Erst höher entwickelte Vielzeller haben genetische Rekombination (während der Keimzellen-Reifung) und Vermehrung zu der uns geläufigen Art der (sexuellen) Fortpflanzung kombiniert. Beim Menschen ist sie für Frauen auf die Zeit der Fortpflanzungsfähigkeit zwischen Pubertät und Menopause beschränkt; ihre Realisierung hängt zudem von biographischen Entscheidungen ab, ist also fakultativ. Die Verfügbarkeit verlässlicher Kontrazeptionsmethoden einerseits und die Fortschritte der Reproduktionsmedizin andererseits haben es möglich gemacht, die reproduktive Dimension der Sexualität von ihren beiden anderen Dimensionen, Lust und Kommunikation in der Beziehung, weitgehend zu entkoppeln.

Entwicklungen im Bereich der Fortpflanzungsdimension

3.2.2 Lustdimension

Die Lustdimension gibt der Sexualität durch das einzigartige sinnliche Erleben von sexueller Erregung und Orgasmus eine Qualität, die sie von anderen menschlichen Erlebnismöglichkeiten abhebt. Die sexuelle Lust begründet die motivierende Eigenschaft der Sexualität und stellt gleichsam den Antrieb und die Belohnung sexuellen Verhaltens dar. Die Lustdimension kann im subjektiven Erleben, in der Autoerotik und in der Erfahrung von erotischer Anziehung, Leidenschaft und Ekstase ganz im Vordergrund stehen. Im historisch dualistisch geprägten leib- und lustfeindlichen Abendland steht sie seit jeher im Spannungsfeld zwischen Verteufelung und Verherrlichung. Sie kann, von Fortpflanzung und Beziehung getrennt, isoliert gelebt

Entwicklungen im Bereich der Lustdimension

werden, lässt sich aber schwer isoliert betrachten, weil sie mit den anderen Funktionen eng verbunden ist und von zahlreichen Faktoren außerhalb und innerhalb der Sexualität beeinflusst wird. Einschlägige Medien, Porno- und Sex-Industrie etc. propagieren ein so einseitiges Überwiegen der Lustdimension, dass die anderen Dimensionen der Sexualität in den Hintergrund treten. Gleichzeitig ist aber **Lustlosigkeit** die derzeit **am weitesten verbreitete sexuelle Funktionsstörung.**

3.2.3   Beziehungsdimension

Die Beziehungsdimension als essentieller Bestandteil der Sexualität

Die Beziehungsdimension entsteht zu einem späteren Zeitpunkt in der stammesgeschichtlichen Entwicklung der Sexualität; erst nach der Stufe der Reptilien tritt sie bei Vögeln und Säugetieren auf, insbesondere bei den Primaten. Diese – vielen nicht bewusste – soziale oder Bindungs-Funktion der Sexualität ist also keine Neuerwerbung des Menschen. Sexualität hat bereits im Tierreich im Sinne eines »Bedeutungs- und Funktions-Wandels (Wickler 1969, 1971; Wickler u. Seibt 1984) eine soziale, Paar- und Gruppen-Zusammenhalt fördernde Bedeutung erhalten. Beim Menschen – der sich von seinen vormenschlichen Primatenverwandten am stärksten durch seine Sprach- und Kulturfähigkeit unterscheidet – wird die Bindungsdimension der Sexualität in spezifischer Weise zur Kommunikations-Funktion: Bindung und Beziehung entstehen durch Kommunikation, Kommunikation und Beziehung sind austauschbare Begriffe. Wegen der »Unmöglichkeit nicht zu kommunizieren« (Watzlawick et al. 1969) bzw. »nicht in Beziehung zu treten«, ist die soziale Bindungsfunktion der Sexualität eine obligatorische, nicht der willkürlichen Verfügbarkeit unterworfene und damit eine lebenslang relevante Funktion. Gleichzeitig verdeutlicht sie die spezifisch menschlichen Elemente der Sexualität. Für den heutigen Menschen stellt die Beziehungsdimension unzweifelhaft einen integralen und essentiellen Bestandteil seiner Sexualität dar. Ihre weitreichende Bedeutung resultiert aus der Tatsache, dass Menschen Beziehungswesen sind.

Beier und Loewit (2004) haben daher versucht, dies auch begrifflich herauszustellen, indem sie von der **syndyastischen** Dimension der Sexualität sprechen und damit deren Bedeutung für die Befriedigung grundlegender biopsychosozialer Bedürfnisse nach Akzeptanz, Nähe, Sicherheit und Geborgenheit durch sexuelle Kommunikation in Beziehungen zum Ausdruck bringen. Diese muss neben der Lust- und der Fortpflanzungsdimension gesondert exploriert werden, um

Neuer Begriff »Syndyastisch«
(▶ s. 91)

eine **syndyastische Deprivation** von Patienten oder auch das **syndyastische Funktionsniveau** von Beziehungen in Erfahrung zu bringen.

3.3   Neurobiologische Befunde

Auch neurobiologische Befunde zeigen immer deutlicher, in welchem Ausmaß das Gehirn ein auf zwischenmenschliche Beziehungen eingestelltes und von Bindungen abhängiges System ist und wie Beziehungen tatsächlich Gene steuern können:

> **Gehirnfunktionen in Abhängigkeit von zwischenmenschlichen Beziehungen**

» Mehrere neurobiologisch installierte Systeme, beispielsweise die Spiegelneurone oder die Aktivierung des Bindungshormons Oxytocin, zeigen, dass nicht nur unser seelisches Empfinden, sondern auch die Neurobiologie des Gehirns ein auf zwischenmenschliche Bindungen eingestelltes und von Bindungen abhängiges System ist (Bauer 2005). **«**

So konnte mittels bildgebender Verfahren gezeigt werden (Bartels u. Zeki 2004), dass die gleichen Gehirnregionen deaktiviert werden (z. B. an sozial-kritischem Urteilen beteiligte Regionen im präfrontalen Cortex), wenn Müttern Bilder ihrer Kinder oder aber ihrer Partner vorgelegt wurden; als Vergleichskontrolle dienten die Abbildungen flüchtig bekannter Personen. Es scheint, dass zeitgleich die Funktionen für Angst und Ablehnung, die funktionell-anatomisch in dem sog. »Mandelkern« (Amygdala) angesiedelt sind, deaktiviert werden; d. h., es wird die Angst vor dem Partner (gleichgültig ob Kind oder Erwachsener) ausgeschaltet, um eine nahe Interaktion zulassen zu können (vgl. das volkstümliche Sprichwort »Liebe macht blind«). Gleichzeitig werden Zentren des Belohnungssystems aktiviert und schütten sog. »Glückshormone« aus, die den ganzen Körper durchfluten (»Schmetterlinge im Bauch«). So wird nicht nur Vertrauen gefördert und Kontaktaufnahme erleichtert, sondern es werden Glücksgefühle ausgelöst und insgesamt Stress reduziert. Dies würde auch die Annahmen früherer Autoren – die noch nicht auf bildgebende Verfahren zurückgreifen konnten – plausibel machen, wie etwa die Überlegungen von M. Balint (1965) zu den »Ur-Formen der Liebe« als dem Kern und der Basis der Erwachsenenintimität oder die Auffassung von Montagu (1987), der die sexuelle Interaktion zwischen Erwachsenen »in mancher Hinsicht als eine Reproduktion der zärtlichen Liebe zwischen Mutter und Kind« bezeichnete.

> **Ergebnisse neurobiologischer Untersuchungen**

Gleichwohl berechtigen insbesondere die Daten aus der neurowissenschaftlichen Forschung zu der Annahme, dass für die Auslösung der eigentlichen, physiologisch nachweisbaren, sexuellen Reaktion neben höheren Anteilen (wie dem limbischen System) basale, mittelliniennahe zerebrale Arale eine entscheidende Rolle spielen. Dabei scheint die Area praeoptica des Hypothalamus eine zentrale Bedeutung zu haben. Während sexueller Aktivität lässt sich in Tierversuchen eine Aktivitätszunahme in diesem Kern, der seinerseits anatomisch mit anderen Kernen im Hypothalamus verbunden ist, nachweisen. Die Aktivität der Area praeoptica kann durch Steroidhormone moduliert werden; in Einzelzellableitungen zeigen sowohl

3

männliche wie weibliche Tiere eine selektive Aktivierung in sexuell vielversprechenden oder koitusbezogenen Situationen (Pfaff 1999). Dieses Kerngebiet ist offensichtlich auch beim Menschen derart verschaltet, dass beispielsweise nasal aufgenommene Androgen- oder Östrogenmetaboliten als Signale erkannt werden. Dabei sind die Aktivierungsvorgänge abhängig von der sexuellen Orientierung und nicht von dem Geschlecht: Androgenmetaboliten aktivieren Kerngebiete des Hypothalamus von Frauen, die auf Männer orientiert sind, und von Männern, die auf Männer orientiert sind, während bei Männern, die auf Frauen orientiert sind, dies durch Östrogenmetaboliten bewirkt wird (Savic et al. 2005; Berglund et al. 2006). Die Abhängigkeit zentraler sexueller Aktivierungsmuster von der sexuellen Orientierung (und nicht vom Geschlecht) konnten für visuelle Stimuli Ponseti und Mitarbeiter (2006) zeigen.

3.4   Die Kommunikationsfunktion der Sexualität

Neuronale Bahnung der Kommunikationsfähigkeit in der frühen Kindheit

Die vom Anfang des Lebens an bestehenden Grundbedürfnisse des Menschen nach Akzeptanz, Sicherheit, Vertrauen, Geborgenheit und Nähe können nur in Beziehungen erfüllt werden (Bowlby 1969, 1973, 1980; Brisch 1999). Dies geschieht im Kindesalter durch körperliche und emotionale Erfahrungen des Angenommen-Werdens, z. B. durch das schützende Halten des Säuglings beim Stillen. Durch diese elterliche Zuwendung wird der Modus, über Hautkontakt psychosoziale Grundbedürfnisse erfüllen zu können, bereits vom Säugling erlernt und dabei zugleich neuronal gebahnt, wie dies bei Lernprozessen elementarer Fertigkeiten allgemein geschieht (Rüegg 2003). Hüther (2005, 2006) beschreibt die neurobiologischen Grundlagen für Entängstigung und Stressbewältigung durch empathische Beziehungen:

» So haben wir immer wieder erfahren, wie die Angst verschwand, wenn jemand in unserer Nähe war, der uns mit seiner Wärme Sicherheit und Schutz bot, der uns liebte….Die Verschaltungen hierfür wurden immer wieder gebahnt und das Gefühl, dass wir bei einem Menschen, der uns liebt, geborgen sind, wurde tief in das Gehirn eines jeden Menschen eingegraben. «

Die durch Interaktion und Körpersprache vermittelten Gefühle bestimmen von Geburt an die menschliche Entwicklung und bleiben ein Kernmerkmal der Beziehungsgestaltung. Sie sind zunächst nicht auf die Genitalien angewiesen, ermöglichen aber trotzdem eine tiefe Zufriedenheit, die durch Haut- und Blickkontakt, allgemein durch Sinneseindrücke realisiert wird. Sie sind darum die erste »sexuelle« Erlebnisdimension, die später durch die Möglichkeiten der genitalsexuellen Kommunikation lediglich erweitert wird.

Sexualität als intensivste Form der Körpersprache

Mit der Geschlechtsreife wird Sexualität nun auch auf genitale Weise zur intensivsten Form von Körpersprache: Wie prinzipiell jedes Verhalten übermittelt auch Sexualverhalten über alle Sinne, durch Mimik, Gestik, Körperhaltung etc., Botschaften, die zunächst vieldeutig und missverständlich sein können. Ob eine Umarmung Gewaltanwendung, Freiheitsberaubung, Fesselung bedeutet oder leidenschaftliches Angenommen-Sein, Nähe, innigen Kontakt, Gehalten-Sein usw., ergibt sich erst aus der Qualität der jeweiligen Beziehung. So kann z. B. in einer liebevollen Beziehung das physische Verhalten beim »Sex« erlebt werden als Wahrgenommen-Werden, Angesehen- und Begehrt-Sein, Zugewandtheit und Zuneigung, Sich-Nahestehen, Angenommen- und Gehalten-Sein, für Einander-offen-Sein, Sich-rundum-Spüren und ähnliche »Übersetzungen« mehr. Paare, die in der Therapie diese neue Sinndimension der sexuellen Kommunikation für sich entdeckt haben, formulieren dies z. B. folgendermaßen: »Jetzt kann ich unsere seelische Verbundenheit ins Körperliche mit hinein nehmen«. Was früher einfach »Sex« war, hat eine neue persönliche Bedeutung erhalten: »Jetzt sind es »mehr wir«, die miteinander schlafen, früher war es eine ganz normale sexuelle Handlung«.

Im klinischen Alltag ist man regelhaft damit konfrontiert, dass von den Patienten Sexualität nicht als Form der Kommunikation angesehen wird, sondern »Sex« und »Liebe« als 2 verschiedene Lebens- und Erlebensbereiche verstanden werden, die möglicherweise nichts miteinander zu tun haben.

○ Tab. 3.1 gibt einen Überblick über typische Äußerungen von Patienten, die eine solche Haltung zum Ausdruck bringen, und stellt diese der Sichtweise von Patienten nach Behandlung gegenüber.

Ein solches integriertes Verständnis von Sexualität eröffnet vielen einen bisher nicht bewusst wahrgenommenen Zugang und kann zur Basis einer gemeinsamen »sexuellen Welt-Anschauung« innerhalb der Paarbeziehung werden. Nun bedeutet »miteinander schlafen« genau das, was bisher nur mit Liebe und Zärtlichkeit, nicht aber mit »Sex« in Verbindung gebracht und daher oft vermisst wurde.

> ❯ Durch die Überbrückung dieser Kluft zwischen Zärtlichkeit
> und Liebe einerseits und Sex(ualität) andererseits kann aus
> einer bislang »normalen sexuellen Handlung« oder sogar
> aus einer pathogenen, psychotoxischen Be-Deutung von
> Sexualität wieder – oder zum ersten Mal – eine salutogene,
> bedeutungsvolle Sichtweise werden, eine Quelle von Le-
> benslust und Lebensfreude.

Dies gilt – unabhängig von der sexuellen Orientierung – nicht nur für die sexuelle Kommunikation von Paaren, sondern in entsprechender Weise auch für die im weiten Sinn »sexuell-körpersprachliche«, aber nicht unbedingt genital-sexuelle Kommunikation von freiwillig oder unfreiwillig Partnerlosen oder wieder partnerlos Gewordenen – und es gilt ebenso für die »Liebe an und für sich«, die autoerotische Kommunikation in der Beziehung zu sich selbst.

Das eigentliche **Ziel der Therapie**, die sich prinzipiell als Paartherapie versteht, liegt also in der Entfaltung und/oder der Wiederher-

»Übersetzung« der Körpersprache von Sexualverhalten

Integratives Verständnis von Sexualität

3

⬛ Tab. 3.1 Patientenzitate zu isoliert und integriert erlebter Sexualität

Isoliert erlebte Sexualität (nicht als Mittel zur Kommunikation wahrgenommen)	Integriert erlebte Sexualität (bewusste Nutzung als Kommunikation)
Auf Sex könnte ich verzichten, ohne dass mir etwas fehlen würde.	So gesehen ist Sex eine Ebene, auf der ich ansprechbar bin.
Ablauf nach Schema F: gezieltes Vorspiel... nachher wegschlafen.	Das geht tiefer als reiner Sex – nicht nur: er baut seine Erregung ab. Ich nehme jetzt seinen Samenerguss anders auf – war fast ein Genuss.
Sex war eine sportliche Übung – nicht mehr.	Jetzt sind es mehr wir, die miteinander schlafen.
Sex gibt mir nichts – reden fehlt mir. Wo Sex beginnt steige ich aus.	Ich war zum ersten Mal mit den Gedanken ganz dabei – habe an nichts anderes gedacht, das war befreiend.
Sex war eine Einbahn zum Orgasmus.	Du warst anders, bist besser auf mich eingegangen.
Ich könnte ohne Sex leben, aber nicht ohne Liebe, Zärtlichkeit und Wärme.	Die Romantik kommt wieder, es ist wie wenn man erst ein halbes Jahr verheiratet wäre.
Sex-Trieb – das kenne ich nicht. Ich brauche, dass Du da bist, mich umarmst und dich dazu-kuschelst, ohne dass Sex dabei ist.	Jetzt habe ich zum ersten Mal Geschlechtsverkehr und Kuscheln nicht als verschiedene Dinge erlebt.
Es gibt wichtigere Dinge in einer Beziehung als Sex.	So habe ich das noch nie gesehen – es war mir nicht bewusst, aber es hat schon in mir geschlummert.
Sex gehört einfach zu einer Beziehung.	Das ist für uns eine ganz revolutionäre neue Erkenntnis.

stellung der salutogenen Wirkung von Sexualität, d. h. es beschränkt sich nicht auf die isolierte Wiederherstellung gestörter sexueller Funktion(en), sondern strebt die Verbesserung partnerschaftlicher Zufriedenheit insgesamt an. Die Wiedererlangung ausreichender Erektionsfähigkeit z. B. bringt ja keineswegs (automatisch) die Wiedererfüllung bisher frustrierter Grundbedürfnisse in der Beziehung mit sich. Dadurch verschiebt sich der Brennpunkt der Aufmerksamkeit von der gestörten Funktion auf die Beziehung und deren Inhalte, somit auf den Partner, der sich wiederum wahrgenommen und gemeint fühlt: Der Koitus kann z. B. wieder von einer zu erbringenden Leistung eines hauptsächlich mit sich selbst, d. h. mit seiner sexuellen Funktion beschäftigten Partners (»werde ich eine ausreichende Erektion zustande bringen / werde ich zum Orgasmus kommen?«) zu einem »gemeinsamen Werk« werden. Gerade dadurch wird die sexuelle Funktion von Leistungsdruck und Versagensangst entlastet, wodurch ihre Restitution wesentlich erleichtert wird. Diese Zielsetzung deckt sich mit den Erkenntnissen von Kleinplatz u. Menard (2007) über entscheidende Bestandteile gelungener Sexualität.

Verschiebung des Fokus

Einer Interview-Studie an Männern und Frauen in Langzeitpartnerschaften zufolge sind die entscheidenden Bestandteile gelungener Sexualität (übersetzt nach Kleinplatz u. Menard 2007):
– »Bei der Sache sein« (Aufmerksamkeit füreinander),
– Authentizität,
– Intensiv im emotionalen Kontakt sein,

 — Erotische Intimität (man gibt sich gegenseitig Raum zu nehmen und zu geben, zu genießen und Genuss zu verschaffen),
 — Kommunikation und
 — Transzendenz (die Erfahrung ist überindividuell und alleine nicht zu erreichen, daher eine Erweiterung).

Dieser Zugang gilt prinzipiell auch für andere Indikationen von Sexualtherapie, z. B. Störungen der Geschlechtsidentität und Paraphilien (auch bezeichnet als Störungen der sexuellen Präferenz ▶ Abschn. 4.4). Er müsste jedoch im Ganzen und über die Sexualmedizin hinaus von den medizinischen Disziplinen wesentlich stärker in Überlegungen zu Pathogenese und Therapie von Erkrankungen mit einbezogen und berücksichtigt werden. Dies betrifft die pathogenen Folgen syndyastischer Deprivation, v. a. aber die Erkenntnis der Ressourcen, die in erfüllten Grundbedürfnissen liegen. Ihr salutogenes Potential müsste von sämtlichen Fachdisziplinen standardmäßig erhoben und gefördert werden. Dann bestünde die Möglichkeit, die Bedeutung von Beziehung als Ort der Erfahrung umfassenden Angenommen-Seins und der damit verbundenen Entängstigung, Geborgenheit und Stressverminderung (sowie die Bedeutung von Sexualität als intensivster Vermittlung dieser Erfahrung) wahrzunehmen und ihr eine zentrale, therapiespezifische Stellung einzuräumen. Dies geschieht in der Sexualmedizin und ihrem therapeutischen Grundansatz – der Syndyastischen Sexualtherapie.

Wann immer es in der Sexualtherapie um die Anbahnung eines neuen und salutogenen Verständnisses geht, spielt die Person des Arztes oder Therapeuten eine entscheidende Rolle, denn seine/ihre persönliche Meinung wird auf die Patienten wirken. Dieses Problem fiel nicht so sehr ins Gewicht, solange es vorrangig um die Vermittlung von Techniken oder die Gabe von Medikamenten zur Wiedererlangung einer Sexualfunktion ging und nicht um Fragen der Bedeutung und eines neuen Sinnverständnisses. Hier kann die Frage nicht »Technik oder Sinnverständnis«, »rasche Funktionswiederherstellung oder Erfüllung der Grundbedürfnisse« lauten, es geht vielmehr um den ganzheitlichen Zugang, d. h. aus »oder« muss »und« werden. Gerade im Rahmen von Beziehung und Kommunikation können »Techniken« sehr sinnvoll und hilfreich sein, kann sich »sexuelle Lust« bei stimmiger, authentischer Kommunikation von kulturellen Tabus befreien und »unverschämt schamlos« entfalten, weil es keinen Grund gibt, sich stimmiger Kommunikation zu schämen.

❯ Keine Technik und kein luststeigernder Trick, auch kein Medikament, werden fehlenden Sinn und stimmige Kommunikation ersetzen können, wenn die Funktionsstörung mit Kränkung in der Beziehung und fehlender Kommunikation zusammenhängt.

Es werden also nur diejenigen Ärzte bzw. professionellen Helfer, die von der Möglichkeit salutogener sexueller Kommunikation überzeugt sind, den Patienten/Paaren authentisch Denkanstöße anbieten kön-

Weitreichende Bedeutung der syndyastischen Denkweise

Salutogenes Potential von Sexualität wird therapeutisch zuwenig genutzt

Gefordert ist die Selbstreflexion des Therapeuten

nen, über deren Annahme oder Ablehnung diese dann selbst entscheiden müssen. Unter den verschiedenen Behandlungsmethoden für sexuelle Störungen ist die Verbindung von der Erfüllung der psychosozialen Grundbedürfnisse als Basis der Beziehungsqualität (und von Sexualität als besonders ausdrucksstarker Kommunikationsmöglichkeit dieser Erfüllung) nur im Konzept der Syndyastischen Sexualtherapie konsequent verwirklicht und müsste in seinen Grundzügen bejaht werden können. Das unterstreicht die besondere Notwendigkeit von Selbstreflexion des Therapeuten, also von Selbsterfahrung und Supervision, wenn es um Fragen von Sexualität und Beziehung geht, weil diese Themen jeden persönlich betreffen. Dies gilt besonders dann, wenn Beratungs- oder Therapiesituationen erotisiert oder sexualisiert werden, also eher bei Einzel- als bei Paargesprächen.

> ❯ **Das Problem liegt dabei in der Grenzüberschreitung und im Missbrauch des Patienten, nicht im Auftreten erotischer Gefühle oder Anziehung an sich. Sexuelle Therapeut-Klient-Interaktion ist immer ein Kunstfehler!**

Negative und zerstörerische Aspekte der Sexualität

Sexualität kann jedoch generell nicht nur in positivem, sondern ebenso in negativ-zerstörerischem Sinn, als Mittel der Bestrafung, der Machtausübung (im Sinne von Unterwerfung, Vergewaltigung und Missbrauch) oder sogar als Waffe im Krieg eingesetzt, »Beziehung verkörpern«. Dann wird sie als »Anti-These«, als Verkehrung ins Gegenteil von Zärtlichkeit und Liebe erlebt werden, woran bei sexuellen Störungen immer zu denken ist. Ähnlich wird bei promiskuitivem Verhalten oder beziehungslos gelebter Sexualität (z. B.: »One-Night-Stand«, Prostitution, Surrogat-Partner) zwar ebenfalls – und befördert von Empfindungen der sexuellen Erregung und Lust – das Gefühl von Annahme, Kontakt, Nähe und Geborgenheit erlebbar, jedoch lediglich auf der körperlichen Ebene bzw. der Ebene der genital-orgastischen Lust. Die Erfüllung der Grundbedürfnisse wird sozusagen nur »technisch simuliert« und daher frustriert. In gewissen Jugend-Subkulturen kann schneller und beziehungslos gelebter Sex geradezu als Ersatzdroge für unerfüllte Grundbedürfnisse dienen. Man könnte von Stimulation des Lustsystems bei gleichzeitiger Frustration der Erfüllung der Grundbedürfnisse in der Beziehung, also von »syndyastischer Deprivation« sprechen (Beier u. Loewit 2004). Dies ist sicher eine neue Herausforderung für die Sexualmedizin – gleichwohl aber auch für die Gesellschaft im Allgemeinen (▶ Kap. 7).

Das Spektrum der Sexualstörungen

4.1   Störungen der sexuellen Funktion – 24
4.1.1   Störungen des sexuellen Verlangens – 29
4.1.2   Störungen der sexuellen Erregung – 31
4.1.3   Störungen des Orgasmus – 34
4.1.4   Dyspareunie – 38
4.1.5   Vaginismus – 41

4.2   Störungen der sexuellen Entwicklung – 42
4.2.1   Störungen der sexuellen Reifung – 43
4.2.2   Störungen der sexuellen Orientierung – 45
4.2.3   Störungen der sexuellen Identität – 47
4.2.4   Störungen der sexuellen Beziehung – 49

4.3   Störungen der geschlechtlichen Identität – 51

4.4   Störungen der sexuellen Präferenz (Paraphilien) – 54

4.5   Störungen des sexuellen Verhaltens (Dissexualität) – 60

4.6   Störungen der sexuellen Reproduktion – 63

4

Frustration psychosozialer Grundbedürfnisse als Ursache psychischer und physischer Störungen

Die in den klinischen Klassifikationssystemen (ICD-10 und DSM-IV-TR) vorgeschlagenen Einteilungen sind rein deskriptive und willkürliche Schemata, die bei genauerer Betrachtung der Komplexität menschlicher Sexualität nicht gerecht werden. Schon die aus sexualmedizinischer Sicht gebotene Differenzierung der drei Dimensionen von Sexualität lässt derartige Einteilungsversuche als unplausibel erscheinen. So können sexuelle Funktionsstörungen nicht nur die Lustdimension, sondern auch die Beziehungsdimension so weit in Mitleidenschaft ziehen, dass weniger die gestörte sexuelle Funktion als vielmehr die dadurch irritierte Beziehungszufriedenheit den eigentlichen Leidensgrund darstellt.

> **Das chronische Fehlen von körperkommunikativ-entstehenden Geborgenheitsgefühlen (Frustration psychosozialer Grundbedürfnisse) erhöht nach bisherigem Wissensstand die Wahrscheinlichkeit, psychische und physische Störungen zu entwickeln. Ebenso erschwert es die Überwindung bestehender Erkrankungen (Egle et al. 1997).**

Die von den Patienten vorgetragenen Symptome werden in der Praxis zumeist als »psychovegetative Störungen oder Beschwerden«, »depressive Verstimmungszustände«, »Angst und/oder nervöse Unruhe« bzw. »nervöse Angst-, Spannungs- und Unruhezustände« oder auch als »emotional bedingte Unruhezustände« bezeichnet. Es kann daher davon ausgegangen werden, dass auf sehr vielen Gebieten der Medizin Patienten mit unterschiedlichen Störungsbildern vorstellig werden, bei denen – wiederum aus verschiedenen Gründen – funktionierende und damit emotional stabilisierende soziale/intime Bindungen nicht oder nicht mehr ausreichend zur Verfügung stehen. Hierzu zählen auch chronisch erkrankte oder ältere Menschen, bei denen es zu psychosozialen Destabilisierungen aufgrund der reduzierten Kontaktmöglichkeiten kommt.

Dies erklärt, dass ganz unterschiedliche Symptome das klinische Bild dominieren können, sodass unterschiedliche Disziplinen der Medizin mit den betroffenen Patienten in Kontakt kommen: Die Orthopädie bei Muskelverspannungen, Gynäkologie und Urologie wegen Beckenbodenverspannungen, Miktionsbeschwerden usw., die Allgemeinmedizin eher bei vegetativen Symptomen, die Psychiatrie bei intrapsychischen Spannungen oder Depressionen oder die Andrologie bei unerfülltem Kinderwunsch. Auch andere sexuelle Funktionsstörungen sind unter Umständen nur eines unter vielen möglichen Symptomen (abgesehen von krankheitsbedingten Sexualstörungen, z. B. Zustand nach Querschnittläsionen). Die Besonderheit sexualmedizinischer Therapieoptionen (▶ Kap. 5) liegt darin, dass nur sie an den Wurzeln – den frustrierten Grundbedürfnissen – ansetzt. Dies geschieht mit einer auf andere Weise kaum erreichbaren Intensität, indem die (Wieder-)Erfüllung der Grundbedürfnisse durch das körperliche Angenommen-Werden in der Intimität mit dem Partner

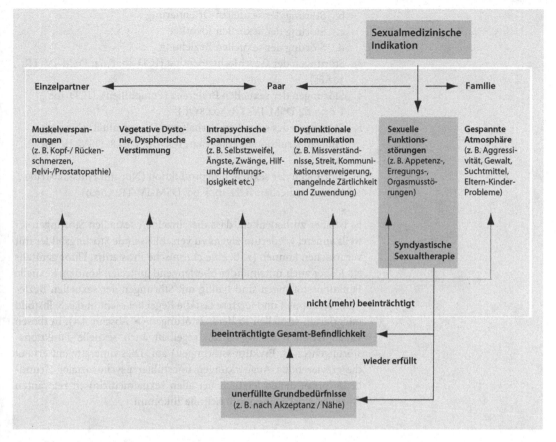

Abb. 4.1 Zusammenhang zwischen psychosozialen Grundbedürfnissen und verschiedenen Symptomen

realisiert wird, was auch auf andere Lebensbereiche bzw. Symptome heilsame Auswirkungen hat (Abb. 4.1).

Wenn also Rückenschmerzen, die z. B. durch Muskelverspannungen, die durch den Stress traumatisierender Beziehungen (mit)verursacht sind, vom Orthopäden erfolgreich behoben werden, ändert sich gleichwohl nichts auf der Ebene der Grundbedürfnisse. Ihre mögliche Frustration wird dadurch nicht aufgelöst; sie kann somit Grund für ein Rezidiv oder für andere Symptome sein.

Unter Berücksichtigung dieser Einschränkungen für eine systematische Erfassbarkeit werden nachfolgend die klinisch bedeutsamen Sexualstörungen des Menschen kurz charakterisiert und deren – zum Teil allerdings begrenzte und nur hilfsweise möglichen – Kodierungsmöglichkeiten nach den international gültigen Klassifikationssystemen (ICD-10 und DSM-IV-TR) vorgestellt:

Kodierung nach den Klassifikationssystemen ICD-10 und DSM-IV-TR

1. Störungen der sexuellen Funktion (ICD-10: F 52.0 ff.; DSM-IV-TR: 302.71 ff.)
2. Störungen der sexuellen Entwicklung (ICD-10: F 66.0 ff.; nur mit Hilfskonstruktionen kodierbar: DSM-IV-TR: 302.9)
   a. Störung der sexuellen Reifung

b. Störung der sexuellen Orientierung
c. Störung der sexuellen Identität
d. Störung der sexuellen Beziehung
3. Störungen der Geschlechtsidentität (ICD-10: F 64; DSM-IV-TR: 302.85)
4. Störungen der sexuellen Präferenz (Paraphilien) (ICD-10: F 65.0 ff.; DSM-IV-TR: 302.81 ff.)
5. Störungen des sexuellen Verhaltens (Dissexualität) (Nur mit Hilfskonstruktionen kodierbar: ICD-10: F 63.8; DSM-IV-TR: 312.30)
6. Störungen der sexuellen Reproduktion (Nur mit Hilfskonstruktionen kodierbar: ICD-10: F 69; DSM-IV-TR: 309.9)

Es ist aber zu bedenken, dass die einzelnen sexuellen Störungen jeweils andere, wiederum eigens zu verschlüsselnde Störungsbilder mit verursachen können (z. B. eine chronische Prostatitis, Fluor genitalis etc.), aber auch miteinander überlappend auftreten können. Sexuelle Funktionsstörungen sind häufig mit Störungen der sexuellen Beziehung verkoppelt und letztere fast die Regel bei nicht in das Selbstbild integrierten sexuellen Präferenzstörungen (▶ Abschn. 4.4). In diesen Fällen treten dann wiederum regelhaft auch sexuelle Funktionsstörungen (z. B. Erektionsstörungen) auf. Dies unterstreicht erneut die gravierenden Auswirkungen unerfüllter psychosozialer Grundbedürfnisse, denen letztlich bei allen sexualmedizinisch relevanten Störungsbildern eine Schlüsselrolle zukommt.

4.1   Störungen der sexuellen Funktion

》 Die sexuelle Reaktion lässt sich in die Phasen Appetenz, Erregung, Orgasmus und Entspannung gliedern, und jede dieser Phasen kann als solche gestört sein (Masters u. Johnson 1966). **《**

Erfüllung der Grundbedürfnisse als Voraussetzung für eine »gelungene« genitale Sexualität

Diese Einteilung gilt bei Masters u. Johnson im Prinzip für beide Geschlechter, wenn auch Unterschiede im zeitlichen Verlauf gibt: Die gesamte Reaktion läuft beim Mann rascher ab, woraus sich Probleme für das Erreichen des Orgasmus bei der Frau ergeben können. Die Verlaufskurven der sexuellen Reaktion von Männern gleichen sich stereotyp, während die von Frauen eine größere Variabilität aufweisen. Nur beim Mann tritt in der Erholungsphase eine mit steigendem Lebensalter zunehmend länger dauernde Refraktärzeit auf, während die Frau multiple Orgasmen erleben kann, also von der sexuellen Potenz her das »starke Geschlecht« darstellt. Ein anderes Modell für die sexuelle Reaktion der Frau (dessen Gültigkeit auch für zumindest einen Teil der Männer noch zu prüfen wäre) hat Ruth Basson (2000, 2002) vorgeschlagen. Sie geht davon aus, dass – in Ergänzung des Modells von Masters u. Johnson und v. a. in Langzeitbeziehungen –

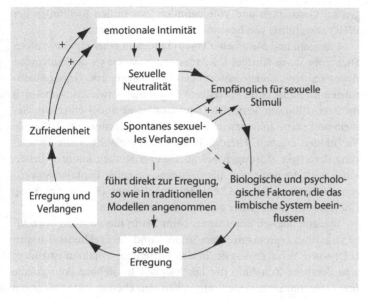

Abb. 4.2 Sexueller Reaktionszyklus in Anlehnung an Basson (2002)

die sexuelle Reaktion der Frau bzw. das Erwachen ihrer Libido eher von Bedürfnissen nach Intimität als vom Bedürfnis nach physischer sexueller Erregung und Befriedigung ausgeht. Die herkömmlichen Schemata der sexuellen Reaktion ignorieren für die Frau wesentliche Komponenten der sexuellen Zufriedenheit wie: Vertrauen, Intimität, Respekt, Kommunikation, Zuneigung und die Freude an sinnlicher Zärtlichkeit. Dementsprechend wird sexuelle Libido eher als Antwort auf zunächst nicht-sexuelle Bedürfnisse verstanden und weniger als spontanes oder primäres Ereignis gesehen (das es speziell bei jüngeren Frauen auch sein kann). Ausgehend von einem Zustand »sexueller Neutralität« wird aufgrund zunächst nicht-sexueller Bedürfnisse nach Intimität – »awareness of nonsexual need to be sexual« – dann auch bewusst sexuelle Stimulation gesucht (»deliberate choice to experience stimulation«). Dies wiederum kann die Erfahrung von Intimität verstärken, die sexuelle Erregung steigern und schließlich – mit oder ohne Orgasmus – zu körperlich-seelischem Wohlbefinden führen. Das Modell unterstreicht den hohen Stellenwert der Grundbedürfnisse, versteht aber genitale Sexualität nicht als Möglichkeit körpersprachlicher Kommunikation und zugleich Realisierung eben dieser Grundbedürfnisse.

Zur Veranschaulichung dient ◘ Abb. 4.2 (ineinander übergehende sexuelle Reaktionszyklen und spontane sexuelle Lust, die den auf Intimität beruhenden Zyklus intensiviert (nach Basson 2002))

Die Prävalenzraten sexueller (Funktions-)Störungen sind hoch und sie sind als Verursacher »hohen Leidendrucks und zwischenmenschlicher Schwierigkeiten« (DSM-IV-TR) mit ihren Auswirkun-

Emotionale Intimität als Ursprung der Libido

4

Ergebnisse epidemiologischer Untersuchungen

gen auf Gesundheit und Wohlbefinden (wie in den Richtlinien der WHO ausgeführt) von besonderer klinischen Relevanz.

Laumann und Mitarbeiter (1999) fanden in einer repräsentativen Stichprobe 18–59-jähriger US-Amerikaner, dass je 5% der Probanden Appetenz- bzw. Erektionsstörungen und weitere 21% Orgasmusstörungen im Sinne eines vorzeitigen Orgasmus aufwiesen, wobei sich im internationalen Vergleich (Laumann et al. 2005) einerseits Gemeinsamkeiten, andererseits aber auch bedeutsame interkulturelle Variationen ergaben. Hierdurch wird die biopsychosoziale Fundierung derartiger Störungen belegt. Diverse Studien konnten inzwischen auch die negativen Auswirkungen sexueller Funktionsstörungen auf Partnerschaft und Lebensqualität belegen (Rosen et al. 2004; Chevret et al. 2004; Fisher et al. 2005; Abraham et al. 2008).

Epidemiologisch dominieren beim Mann hiernach der vorzeitige Orgasmus (»premature ejaculation«) und die Erektionsstörungen (ED) sowie Versagensängste. In den letzten 20–30 Jahren ist zudem eine deutliche Zunahme der Lustlosigkeit feststellbar. Anorgasmie und Dyspareunie kommen sehr selten vor, ebenso echte Störungen der Ejakulation wie Ejaculatio retardata, retrograda und deficiens (Überblick ◻ Tab. 4.1). Bei letzteren ist die differenzialdiagnostische Abklärung im Hinblick auf die Zeugungsfähigkeit wichtig: Bei der durch Störungen der Nervenversorgung im Blasenhals bedingten retrograden Ejakulation kann das Sperma aus der Blase wiedergewonnen werden, bei der fehlenden Ejakulation müssen invasive Methoden der Reproduktionsmedizin zur Anwendung kommen.

Bei den sexuellen Funktionsstörungen der Frau steht nach wie vor, aber ebenfalls in den letzten 2–3 Jahrzehnten dramatisch zunehmend, die Lustlosigkeit im Vordergrund, gefolgt von Anorgasmie, Lubrikationsstörungen und Dyspareunie, wobei jedoch die Erregungs- und Orgasmusstörungen im genannten Zeitraum deutlich zurückgegangen sind (Schmidt 1996). Primär somatische Ursachen, z. B. Herz-Kreislauf- oder Stoffwechsel-Erkrankungen, Nervenläsionen und Einflüsse von Medikamenten scheinen sich auf die Sexualfunktionen der Frau weniger auszuwirken, als auf die des Mannes.

Einbeziehung des Partners in die Behandlung

Sämtliche Sexualstörungen, wie auch Störungen der Psyche und des Verhaltens, weisen sowohl biologische als auch psychische und soziale Bedingungsfaktoren auf, sodass allein eine integrale Sicht dieser Faktoren eine zutreffende Beschreibung und somit wirksame Behandlung verspricht. Da sexuelle Funktionsstörungen nicht nur den Menschen mit den jeweiligen Symptomen allein betreffen, sondern immer die Zufriedenheit des jeweiligen Partners beeinträchtigen, sollte eine Behandlung prinzipiell mit beiden Partnern durchgeführt werden. Hinzu kommt, dass sämtliche Funktionsstörungen sowohl unabhängig von anderen Störungen oder Erkrankungen auftreten können, als auch als Folge von anderen Erkrankungen sowie deren Behandlung.

◘ Tab. 4.1 Überblick über die Störungen der sexuellen Funktion nach ICD-10/DSM-IV-TR

	ICD-10		DSM-IV-TR
F52.0	Mangel oder Verlust von sexuellem Verlangen	302.71	Störungen mit verminderter sexueller Appetenz
F52.1	sexuelle Aversion und mangelnde sexuelle Befriedigung	302.79	Störung mit sexueller Aversion
F52.2	Versagen genitaler Reaktionen	302.72	Störung der sexuellen Erregung bei der Frau, Erektionsstörung beim Mann
F52.3	Orgasmusstörung	302.73	Weibliche Orgasmusstörung
		302.74	Männliche Orgasmusstörung
F52.4	Ejaculatio praecox	302.75	Ejaculatio praecox
F52.5	nichtorganischer Vaginismus	306.51	Vaginismus (nicht aufgrund eines medizinischen Krankheitsfaktors)
F52.6	nichtorganische Dyspareunie	302.76	Dyspareunie (nicht aufgrund eines medizinischen Krankheitsfaktors)
F52.7	gesteigertes sexuelles Verlangen	–	–
F52.8	sonstige nichtorganische sexuelle Funktionsstörungen	–	–
F52.9	nicht näher bezeichnete nichtorganische sexuelle Funktionsstörungen	302.70	nicht näher bezeichnete sexuelle Funktionsstörungen

---

Definition

Sexuelle Funktionsstörungen werden – gemäß DSM-IV-TR (APA 2000) – nach Subtypen unterschieden:
- Lebenslanger Typ (seit Beginn der sexuellen Funktion vorhanden),
- erworbener Typ (entwickelt sich nach einer Zeit normalen Funktionierens),
- generalisierter Typ (ist nicht auf besondere Stimulationsarten, Situationen oder Partner beschränkt),
- situativer Typ (ist auf besondere Stimulationsarten, Situationen oder Partner beschränkt).

Schließlich kann zwischen den bisher angesprochenen »direkten«, d. h. klar als solche erkennbaren, sexuellen Funktionsstörungen und den sog. »indirekten« unterschieden werden. Darunter versteht man unspezifische psychosomatische oder somatotorme Erscheinungsbilder, die verschiedenste Ursachen aufweisen können, darunter auch solche aus dem Bereich der Sexualität; diese Annahme kann nur durch eine sorgfältige Anamnese mit dem Paar und eine Gesamtdiagnose erhärtet werden. Ihre klinische Relevanz ist groß, sie können z. B. in der Gynäkologie als Pelvi- oder Parametropathie, als

»Direkte« und »indirekte« sexuelle Funktionsstörungen

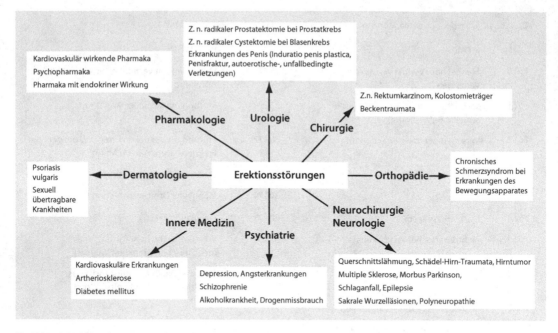

Z. n. radikaler Prostatektomie bei Prostatkrebs
Z. n. radikaler Cystektomie bei Blasenkrebs
Erkrankungen des Penis (Induratio penis plastica,
Penisfraktur, autoerotische-, unfallbedingte
Verletzungen)

Kardiovaskulär wirkende Pharmaka
Psychopharmaka
Pharmaka mit endokriner Wirkung

Z.n. Rektumkarzinom, Kolostomieträger
Beckentraumata

Pharmakologie   Urologie
Chirurgie

Psoriasis
vulgaris
Sexuell
übertragbare
Krankheiten

◄ **Dermatologie** ─── **Erektionsstörungen** ─── **Orthopädie** ►

Chronisches
Schmerzsyndrom bei
Erkrankungen des
Bewegungsapparates

**Innere Medizin   Neurochirurgie
Neurologie**
Psychiatrie

Kardiovaskuläre Erkrankungen
Artheriosklerose
Diabetes mellitus

Depression, Angsterkrankungen
Schizophrenie
Alkoholkrankheit, Drogenmissbrauch

Querschnittslähmung, Schädel-Hirn-Traumata, Hirntumor
Multiple Sklerose, Morbus Parkinson,
Schlaganfall, Epilepsie
Sakrale Wurzelläsionen, Polyneuropathie

◼ Abb. 4.3 Verschiedene Verursachungsbedingungen für Erektionsstörungen. (Aus Rösing et al. 2009)

**Sexualstörung als Folge einer
Erkrankung und/oder deren
Behandlung**

psychogene Blutungsstörungen, Juckreiz, Fluor genitalis oder psychogene Miktionsbeschwerden zur Crux für Patienten und Behandler
werden; ebenso in der Urologie als sog. Chronische Prostatitis oder
Prostatopathie bzw. als unklare Schmerzen in der Anogenital-Region
(► Kap. 3)

Praktisch alle medizinisch-klinischen Fächer betreuen Patienten,
bei denen es durch eine Erkrankung und/oder deren Behandlung zur
Ausbildung einer Sexualstörung kommen kann. Sexualmedizinisch
bedeutsam sind vor allem kardiovaskuläre Erkrankungen, wobei
Herzinsuffizienz, koronare Herzerkrankung, Myokardinfarkt und
Hypertonie im Vordergrund stehen. Weitere Ursachen können sein:
Stoffwechselerkrankungen wie Diabetes mellitus, schwere Allgemein-
erkrankungen, insbesondere Krebserkrankungen, Erkrankungen des
Bewegungsapparates (z. B. Arthritis), neurologische Erkrankungen
wie multiple Sklerose oder Morbus Parkinson, aber auch neurologisch
bedingte Behinderungen, psychiatrische Erkrankungen wie Angst-
störungen oder Depressionen, aber auch geistige Behinderung und
schließlich die gynäkologischen und urogenitalen Erkrankungen.

Eine eigenständige Codierung von krankheits- und/oder behandlungsbedingten Sexualstörungen ist sowohl im DSM-IV-TR als auch
im ICD-10 nur umständlich möglich, wobei im ICD-10 die zugrunde
liegende Erkrankung gesondert verschlüsselt werden muss und im
DSM-IV-TR die Funktionsstörung benannt wird, die zugrunde liegende Erkrankung dann aber per Freitext eingetragen werden muss.
Die Vielzahl möglicher krankheits- oder behandlungsbedingter
Gründe für die Ausbildung einer Erektionsstörung zeigt ◼ Abb. 4.3.

4.1.1 Störungen des sexuellen Verlangens

> **Definition**
>
> Störungen des sexuellen Verlangens (ICD-10: F 52.0; DSM-IV-TR: 302.71) können als mangelndes Interesse oder als Verlust der Appetenz in Erscheinung treten, – in übersteigerter Form (deutlich häufiger bei Frauen) als sexuelle Aversion bis hin zur Sexualphobie – und mit vegetativen Zeichen von Abwehr, Ekel und Wut wie Tremor, Übelkeit, Tachykardien etc. einhergehen (»Sexuelle Aversion«; ICD-10: F 52.10; DSM-IV-TR: 302.79). Sie sind keine genitalen Funktionsstörungen im engeren Sinn, wirken sich aber auf die genitalen Funktionen – auch die des Partners – aus.

Störungen des sexuellen Verlangens (Appetenzstörungen) stellen ein zunehmendes Problem bei Männern dar, die eine sexualmedizinische Behandlung aufsuchen, wobei diese selbst nicht selten eine Erektionsstörung als Vorstellungsgrund benennen. Ursächlich finden sich häufig larviert auftretende subdepressive Erschöpfungszustände (mit und ohne Substanzmissbrauch), Paardisharmonien und – immer wieder auch – sexuelle Präferenzstörungen. Organische Ursachen (Testosterondefizit, Hyperprolaktinämie, Medikamentennebenwirkung) sind zwar differenzialdiagnostisch bedeutsam, werden in der somatomedizinischen Literatur jedoch gelegentlich überbetont. Nicht zuletzt werden auch hier Einflüsse von Chemikalien aus der Umwelt mit hormoneller Wirkung (z. B. Östrogene bzw. Xenoöstrogene, d. h. natürliche und industrielle Substanzen mit östrogenartiger Wirkung) zu diskutieren sein (Schlenker 2004; Fraser 2006; Wagner u. Öhlmann 2009).

Ursachen für Störungen des sexuellen Verlangens beim Mann

Fallbeispiel 4.1

Der 37-jährige Patient wurde vom Urologen vorgestellt, nachdem dieser keine somatischen Ursachen für eine zunehmende Störung des sexuellen Verlangens gefunden hatte. Der Patient beklagte einen vergleichbaren Verlauf in allen bisherigen Beziehungen. Er sei in der jetzigen Partnerschaft »vollkommen sicher«, dass er »die Richtige« gefunden habe und umso betrübter, dass nach einer »anfänglichen Euphorie« die Häufigkeit sexueller Kontakte wiederum stark rückläufig sei. Seine Freundin wolle sich nicht dauerhaft binden, bevor dieses Problem nicht gelöst sei. Er wolle gern mit ihr zusammen ziehen und eine Familie gründen. Die 3 Jahre jüngere Freundin gab an, in allen bisherigen Beziehungen ein deutliches Begehren ihrer Partner gespürt zu haben und nun erstmalig nach kurzer Zeit eine »komplette Flaute« zu erleben, was sie sehr besorge. Sie sehe hierdurch keine Basis für eine dauerhafte Beziehung, obwohl sie ihrem jetzigen Freund sehr zugewandt sei und sich in allen anderen Lebensbereichen mit ihm »bestens« verstehe. Bei dem Patienten lagen eine Störung der sexuel-

4

len Appetenz (ICD-10: F 52.0; DSM-IV-TR: 302.71) sowie eine Erektionsstörung (ICD-10: F 52.2; DSM-IV-TR: 302.72) jeweils vom situativen Typ
vor (ungestörte Funktionsfähigkeit bei der – 1–3-mal pro Woche vorgenommenen – Masturbation.

Die Exploration der sexuellen Präferenzstruktur ergab ein nicht in
das Selbstbild integriertes fußfetischistisches Muster. Zwar war ihm
seit der Jugend der zierlich-schlanke Frauenfuß als ein für die Orgas-
musherbeiführung entscheidender Stimulus aus den Begleitphantasien bei der Selbstbefriedigung bekannt, jedoch lehnte er diese Erkenntnis vor sich selbst ab. Er.war der Auffassung, diesen Teil seines
Erlebens abspalten zu können, wenn er im sexuellen Kontakt mit der
»richtigen Frau« sein würde. Während der sexuellen Interaktion mit seiner Freundin war er stark darauf bedacht, den begehrten Frauenfuß
(den diese im Übrigen nicht aufwies) nicht zu phantasieren und war
dadurch verspannt und »gestresst«. Es handelte sich also um eine sexuelle Präferenzstörung, die zu einer sexuellen Funktionsstörung und
daraus resultierend zu einer sexuellen Beziehungsstörung geführt hatte (zur Behandlung ▶ Abschn. 6.3).

Ursachen für Störungen des sexuellen Verlangens bei der Frau

Bei Frauen kann, in ähnlicher Weise, wie z. B. bei der Anorgasmie,
das Nicht-Erfüllen des gängigen Bildes der »normalen«, d. h. sexuell
interessierten und erlebnisfähigen Frau an der Entstehung von Leidensdruck beteiligt sein; ebenso Schuldgefühle dem Partner gegenüber (»Ich weiß schon, es ist alles nur meine Schuld«) Dies wirkt sich
negativ auf das Selbstwertgefühl als Frau aus, selbst wenn es nach
außen hin verborgen bleibt.

Geschlechtsverkehr ist trotz Lustlosigkeit möglich. Er kann je
nach Gesamtsituation und Motivation aus Liebe gewährt, bloß to-
leriert, ertragen oder abgewehrt werden (»Mach rasch, damit es
schneller vorbei ist«) oder die sexuelle Aversion zur Unerträglichkeit
steigern. Auf jeden Fall werden Paardynamik und Beziehungsqualität
massiv beeinflusst, beide Partner in der Erfüllung ihrer Grundbedürfnisse frustriert und Sexualität verliert ihre salutogene Beziehungsdimension.

Fallbeispiel 4.2

Die 35-jährige Bankkauffrau hatte im letzten Familienurlaub »ihren
Ehering abgelegt«, weil sie sich auf dem Tiefpunkt ihrer Partnerschaft
gefühlt hatte, da sich ihr 2 Jahre älterer Ehemann (Versicherungskauf-
mann) während der Urlaubstage weder um sie noch um ihren gemeinsamen Sohn in erkennbarem Umfang gekümmert hatte, sondern
»einzig seinen Interessen« nachgegangen war. Gleichwohl beschwer-
te er sich fortlaufend darüber, dass sie kaum noch sexuellen Kontakt
hätten, obschon dies aus ihrer Sicht »gefühlt täglich« stattfand: Bei jeder unpassenden Gelegenheit greife er ihr an Brust oder Po, um seine
sexuelle Interaktionsbereitschaft zu signalisieren, ohne sich auch nur
annähernd dafür zu interessieren, ob sie »in Stimmung« sei. Dies sei
aber so gut wie nie mehr der Fall, da sie sich grundsätzlich nicht mehr

ausreichend wertgeschätzt fühle. Er habe zu ihr gesagt, dass sie eine sexuelle Störung aufweise und sich darum kümmern solle. Der Sex sei ihm zu wichtig, er würde sich sonst trennen. Sie zweifle mittlerweile an sich selbst und wolle zunächst einmal wissen, ob sie »wirklich gestört« oder »noch normal« sei. Die weitere Behandlung erfolgt über Einbeziehung des Ehemanns und anschließende Paarberatung (▶ Abschn. 6.2).

Die im Unterschied zur männlichen Sexualität deutlich höhere Prävalenz von Appetenzstörungen bei der Frau weist – im Sinne des statistisch »geschlechtstypischen« Verhaltens – auf die stärkere Integration der weiblichen Sexualität in die Gesamtheit des (Alltags-)Lebens und der Beziehungsqualität sowie die daraus resultierende höhere Störanfälligkeit hin. Es ist also im Einzelfall zu prüfen – auch das weibliche Sexualverhalten ändert sich – worauf denn »eigentlich« keine Lust besteht, und inwiefern generell ein weithin von Banalisierung, auch Brutalisierung, Kommerzialisierung und Beziehungslosigkeit geprägter »Sex« in der Spaß-Gesellschaft schlechte Voraussetzungen für die Entfaltung und Erfüllung weiblicher Sexualität bietet. Möglicherweise werden auch neu heranwachsende Generationen viel zu früh mit Pornographie und sexueller Gewalt (gegen Frauen), nicht aber mit Zärtlichkeit vertraut gemacht.

Solche Überlegungen gelten auch für die hormonellen Umstellungen in den Wechseljahren, die gegebenenfalls als Anlass genommen werden, um eine ungeliebte Sexualität endlich ad acta legen zu dürfen. Wenn es allerdings etwa nach beidseitiger Ovarektomie, Strahlen- oder Chemotherapie zu abrupten Hormonausfällen kommt, ist Hormonersatz indiziert. Selbstverständlich müssen der Allgemeinzustand, etwaige Erkrankungen und die Effekte ihrer medikamentösen Behandlung sowie eine eventuell persistierende Hyperprolaktinämie abgeklärt werden, doch sind somatische Primärursachen von Appetenzstörungen, z. B. hypophysär-hypothalamische Prozesse sehr selten.

Höhere Prävalenz von Appetenzstörungen bei der Frau

4.1.2 Störungen der sexuellen Erregung

> **Definition**
>
> Störungen der sexuellen Erregung (ICD-10: F 52.2; DSM-IV-TR: 302.72) liegen vor, wenn trotz vorhandener Libido und physisch adäquater sexueller Stimulation keine Erregung zustande kommt, d. h. keine oder keine vollständige Erektion bzw. Mehrdurchblutung von Scheide, perivaginalem Gewebe und Schamlippen erfolgt

Die genitale Hyperämie erleichtert normalerweise die Penetrationsfähigkeit des Penis bzw. durch das Feuchtwerden der Scheide dessen

4

Epidemiologische Untersuchungen zum Vorkommen von Erektionsstörungen

Gleitfähigkeit und verstärkt durch das Anschwellen der Schamlippen und der sog. orgastischen Manschette den Kontakt mit dem männlichen Glied. Fehlt die Lubrikation, kann dies zu Schmerzen beim Verkehr bis hin zur Dyspareunie führen. Intravaginale Messungen der Scheidendurchblutung zeigen, dass diese sich bereits vor dem Bewusstwerden »sexueller Erregung« verändert und scheinbar autonom – selbst unter traumatisierenden Umständen – funktioniert.

Die Verbreitung von Erektionsstörungen ist gut untersucht. Die »Massachusetts Male Aging Study« (MMAS) (Feldman et al. 1994) fand bei 17% der befragten 40–70-jährigen Männer ein minimales, bei 25% ein moderates und bei immerhin 10% ein komplettes Versagen der Erektion. Braun et al. (2000) fanden Erektionsstörungen bei 19,2% ihrer 4489 über 30-jährigen Respondenten, wobei die Autoren zeigen konnten, dass durchaus nicht alle Probanden mit ED mit ihrem Sexualleben unzufrieden sind; darin wie auch in der Häufigkeit der Störung fanden sie einen deutlichen Alterseffekt. Dies trifft auch für die »Berliner Männerstudie« (Schäfer et al. 2003; Englert et al. 2007) zu, worin die Autoren vorschlagen, zwischen »erektiler Dysfunktion« (dysfunction) und erektiler Störung (disorder) zu unterscheiden. Sie vertreten den Standpunkt, dass nur eine »Erektions-Störung« als pathologisch (im Sinne einer disorder) zu betrachten ist, denn die Diagnose wird nach DSM-IV-TR nur gestellt, wenn die Behinderung »deutlichen Leidensdruck oder zwischenmenschliche Schwierigkeiten« verursacht. Wesentlich war bei diesen Untersuchungen die hohe Koinzidenz mit allgemeinmedizinischen Krankheitsbildern, v. a. Diabetes, Herzkrankheit und Bluthochdruck. Oft wird verkannt, dass das Auftreten einer Erektionsstörung jenseits des 40. Lebensjahres ein erster Indikator für eine chronisch-ischämische Herzkrankheit sein kann (Görge et al. 2003; Chew et al. 2008).

Für die meisten Betroffenen ist das erste Versagen der Erektion tatsächlich ein einschneidendes, schockierendes und die eigene »Männlichkeit« in Frage stellendes Erlebnis. In der Folge besteht die Gefahr, auch andere – partnerschaftliche – Probleme darauf zurückzuführen. Die Therapie muss daher neben dem Blick auf die Funktion (etwa durch die Verordnung von Phosphodiesterase-Hemmern) auch erlebbar machen, dass gelungene Intimität nicht zwangsläufig an Erektionsfähigkeit gebunden ist.

> **Das ist die »gute Nachricht« der Interviewstudie an Menschen in Langzeitpartnerschaften, die Kleinplatz und Menard (2007) mitteilten (▶ Abschn. 3.4): Eine intakte Erektionsfunktion ist keine notwendige Voraussetzung für gelungene Sexualität.**
>
> **Die »schlechte Nachricht« ist allerdings: Eine intakte Erektionsfunktion ist keine hinreichende Voraussetzung für gelungene Sexualität.**

Hinzu kommt die Überlagerung durch die Fortpflanzungsdimension, insbesondere bei unerfülltem Kinderwunsch; dann nämlich, wenn hier das Erleben beider Partner soweit überlagert wird, dass eine unbefangene intime Kontaktaufnahme kaum mehr möglich scheint.

Fallbeispiel 4.3
Die beiden Ende 30-jährigen hauptberuflichen Musiker (er Pianist, sie Sängerin) hatten vor 3 Jahren geheiratet. Sie sahen in der Musik ihre eigentliche Berufung, wobei nicht unbedingt gemeinsames Musizieren bzw. damit verknüpfte Konzerttätigkeit angestrebt wurde, gleichwohl aber auch vorkam. Der Tag beider war jedenfalls ausgefüllt durch Üben, Reisen und Konzerte – zum Teil mit Phasen mehrwöchiger Trennung. Beide hatten jedoch den starken Wunsch entwickelt, eine Familie zu gründen und seit etwa einem Jahr nicht mehr verhütet. Jetzt bildete der Mann eine situative Erektionsstörung aus – beide waren verzweifelt, der Druck ungeheuer groß, zumal die Frau mit Vorwürfen reagierte. Die Einnahme verschiedener Phosphodiesterase-Hemmer in Höchstdosis erbrachte keine Verbesserung der Erektionsfähigkeit (zur Gestaltung der Sexualberatung ▶ Abschn. 6.2).

Das Vorgehen in der Sexualmedizin ist auch bei der Diagnostik und Therapie der Erregungsstörung durch ein »Sowohl-als-auch« gekennzeichnet. Es geht sowohl um das Erreichen einer neuen Bedeutungszuweisung von Lust- und Beziehungsdimension als auch um eine Nutzung von Medikamenten zur Verbesserung der Sexualfunktion. Die klinische Erfahrung hat gezeigt, dass nur das eine oder nur das andere den Patienten/Paaren in den meisten Fällen nicht gerecht wird. Bei einem solchen integrierten Vorgehen ist die jetzt bestehende Verfügbarkeit verschiedener Phosphodiesterase-Hemmer zur Behandlung der Erektionsstörung (aber auch der Serotonin-Wiederaufnahmehemmer zur Behandlung des vorzeitigen Orgasmus ▶ Abschn. 4.1.3), ein enormer Fortschritt in der Therapie sexueller Störungen. Diese dürfen aus ideologischen Gründen weder zur alleinigen Behandlungsoption (dies ist die Gefahr bei den eher somatisch orientierten Kollegen/innen) noch zur ausgeschlossenen Therapieform werden (dies ist die Gefahr bei den eher psychotherapeutisch orientierten Kollegen/innen). Eine Übersicht über die verschiedenen somatischen Behandlungsoptionen findet sich in ◘ Tab. 6.1 ▶ Abschn. 6.4.

Ähnlich wie bei der entsprechenden Störung des Mannes, der Erektionsstörung, kann auch bei der Erregungsstörung der Frau ein Teufelskreis von ängstlich-erwartungsvoller Selbstbeobachtung und Konzentration auf die genitale Funktion anstatt auf den Partner und das »gemeinsame Werk« entstehen, welcher einen spontanen Erregungsaufbau erst recht erschwert. »Syndyastisches« Fokussieren auf das Erleben von Intimität bei gleichzeitiger Kommunikationsverbesserung kann der nun nicht mehr beobachteten und erwarteten sexuellen Erregung ermöglichen, sich unbelastet zu entwickeln. Gleichzeitig wird auch der Partner an das Wesentliche erinnert, nämlich in ziellos spielerischer und quasi zeitloser Weise auf sexuell-körpersprachliche

»Integriertes« Vorgehen in der Behandlung der Erregungsstörung

Die Bedeutung des syndyastischen Fokussierens für das Erleben von Intimität

Art gemeinsam Intimität zu erleben, statt (einsam) auf rasche koitale Befriedigung hinzuarbeiten.

Fallbeispiel 4.4

Die attraktive 32-jährige Managerin war seit einem Jahr mit einem 4 Jahre älteren Juristen zusammen und beklagte mangelnden Erregungsaufbau in der sexuellen Interaktion, was dazu geführt habe, dass sie beim vaginalen Geschlechtsverkehr Schmerzen empfinde und nur noch »wenig Lust auf Sex« verspüre. Der Erregungsaufbau bei der Masturbation sei genauso wie das Erreichen eines Erregungshöhepunktes problemlos möglich. Der einbezogene Partner erklärte »noch verrückt« zu werden, weil kaum jemand eine derartige »Schönheit« an seiner Seite habe und er »vor Lust zerspringe«, während sie kaum noch aktivierbar sei – so hätten sie während eines gemeinsamen Urlaubs »auf der Südseeinsel« kein einziges Mal Sex gehabt.

Die sexualanamnestische Erfassung der sexuellen Präferenzstruktur der Frau ergab ein komplexes sadistisches Muster, das diese innerlich vehement ablehnte: Erregungssteigernd sei allein die Vorstellung, junge Männer zu quälen, die gefesselt seien, sich nicht wehren könnten und zu verschiedenen sexuellen Handlungen gezwungen würden (z. B. aktives Durchführen des Oralverkehrs). Die vaginale Penetration war kein Bestandteil der erregungssteigernden Phantasien. Auch in diesem Fall bewährte sich die paarbezogene Intervention unter Bewusstmachung der Unveränderbarkeit der sexuellen Präferenzstruktur, ihrer Besonderheiten bei der Partnerin und der gleichwohl dennoch möglichen Nutzung von Ressourcen der Beziehung (► Abschn. 6.3).

4.1.3 Störungen des Orgasmus

┌─ **Definition** ──────────────────────────

Die Orgasmusstörungen bei Mann und Frau unterscheiden sich dadurch, dass sie beim Mann vorwiegend den Zeitpunkt des Orgasmus (»Premature Ejaculation«) und bei der Frau die schwere Erreichbarkeit bzw. sein Fehlen betreffen.

Folgende Störungsformen sind in den international gültigen Klassifikationssystemen verschlüsselbar:

- Vorzeitiger Orgasmus (ICD-10: F 52.4; DSM-IV-TR: 302.75)
- Verzögerter Orgasmus (ICD-10: F 52.3; DSM-IV-TR: 302.74)
- Ausbleibender Orgasmus (ICD-10: F 52.3; DSM-IV-TR: 302.73)

└──

Orgasmusstörung des Mannes Der vorzeitige Samenerguss (in Wirklichkeit der vorzeitige Orgasmus), definiert als wiederkehrendes Auftreten des Orgasmus vor oder unmittelbar nach der Penetration, wobei der Betreffende nahezu keine Kontrolle darüber hat und das Orgasmusgefühl unbefriedigend bleibt, ist die häufigste Sexualstörung des Mannes. Ca. 20–25% der befragten erwachsenen Männer in modernen Industriestaaten haben einen vorzeitigen Orgasmus mit Leidensdruck (Mathers et al. 2007; Porst et al. 2007). Bei der Angabe valider Prävalenzzahlen stößt man auf 2 Probleme: Zum einen wird die normale Ejakulations-/Orgasmusdauer in starkem Maße subjektiv bewertet und unterliegt großen interindividuellen und auch kulturellen Schwankungen (Althof 2006; Montorsi 2005). Zum anderen zeigt sich gerade hier, dass »Funktionsbeeinträchtigung« und klinisch relevante Störung nicht deckungsgleich sind (s. o.).

Hinsichtlich der medikamentösen Optionen beachtenswert sind die Ergebnisse klinischer Studien zu Dapoxetin (Handelsname Priligy), einem Serotonin-Wiederaufnahmehemmer, der jetzt auch für die Indikation »Orgasmus praecox« zugelassen worden ist. Die Daten zeigen eine signifikante Verlängerung der Zeitspanne bis zum Orgasmuseintritt im Vergleich zu der Placebo-Gruppe. Interessanterweise wies auch diese unter der Einnahme der (Placebo)Substanz eine Verlängerung der Zeitspanne auf, die aber nicht so ausgeprägt war wie bei der Verum-Gruppe (McMahon et al. 2008; Kaufmann et al. 2009).

> **Medikamentöse Therapie der Orgasmusstörung des Mannes**

Zwar bleibt grundsätzlich die Frage der Objektivierbarkeit der angegebenen Zeitverlängerung (was allerdings für alle Studienteilnehmer gilt), aber der Einfluss des Serotonins auf die neurophysiologische Verschaltung des Orgasmus wird durch diese Datenlage erneut nahegelegt und kann therapeutisch genutzt werden. Gleichwohl ist anzunehmen, dass es eine – vermutlich kleine – Gruppe von Patienten gibt, die hiervon in besonderer Weise profitiert, weil bei ihr die im synaptischen Spalt bereitgestellte Neurotransmittermenge, oder aber der Rezeptor selbst, Defizite aufweisen, während mutmaßlich bei den meisten Betroffenen reguläre Verhältnisse vorliegen – weshalb dann die Begünstigung durch einen Serotonin-Wiederaufnahmehemmer weitaus diskreter ausfällt. Zudem sind auch hier – wie bei allen Sexualstörungen – ggf. bestehende Störeinflüsse einer partnerschaftlichen Beziehungsunzufriedenheit zu berücksichtigen. Dies erklärt jedenfalls, warum eine »reflexartige« Verschreibung von Serotonin-Wiederaufnahmehemmern bei Männern mit vorzeitigem Orgasmus keineswegs regelhaft den gewünschten Effekt zur Folge hat.

> **Vielschichtige Störeinflüsse**

Fallbeispiel 4.5

Die erste Begegnung mit dem damals 34-jährigen Steuerberater reicht in das Jahr 1999 zurück, als er – damals seit 8 Jahren verheiratet und Vater von 2 Kindern im Alter von 4 und 6 Jahren – wegen eines vorzeitigen Orgasmus die sexualmedizinische Ambulanz aufsuchte. Die geschilderte Problematik bestand primär und situativ. Explorierbar war die typische Stresssituation im Intimkontakt mit der Ehefrau, resultierend aus Ängsten vor dem erneuten schnellen Eintritt des Erregungshöhepunktes. Auch die Ehefrau bedaure diesen Zustand und sei seiner Einschätzung nach zu einem Paargespräch bereit. Zu diesem kam es aber damals nicht: Weder die Ehefrau noch der Patient selbst meldeten sich zu einem Folgetermin.

10 Jahre später stellte sich der Patient erneut vor und schilderte exakt die gleich Problematik, die sich in den vergangenen Jahren in keiner Weise geändert hätte (allerdings war er jetzt Vater von 4 Kindern). Die Ehefrau sei weiterhin unzufrieden mit der sexuellen Interaktionsgestaltung. Zwischenzeitlich vom Urologen vorgeschlagene Behandlungsversuche, mittels Serotonin-Wiederaufnahmehemmern eine Verlängerung der Zeitspanne bis zum Orgasmuseintritt zu erreichen, hatten keinen Erfolg gehabt.

Im jetzt zustande gekommenen Gespräch mit der Partnerin offenbarte diese eine seit der Geburt der Kinder bestehende Unzufriedenheit mit dem innerfamiliären Zusammenspiel. Sie hegte einen deutlichen Groll, ihre eigenen beruflichen Interessen für die Familie zurückgestellt zu haben und meinte, dafür ein Eingehen auf ihre Wünsche und Bedürfnisse erwarten zu können. Den schnell eintretenden Orgasmus habe schließlich er, weshalb sie nicht nachvollziehen könne, welchen Anteil sie an der Behandlung haben solle. Schließlich verzichte sie schon auf vieles, opfere sich für die Familie auf, jetzt wolle sie sich beim Sex, den sie mit Entspannung und Wohlbefinden verbinde, nicht auch noch anstrengen.

Abgesehen davon, dass diese Haltung den Druck auf den Mann erhöhte, konnte der eigentliche Grund für ihre fehlende Kooperationsbereitschaft in einer chronisch frustrierten Beziehungszufriedenheit verortet werden – nämlich dem unaufhörlichen Gefühl, in der Partnerschaft »draufzuzahlen« und benachteiligt zu sein. Ohne eine therapeutische Einflussnahme auf diese Problematik wäre es unrealistisch anzunehmen, dass sich die Funktionsstörung des Mannes würde ändern können.Selbst bei einer medikamentös verlängerten Zeit bis zum Eintritt des Orgasmus wäre vorhersagbar, dass andere Aspekte der Kontaktgestaltung geeignet wären, ihren Unwillen hervorzurufen und zu einer anderen Symptomatik führen könnten (z. B. einer Erektionsstörung).

Aus sexualmedizinischer Sicht war hier die Indikation für eine Sexualtherapie zu stellen, die dann erfolgreich sein wird, wenn beide Partner eine Verbesserung der sexuellen Zufriedenheit anstreben und auch bereit sind, sich als Paar für dieses Ziel gemeinsam einzubringen.

Somatische und psychosoziale Ursachen

Ursächlich können somatische (z. B. Vorliegen eines Frenulum breve, Balanitis) und psychosoziale Faktoren zusammenspielen, wobei wiederum Ängste, Unsicherheit und Leistungsdruck (vor dem Hintergrund von »Männlichkeits-Mythen« (Zilbergeld 1994) eine große Rolle spielen. Sie können ihre Wurzeln auf der individuellen und/oder der partnerschaftlichen Ebene haben bzw. sich dort negativ auswirken.

Definition

Von Hypo- oder Anorgasmie wird gesprochen, wenn Frauen, trotz vorhandener Libido, lustvoll erlebter sexueller Erregung und bei
---

> ausreichender Stimulierung (klitoridal, vaginal, Bruststimulation, Phantasiebilder) nur selten oder nie einen Orgasmus erleben.

Die Häufigkeit der Störung hat, wie auch die der Erregungsstörungen, in den letzten Jahrzehnten deutlich abgenommen: Nach einer Untersuchung von Schmidt (1996) von 80% in den 1970er Jahren auf 29% in den 90er Jahren des letzten Jahrhunderts. Sie steht aber nach den Appetenzstörungen an 2. Stelle bei den weiblichen Funktionsstörungen. Vieles auch auf die Orgasmusstörung Zutreffende wurde bereits bei den Störungen von Appetenz und Erregung angesprochen und braucht nicht wiederholt zu werden. Auch von der größeren Vielfalt erogener Zonen, sexueller Stimuli und Reaktionen bei der Frau war bereits die Rede und dass der Partner sich dieser Unterschiede (wozu auch die Bedeutung von Vor- und Nachspiel gehört) bewusst sein muss. Anders als bei der männlichen Identitätsentwicklung, bei der lustvoll-orgastisches Erleben normalerweise vom ersten Samenerguss an gegeben ist, wird der Orgasmus der Frau erst mit der Zeit gelernt bzw. zufällig entdeckt und bei der Masturbation »eingeübt«. Wenn es zur Fixierung auf ein bestimmtes autoerotisches Verhalten kommt, kann der Orgasmus zwar masturbatorisch, aber nicht beim Koitus erreicht werden. Während aber beim Mann sexuelle Befriedigung und Orgasmus/Ejakulation zumeist synonyme Begriffe darstellen, kann bei der Frau Befriedigung/Zufriedenheit vom Orgasmus dissoziiert sein: Volles Wohlbefinden und Zufriedenheit postkoital sind auch ohne Orgasmus möglich; ebenso wie gestörtes Befinden trotz Orgasmus, je nach Beziehungsqualität und erotischer Akzeptanz des Partners. Das Erleben von Intimität, Nähe und Geborgenheit, von Begehrt- und gleichzeitig Respektiert-Sein, in Summe die Erfüllung der Grundbedürfnisse als Fundament der sexuellen Kommunikation kann wichtiger sein als das Erleben des Orgasmus. Dennoch wird sein Fehlen auf Dauer als Defizit erlebt mit allen negativen Konsequenzen, sich nicht als vollwertige Frau zu fühlen. Deswegen und wohl auch um dem Partner das Gefühl zu geben, ein guter Liebhaber zu sein, werden Orgasmen nicht selten vorgetäuscht. Das kann allerdings zu intrapsychischen Spannungen und – in der Stunde der Wahrheit – zu einem (heilsamen?) Schock für Partner und Beziehung führen.

Sofern die bestehende Orgasmusstörung nicht auf tiefgreifenden anderweitigen Störungen beruht, die eine psychotherapeutische Behandlung erfordern, wird die Sexualtherapie nicht auf der rein funktionalen Ebene bleiben, sondern von der Ebene der Beziehung und der Bedeutung der Sexualität ausgehen. Dabei kann eine Verfeinerung und Erweiterung sexueller Stimulationsweisen gute Dienste leisten.

Damit kommen wiederum die Grundbedürfnisse, die kommunikative Funktion der Sexualität und die Verknüpfung von genitaler und Beziehungslust ins Spiel. In kleinen Schritten kann dann in – vom Paar selbst vereinbarten – »neuen Erfahrungen« gemeinsam real erlebt werden, was gedanklich erkannt wurde. Wie bereits bei

Orgasmusstörungen im Erleben der Frau

Vermitteln »neuer Erfahrungen« in der Therapie

4

den Störungen der Erregung erwähnt, wird dadurch nicht nur durch mehr Gemeinsamkeit, Offenheit und Vertrauen die Beziehung neu belebt, sondern auch der Fokus der Aufmerksamkeit, weg von Selbstbeobachtung, Unsicherheit, Leistungsdruck und Versagensangst, und hin auf den Partner und die gemeinsame Intimität gelenkt. Diese besteht unabhängig vom Eintritt des Orgasmus, wird aber durch die Fixierung auf diesen nicht bewusst wahrgenommen: So kann der andere erregende Höhepunkt, nämlich vom Partner erwählt und (unaustauschbar?) angenommen zu sein, unbemerkt bleiben. In dieser Zugehörigkeit und Akzeptanz liegt jedoch die gesunderhaltende bzw. heilende Kraft verlässlicher Beziehung. Gerade in einer Zeit zahlloser enttäuschender Beziehungserfahrungen ist die Freisetzung und Stärkung dieses salutogenen Potentials ein höchst aktuelles Therapieziel. Wird es wenigstens annäherungsweise erreicht, hat auch der Orgasmus gute Chancen, sich spontan einzustellen.

4.1.4 Dyspareunie

Dyspareunie (ICD-10: F 52.6; DSM-IV-TR: 302.76) kommt bei beiden Geschlechtern vor, bei Männern ist sie allerdings eher selten, weshalb im Folgenden hauptsächlich von der Dyspareunie bei der Frau die Rede ist.

> **Definition**
>
> Unter Dyspareunie oder Algopareunie wird das Auftreten von Schmerzen im Zusammenhang mit dem Eindringen des Penis beim Koitus verstanden, wobei die Störung wiederum vom ersten Koitus(versuch) an oder sekundär erworben, jedes Mal (generalisiert) oder nur unter bestimmten Umständen (situativ) auftreten kann.

Diagnostik der Dyspareunie – Bedeutung somatischer Verursachungsfaktoren

Obwohl auch die Dyspareunie als biopsychosoziale Ganzheit angesehen werden muss, liegt der Schwerpunkt der Abklärung zunächst auf der somatisch-organischen Ebene. Nur eine differenzialdiagnostisch sorgfältige Anamnese hinsichtlich der Art des Schmerzes, des Ortes und des Zeitpunktes seines Auftretens beim Koitus bzw. den Koitusbewegungen, kann auf die in Frage kommenden Ursachen hinweisen. In Frage kommen: Entzündungen, Folgen von Verletzungen (bei Koitus, Geburt, Unfällen) oder von Operationen mit Adhäsions- und Narbenbildungen, Atrophien, Fehlbildungen, Tumore oder eine Endometriose. Die Schmerzen wirken sich auch psychisch und auf die Beziehung aus, daher besteht die Möglichkeit, dass sie sich verselbständigen und auch nach Beseitigung der organischen Hauptursache bestehen bleiben. In vielen Fällen lassen sich keine die Symptomatik ausreichend erklärenden organischen Veränderungen finden, obwohl die Patientinnen die Ursachen im organischen Bereich suchen. Hier sind probatorische chirurgische Eingriffe immer kontraindiziert, da sie die Fixierung auf eine organische Ursache fördern und ihrerseits wieder neue Narben, Adhäsionen etc. oder den Verdacht darauf hinterlassen können.

Die offensichtliche Bedeutung somatischer Verursachungsfaktoren für die Entstehung und Aufrechterhaltung der Dyspareunie wird durch Berichte über größere klinische Stichproben unterstrichen (Mendling 2008). Um die Symptomatik zu beherrschen, wurden bereits Lokalanästhetika, lokale Östrogene oder Kortikoide, trizyklische Antidepressiva, selektive Serotonin-Wiederaufnahmehemmer, Injektionen mit Clonidin (Alpharezeptoren-Stimulation) in den die Vulva versorgenden Periduralraum sowie die Blockade sympathischer präganglionärer Nervenzellen durch Injektion von Lokalanästhetika versucht – der Erfolg war genauso wenig überzeugend wie beim Einsatz der Lasertherapie. Hinzu kommen noch Therapieversuche mit den Calcineurin-Antagonisten Pimecrolimus und Tacrolimus und dem Antikonvulsivum Gabapentin.

Somatische Therapieoptionen

Mendling (2008) führt zwei neuere Therapieoptionen an, die auf dem deutschen Markt zwar für diese Indikation nicht zugelassen sind, sich aber als Erfolg versprechend erwiesen haben sollen:

- Botulinumtoxin, welches die periphere Acetylcholin-Freisetzung an den präsynaptischen Nervenendigungen für die Dauer von mehreren Wochen blockiert und somit ein Muskelrelaxans ist, das bei verschiedenen Indikationen eingesetzt werden kann, z. B. auch bei Detrusorüberregbarkeit in der Urologie (Schuch 2007). Auch Gerber und Mitarbeiter (2006) berichteten über Botulinumtoxin A-Injektionen (Botox) in die Vulvamuskulatur (20–40mµE, 1–2-malig). Die Nebenwirkungen waren bei dieser Dosierung vernachlässigbar gering und der Erfolg hielt meist 6–12 Monate an.
- Neocutis Bio-restorative Skin Cream (Neocutis S.A. Schweiz/San Francisco), welche ein Lysat aus kultivierten Zellen mit anti-inflammatorischen Zytokinen enthält. Die Creme ist verschreibungspflichtig und wird dermatologisch zur besseren Narbenbildung sowie in den USA als Hautpflegeprodukt benutzt. Gerber und Mitarbeiter (2006) haben sie bei 61 Frauen mit »vulvärem Vestibulitis-Syndrom« (mittleres Alter 26 Jahre, mittlere Dauer der Erkrankung 3 Jahre) 2-mal/Tag für die Dauer von 8 Wochen auftragen lassen. Nebenwirkungen traten nicht auf. 61% der Frauen bezeichneten sich als »geheilt«, 33% gaben »ein viel besseres«, 7% »ein besseres« Sexualleben an.

Studienergebnisse

Auch hier fällt auf, dass eine ausschließlich auf die somatische Verursachung zielende therapeutische Vorgehensweise dadurch gekennzeichnet ist, dass eine Einbeziehung des Partners unterbleibt, wodurch nicht nur wichtige Informationen über mögliche, die Störung aufrechterhaltende, Faktoren in der partnerschaftlichen Beziehung verloren gehen, sondern die Beziehung selbst als kurativer Faktor in der Gesamtbehandlung nicht genutzt wird. Darum soll an dieser Stelle noch einmal betont werden, dass ein »Sowohl-als-auch« dem Patienten/Paar eher gerecht wird als ein »Entweder-oder«.

Fallbeispiel 4.6

Die 35-jährige Lehrerin ist seit 5 Jahren mit einem gleichaltrigen Architekten verheiratet und beklagt eine primär aufgetretene Dyspareunie (erster GV im Alter von 16 Jahren, die Symptomatik bestehe seit 19 Jahren). Sie berichtet über »zig Besuche beim Gynäkologen, die alle nichts gebracht« hätten. Ihre jetzige Gynäkologin habe empfohlen »einen Versuch bei der Sexualmedizin« zu machen. Sie sei allerdings »felsenfest« von einer körperlichen Ursache ihrer Beschwerden überzeugt – die Medizin sei bisher nur noch nicht in der Lage gewesen, diese Ursache festzustellen und zu beheben. Sie wünsche sich eine »Botox-Injektion«, von der sie gelesen habe und hoffe, auf diesem Weg Linderung zu erfahren. Ihr Mann sei »sehr verständnisvoll«. Sie wundere sich, dass er sie »nicht längst verlassen« habe. Explorierbar war eine massive Erwartungsangst bei der sexuellen Kontaktaufnahme, für die die Initiative stets nur von ihrem Mann ausging, obschon dieser – nach ihren Auskünften – sehr umsichtig sei und »lieber verzichte«, als ihr Schmerzen zu bereiten. Dies habe zu einer erheblichen Absenkung koitaler Kontakte auf maximal einmal im Monat geführt. Andere sexuelle Interaktionsformen würden gelegentlich stattfinden – eigentlich wolle sie, genau wie ihr Ehemann, bevorzugt koitale Intimität erleben (die Exploration ihrer sexuellen Präferenzstruktur ergab die Ausrichtung auf das männliche, erwachsene Körperschema und auf ausschließlich vaginal-penetrative Praktiken, die sie als orgasmusauslösend bei der etwa ein Mal im Monat vorgenommenen Masturbation phantasierte). Auffällig war ihre geringe Zugänglichkeit für die Einbeziehung des Partners in die Diagnostik, der sie dann letztlich erst zustimmen konnte, als sie verstanden hatte, dass damit keineswegs die von ihr favorisierten »Botox-Injektionen« hinfällig würden. Vielmehr sei davon auszugehen, dass die Effektivität der Maßnahmen und ihre Nachhaltigkeit möglicherweise gesteigert werden könnte, wenn alle Beteiligten sich der Unterstützung des Ehepartners sicher sein können.

Da auch Libido- und/oder Erregungsmangel mit ausbleibender Lubrikation zu Beschwerden und schließlich zu einer Dyspareunie führen können, kann diese am Ende eines langen Leidensweges stehen. Es sind also alle dort (und bei den Orgasmusstörungen) bereits besprochenen Faktoren und ebenso das therapeutische Vorgehen auch hier von Bedeutung, denn »Lebens- und Beziehungsschmerzen« können sich im Sinne von Psychosomatosen auch im Genitalbereich abbilden und organische Ursachen vortäuschen. Die Grenze zum Vaginismus kann unscharf sein.

4.1.5 Vaginismus

> **Definition**
>
> Beim voll ausgeprägten Vaginismus (ICD-10: F 52.5; DSM-IV-TR: 306.51) ist die Scheide unzugänglich, auch der Gynäkologe kann nicht in gewohnter Weise untersuchen. Beim Versuch einer Penetration (und sei es bloß die Einführung eines Tampons) tritt reflexartig eine (schmerzlose) Verkrampfung des vorderen Scheidendrittels, der Beckenboden- und fallweise auch der Adduktorenmuskulatur der Oberschenkel auf.

Die Patientin kann nicht einmal ihren eigenen Finger einführen. Im Hintergrund können Unwissenheit und falsche Vorstellungen (z. B. bezüglich Anatomie, Größe und Elastizität der Scheide bzw. des Penis), irrationale Ängste, Mythen oder eigene traumatisierende Erfahrungen eine Rolle spielen, beim sekundären Vaginismus auch Partnerschaftsprobleme und Ablehnung des Partners. Ansonsten ist die sexuelle Reaktion meist ungestört, sodass ein Erleben aller sexuellen Aktivitäten außer vaginaler Penetration möglich ist. Es kann jahrelang dauern, bis Hilfe gesucht wird und auch dann kommt die Motivation oft mehr von außen (die eigenen Eltern drängen auf Enkel) als von innerem Leidensdruck. Die Partner vaginistischer Frauen sind in der Regel auffallend geduldig, verständnis- und rücksichtsvoll und drängen nicht auf Veränderung. Solche Arrangements könnten für beide Seiten von Vorteil sein, z. B. fällt die meist ungeliebte Empfängnisregelung weg, die Frau braucht sich nicht vor Schwangerschaft und Geburt zu fürchten, ihr Mann muss sich keine Sorgen wegen ihrer Treue und seiner Potenz machen, eine etwaige Berufstätigkeit kann fortgesetzt werden usw., was aber nicht bewusst überlegt ist.

Die Therapie verlangt von Paar und Arzt viel Geduld. Eine »penetrant« durchgeführte Behandlung verschlimmert die Situation, erst recht sind Scheidendehnungen in Narkose oder operative Erweiterung des Scheideneingangs immer Kunstfehler. Anzustreben sind vielmehr neue Erfahrungen der Frau, immer größere Gegenstände entspannt, ohne in Panik zu geraten, gefahr- und schmerzlos in die Scheide einführen zu können z. B. sog. Hegarstifte zunehmender Stärke oder eigene Finger und Finger des Partners bis zum Einführen des erigierten Penis. Wenn die Frau dabei rittlings über dem sich passiv verhaltenden Mann kniet, so kann sie die Art und Tiefe der Penetration selbst steuern und ihre (irrationalen) Ängste leichter überwinden. Dieser Trainingsteil und die dabei gemachten Erfahrungen beider Partner einschließlich möglicherweise neu auftretender Probleme (z. B. Erektionsstörungen) werden in begleitenden Paargesprächen bearbeitet und in die (neue?) Sinndimension der sexuellen Paarkommunikation integriert. Auf diese Weise können die bisher nicht-koital gemachten positiven Erfahrungen von Zärtlichkeit und Intimität be-

Ursachen des Vaginismus

Training und ganzheitliche Begleitung als Therapie

wusster oder mit erweiterter Bedeutung in die koitale Sexualität eingebracht werden. Wird auf diese ganzheitliche Begleitung verzichtet, so kann u. U. zwar der Vaginismus erfolgreich »wegtrainiert« werden, möglicherweise kommt es jedoch danach zu einem Symptomwechsel, z. B. zu einer Störung des sexuellen Verlangens.

Fallbeispiel 4.7

Die 24-jährige Verkäuferin war seit 6 Monaten mit ihrem neuen Freund, einem 25-jährigen Bundeswehrzeitsoldaten, zusammen, als sie sich wegen einer primär bestehenden vaginistischen Symptomatik vorstellte. Ihre große Skepsis, dass ihr Freund nicht einsehen würde, sich an einer Sexualtherapie zu beteiligen, erwies sich als unberechtigt. Die sexuellen Interaktionen zwischen den beiden waren sehr lebendig und enthielten alle Kontaktformen (manuelle und orale Stimulation, sowie auch anale Penetration) außer vaginaler Penetration. Der Freund schilderte sich als sehr glücklich mit der Beziehung und beteuerte, gerne dazu beitragen zu wollen, dass auch vaginaler Geschlechtsverkehr zukünftig möglich sein würde, zumal er es schon »komisch« fände, dass dies nicht ginge. Die sehr zügig vorankommende Behandlung machte schon nach 4 Wochen die vaginale Penetration möglich, die nach Angaben beider »zufällig« erfolgt sei, nämlich als sie bei gegenseitigem Streicheln über ihm sitzend »auf einmal den Penis in der Scheide« spürte, ohne dass sie Schmerzen oder Beeinträchtigungen empfand. Gleichwohl war sie über diese Entdeckung so erschrocken, dass sie den Akt unterbrachen und sich scheuten, zeitnah ähnliches zu probieren. Dennoch machte das Ereignis deutlich, dass die Erwartungsangst zu einer reflektorischen Verspannung führte, die dann nicht eingetreten war, als sie diese Angst nicht haben musste: Denn zu diesem Zeitpunkt der Therapie hatten sie sich darauf verständigt, dass es nicht zu penetrativen Interaktionen kommen würde.

4.2 Störungen der sexuellen Entwicklung

Definition

Dieser Indikationsbereich umfasst Störungen, die im Rahmen der somatosexuellen, psychosexuellen und soziosexuellen Entwicklung während der gesamten Lebensspanne auftreten und die Betroffenen in ihrer sexuellen Interaktionsmöglichkeit beeinträchtigen – bis hin zur Unmöglichkeit sexueller Kontaktaufnahme. Sie sind nach den international gültigen Klassifikationssystemen nur bedingt bzw. in Restkategorien zu verschlüsseln (insbesondere nach dem DSM-IV-TR), gleichwohl aber von hoher klinischer Relevanz. Im Einzelnen handelt es sich um
- Störungen der sexuellen Reifung (ICD-10: F 66.0; DSM-IV-TR: 302.9)

> — Störungen der sexuellen Orientierung (ICD-10: F 66.1; DSM-IV-TR: 302.9)
> — Störungen der sexuellen Identität (ICD-10: F 66.8; DSM-IV-TR: 302.9)
> — Störungen der sexuellen Beziehung (ICD-10: F 66.2; DSM-IV-TR: 302.9).

Diese Störungen führen bei den Betroffenen häufig sekundär zur Ausprägung von anderen psychischen Auffälligkeiten und Verhaltensstörungen, die dann eher als Vorstellungsgrund angeführt werden als die ursächliche Problematik selbst. Mutmaßlich bleiben die meisten sexuellen Entwicklungsstörungen selbst unberücksichtigt und werden allein auf der (sekundären) Symptomebene behandelt; u. a. deshalb, weil die Betroffenen in der Regel selbst nicht benennen können, dass ihre Schwierigkeiten eigentlich – oder auch – im Bereich ihrer sexuellen Entwicklung liegen.

Häufiges Auftreten sekundärer Störungen

Dies gilt umso mehr, wenn die Problematik in eine gesamte Entwicklungsverzögerung (Retardierung) eingebettet ist (u. a. körperliche und geistige Entwicklungsstörung) bzw. wenn die Betroffenen insgesamt retardiert sind. An dem Bedürfnis nach sexueller und partnerschaftlicher Kontaktaufnahme ändert Retardierung mithin nichts.

4.2.1 Störungen der sexuellen Reifung

> ┌ **Definition** ────────────────
> Unter der Rubrik »Störung der sexuellen Reifung« (ICD-10: F 66.0; DSM-IV-TR: 302.9) werden vor allem psycho- und soziosexuelle Auswirkungen einer verzögerten oder ausgebliebenen körperlichen Geschlechtsreife (z. B. »pubertas tarda«) verstanden. In vielen Fällen verursacht dies Irritationen der geschlechtlichen und auch der sexuellen Identitätsbildung und führt anschließend auch zu Entwicklungsverzögerungen auf der psycho-/soziosexuellen Ebene, durch welche die Betroffenen in ihrer sexuellen Entwicklung zurückbleiben und Schwierigkeiten haben, mit altersentsprechenden Partnern sexuelle Beziehungen aufzunehmen.

Besonders gravierend tritt eine Störung der sexuellen Reifung zutage, wenn es zu sexuellen Übergriffen auf Kinder kommt, weil hier ein Erwachsener aufgrund einer somato-, psycho- oder sozio sexuellen Retardierung altersadäquate Sexualpartner nicht für sich gewinnen kann und deswegen ersatzweise auf Kinder übergreift (Beier et al. 2005).

In gravierenden Fällen: Gefahr sexueller Übergriffe auf Kinder

Fallbeispiel 4.8

Diskrepanz zwischen somato- und psychosexueller Entwicklung Der bis dahin strafrechtlich nicht in Erscheinung getretene 17-jährige A. M. hatte innerhalb eines Zeitraumes von 6 Monaten einen 13-jährigen Jungen und dessen 11-jährigen Bruder sexuell missbraucht.

A. M. war mit den beiden Jungen seit langem befreundet gewesen (die Eltern kannten sich sehr gut). Zu den Tathandlungen war es nach Auskunft des geistig behinderten A. M. (IQ von 65, unbekannte Ätiologie) gekommen, weil er den beiden Jungen erklären wollte, »was onanieren ist«. Er habe ihnen dazu »seinen Puller gezeigt«, sich vor sie hingestellt und »seinen Puller in die Hand genommen«. Nach Angaben der Geschädigten habe er diesen dann »immer hoch- und runterbewegt«. Dies sei im Tatzeitraum mehrfach vorgekommen. Der 11-jährige beschreibt: »Er bekam immer einen großen Puller und dann kam da noch etwas raus. Er hat dann zu mir gesagt, ich soll das auch mal machen. Ich habe es dann auch bei mir gemacht. Ich habe aber keinen großen Puller bekommen und bei mir kam auch nichts raus«. Schließlich kam es auf Vorschlag von A. M. zu Ausweitungen der Tatphänomenologie, als er die Jungen veranlasste, seinen Penis in den Mund zu nehmen bzw. mit der Zunge daran »zu lecken«. Erst als er den Analverkehr durchzuführen versuchte, lehnten die Jungen das Ansinnen ab und berichteten ihren Eltern über das Vorgefallene, weshalb es zur Anzeige kam.

Bei den Explorationen im Rahmen der Schuldfähigkeitsbegutachtung berichtete A. M., dass er mit 13 Jahren den ersten Samenerguss erlebt und sich fortan regelmäßig (etwa einmal in der Woche) selbst befriedigt habe, wobei er sich ausschließlich die Kontaktaufnahme zu gleichaltrigen oder sogar älteren Mädchen vorgestellt habe. Allerdings habe er keine näheren Informationen über das Aussehen der Scheide besessen. Die weibliche Körpersilhouette und insbesondere der Busen der erwachsenen Frau seien für ihn jedoch sexuell sehr anziehend. Darüber hinaus sei ihm nicht entgangen, dass die 2 Jahre ältere (nicht behinderte) Schwester bereits mit ihrem 22-jährigen Freund Intimitäten austauschte, die bis zum Geschlechtsverkehr reichten. Ihm selber aber sei es bis heute nicht gelungen, eine altersentsprechende Freundin zu finden – im Gegenteil, er traue sich kaum, selbst jüngere Mädchen auf sich aufmerksam zu machen. Hinzu käme, dass er keine Freunde im gleichen Alter habe – auch nicht früher in der Sonderschule oder jetzt in der Geistig-Behinderten-Werkstatt. So habe er sich mehr mit jüngeren Kindern beschäftigt, die er aus dem Freundeskreis der Eltern kannte; darunter seien insbesondere die beiden geschädigten Jungen gewesen. Hinsichtlich der sexuellen Übergriffe ist A. M. peinlich berührt, räumt diese ein und beteuert, nun zu wissen, dass er dies nicht habe tun dürfen.

Die Eltern waren durch die Ereignisse sichtlich verstört. Sie hätten seine Entwicklung sehr eng begleitet und seien immer für ihn da gewesen. Da er in allem ein Spätentwickler sei, hätten sie nicht damit gerechnet, dass sich bei ihm schon »so früh« sexuelle Wünsche äußern könnten.

In der forensischen Beurteilung war davon auszugehen, dass bei A. M. die im Alter von 13 Jahren eingetretene körperliche Sexualreife seinem psychomentalen Reifezustand gewissermaßen vorausgeeilt war. Nur im Umgang mit jüngeren Kindern fühlte er sich sicher und anerkannt, was auch so lange problemlos war, bis mit Einsetzen der körperlichen Sexualentwicklung altersdiskrepante Wünsche auftauchten, die sich mit jüngeren Kindern eben nicht adäquat verwirklichen ließen. So kam es mit Eintritt in die Pubertät (erster Samenerguss im Alter von 13 Jahren) zu einer starken emotionalen Verunsicherung im Kontaktanbahnungsverhalten: Ihn drängte es zur Kontaktaufnahme mit gleichaltrigen Mädchen; es fehlten ihm jedoch die Umsetzungsstrategien, sodass alles in einer diffusen Spannung verblieb (die allerdings offenbar auch den Eltern nicht auffiel). Dies ist der motivationale Hintergrund für die sexuellen Übergriffe auf die ihm seit langem bekannten und ihm vertrauenden Jungen, die er gewissermaßen als »Experimentierfeld« für die Umsetzung seiner Wünsche nach soziosexueller Erfahrungsbildung »nutzte«.

Die Tathandlungen ließen sich verstehen als eine verfehlte psychische Verarbeitung von »normalen« körperlichen Entwicklungsvorgängen während der altersgerecht eingetretenen Pubertät. So wies A. M. – bedingt durch seine geistige Behinderung – eine deutlich geringere psychosoziale Kompetenz auf als Gleichaltrige (von denen er sich zudem nicht akzeptiert fühlte) und hatte damit eher ungünstige Voraussetzungen für das Durchstehen der »normalen« Adoleszenzkrise.

4.2.2 Störungen der sexuellen Orientierung

> **Definition**
>
> Die sexuelle Orientierung auf das männliche und/oder weibliche Geschlecht ist eine Achse der menschlichen sexuellen Präferenzstruktur, die, ganz unabhängig von der jeweiligen Ausprägung (gleich-, beid- oder gegengeschlechtlich), nicht als Krankheit oder Störung aufzufassen ist, sondern als mögliche Variation menschlicher Sexualität (▶ Kap. 4).
>
> Gleichwohl kann es zur problemhaften oder krankheitswerten »Störung der sexuellen Orientierung« (ICD-10: F 66.1; DSM-IV-TR; 302.9) kommen, die auf eine konflikthafte Verarbeitung und unzureichende Integration der jeweiligen sexuellen Orientierung zurückgeht, worunter die Betroffenen leiden.

4

Häufig besteht Leidensdruck

Diese fühlen sich dadurch belastet, dass sie auch nach Abschluss der Adoleszenz nicht wissen, ob sie sexuell gleich- oder gegengeschlechtlich orientiert sind und sich dadurch außerstande sehen, mit anderen Menschen spannungs- und angstfrei in Kontakt treten zu können. Die innere Auseinandersetzung mit der eigenen sexuellen Orientierung und der des Kontaktpartners besitzt überwertigen Charakter und vereinnahmt dadurch stark die Gedanken- und Gefühlswelt der Betroffenen.

Es kommt zum fortwährenden Grübeln über die Frage der eigenen sexuellen Orientierung und zu der Befürchtung, andere Menschen könnten ihrerseits Hypothesen dazu aufstellen bzw. eine wie auch immer geartete Ausformung der sexuellen Orientierung identifizieren oder unterstellen.

Die häufigste Erscheinungsform sexueller Orientierungsstörungen besteht in einer ich-fremden (oder auch »ego-dystonen«) gleichgeschlechtlichen Orientierung. Nicht zuletzt vor dem soziokulturellen Hintergrund einer gegengeschlechtlich orientierten Bevölkerungsmajorität besteht bei Betroffenen entweder die Befürchtung, homosexuell orientiert zu sein oder die Unfähigkeit, eine realistisch wahrgenommene eigene Homosexualität zu akzeptieren oder gar in die eigene sexuelle Identität (s.u.) integrieren zu können.

Hinarbeiten auf Akzeptanz der Orientierung

In der Folge kommt es zu Verleugnungs- und Verdrängungs-Versuchen, die jedoch von geringer Halbwertzeit gekennzeichnet sind und dann zur kategorischen Ablehnung der eigenen sexuellen Orientierung – mit dem resultierenden Wunsch, diese zu ändern – führen können. Oft werden gegengeschlechtliche sexuelle Beziehungen aufgenommen, die jedoch (mitunter trotz »technischer« sexueller Funktionalität) wegen nicht vorhandener sexualstruktureller Kompatibilität ohne inneren emotionalen Niederschlag bleiben und deswegen häufig nicht aufrecht erhalten werden können. Im schlimmsten Fall kommt es zum vollständigen sozialen und soziosexuellen Rückzug und zu resultierender Isolation, Vereinsamung und vor allem zu psychoemotionaler Deprivation; dies erhöht dann wiederum das Risiko, andere psychische oder psychosomatische Störungen auszubilden.

Dementsprechend zielt hier die Behandlung auf eine Integration der – ohnedies unveränderlichen – sexuellen Orientierung in die eigene sexuelle Identität (▶ Abschn. 4.2.3) und das gesamte Selbstbild des Betroffenen.

Konflikte durch Zugehörigkeit zu sexueller Minorität

■ **Gleichgeschlechtliche sexuelle Orientierung als Praxisproblem**

Auch wenn sich zumindest in Fachkreisen die Erkenntnis durchgesetzt haben müsste, dass es sich bei der gleichgeschlechtlichen sexuellen Orientierung um eine Normvariante menschlicher Liebesfähigkeit handelt, resultieren doch aus ihrer Jahrhunderte währenden Pathologisierung und Kriminalisierung eine Reihe von teilweise gravierenden Problemen für die Betreffenden, die in der Regel bereits im Jugendalter beginnen und spezielle (sexualmedizinische) Beratungskompetenz erfordern.

Das Coming-out – d. h. die Entwicklung von der ersten Ahnung, »anders als die anderen« zu sein, bis hin zu der zu akzeptierenden Gewissheit, sexuell-erotisch auf Angehörige des eigenen Geschlechts (»homosexuell«) hin orientiert zu sein – ist trotz gestiegener Akzeptanz in der Bevölkerung immer noch ein schmerzhafter Prozess. Zu den Aufgaben professioneller Helfer gehört es daher, bereits den Jugendlichen dazu zu verhelfen, ihre sexuelle Orientierung zu finden und als integralen Bestandteil ihrer Individualität und Persönlichkeit zu akzeptieren.

Aufgabe der Beratung ist es vor allem, den Ursprung von Befürchtungen im Zusammenhang mit einer homosexuellen Orientierung zu ergründen und im gemeinsamen Gespräch zu entkräften.

Gerade bei Adoleszenten ist es in hohem Maße sinnvoll, auch den Eltern Beratung anzubieten (Lautmann 1995). Nicht selten finden sich hier die allergrößten Sorgen um die Zukunft ihres Kindes sowie (mitunter massive) Selbstvorwürfe, »etwas falsch gemacht« zu haben«. Die Vermittlung eines einfach verständlichen biopsychosozialen Entstehungsmodells (Bosinski 1992), das von der Normvariation menschlicher Liebesfähigkeit ausgeht, ist hier ebenso hilfreich wie die Kontaktanbahnung zu Eltern-Selbsthilfegruppen für schwule/lesbische Jugendliche. Denn wenn schon für den Adoleszenten mit heterosexuellem Coming-out die tragfähige, auf Akzeptanz und Toleranz gegründete Beziehung zur Herkunftsfamilie eine wichtige Voraussetzung für eine gelungene Einfindung in die Welt der Erwachsenen ist, so kann dies für die Jugendlichen im schwulen oder lesbischen Coming-out überlebenswichtig werden: Wenn das Gefühl des »Andersseins«, des Ausgegrenzt-Werdens und die Schwierigkeiten bei der adäquaten Partnerfindung – die für exklusiv homosexuell orientierte Menschen schon aus statistischen Gründen nachvollziehbar schwerer ist – potenziert wird durch das Gefühl des Alleingelassen-Werdens, trägt dies zur nach wie vor erhöhten Suizidalität Jugendlicher im homosexuellen Coming-out bei.

Dem Jugendlichen (und oft zumal seinen Eltern) ist zu vermitteln, dass eine homosexuelle Orientierung eine normale Variante menschlicher Liebesfähigkeit ist, die mit einer ungestörten Identifikation mit dem Geburtsgeschlecht vereinbar ist, dass eine »Umpolung« also weder ethisch vertretbar noch möglich und damit unnötig ist.

Einbeziehung der Eltern in die Beratung Jugendlicher

4.2.3 Störungen der sexuellen Identität

> **Definition**
>
> Unter »Störung der sexuellen Identität« (ICD-10: F 66.8; DSM-IV-TR: 302.9) wird eine Verunsicherung bezüglich der eigenen Männlichkeit beziehungsweise Weiblichkeit – nicht jedoch bezüglich der eigenen Geschlechtszugehörigkeit – verstanden.

4

Verunsicherung hinsichtlich des Ausfüllens der erwarteten stereotypen Geschlechtsrolle

Während sich die geschlechtliche Identität in der Frage ausdrückt: »Bin ich ein Mann oder eine Frau?«, drückt sich die sexuelle Identität in der Frage aus: »Bin ich richtig, ausreichend bzw. genügend männlich oder weiblich?« Es geht also für die Betroffenen darum, ob sie sich selbst auch und besonders im Sinne sexueller Attraktivität als »richtiger Mann« oder »richtige Frau« wahrnehmen und annehmen können. Wo bei der geschlechtlichen Identität die Frage sexueller Attraktivität keine primäre Rolle spielt, geht es bei der sexuellen Identität um die Möglichkeit, die eigenen geschlechtsbezogenen Eigenschaften in ein sexuelles Selbstkonzept integrieren und kongruent in geschlechtstypisches Sexualverhalten umsetzen zu können (Diamond 2002).

Relevant sind in diesem Zusammenhang vor allem (vermeintlich) von den stereotypen Geschlechtsrollen abweichende Vorstellungen und Bedürfnisse, insbesondere wenn sie als unveränderbare Bestandteile der sexuellen Präferenzstruktur imponieren, als solche aber möglicherweise nicht adäquat wahrgenommen werden. Dies betrifft insbesondere auch die »dritte Achse« der sexuellen Präferenzstruktur, nämlich die Art und Weise der favorisierten sexuellen Praktiken mit dem begehrten Partner (▶ Abschn. 4.4). Sind diese beispielsweise bei einem sexuell auf Frauen orientierten Mann nicht auf vaginale Penetration ausgerichtet, etwa wenn der Frauenfuß eine fetischistische Besetzung erhalten hat (▶ Fallbeispiel 4.1 in ▶ Abschn. 4.1), kann dies zu dem Empfinden beitragen, »kein richtiger Mann zu sein«. Denn der männliche Partner macht fortlaufend die Feststellung, den Erwartungen seiner Sexualpartnerin nicht gerecht geworden zu sein (wobei dies in der Regel daran gemessen wird, was der Betreffende glaubt, was (vermeintlich) »Frauen wollen«.

Die Aufnahme tragfähiger und kontinuierlicher sexueller Beziehungen kann vor allem Männern erschwert sein, weil Selbstzweifel und Versagensängste bezüglich der eigenen sexuellen Zulänglichkeit und »Potenz« zu stark und dadurch zu angstauslösend sind. Es handelt sich dabei um »Störungen der männlichen Identität« mit entsprechenden Folgen für die Selbstkategorisierung und die innere Einstellung zur männlichen Geschlechtsrolle sowie für das Vertrauen in die (sexuell-) funktionale Vollwertigkeit als »Mann«. Dies bildet bei den Betroffenen nicht selten den Hintergrund für den Wunsch nach körperverändernden Maßnahmen, die von Brust- und Gesäß-Implantaten bis hin zu Penisverlängerungen reichen können. Diese Ausprägung kann als »soziosexuelle Selbstunsicherheit« bezeichnet werden (Fahrner 2003), die weit über das Ausmaß allgemeiner, d. h., überwindbarer »Schüchternheit gegenüber dem anderen Geschlecht« hinausgeht und ein Grund dafür sein kann, dass Betroffene entgegen ihren Wünschen über lange Zeiträume partnerschaftlich ungebunden bleiben.

Fallbeispiel 4.9

Der 42-jährige Pilot hatte vor einem Jahr eine Vorhautbeschneidung vornehmen lassen, obschon für ihn der – auch hinsichtlich seiner sexuellen Präferenzstruktur bevorzugte – vaginale Koitus funktionsungestört möglich war und er dabei problemlos bis zum Erregungshöhepunkt kommen konnte. Er hatte eine Vielzahl von kürzeren Beziehungen geführt, aber auch beruflich bedingte Ortsabwesenheiten für kurzfristige sexuelle Kontakte mit Frauen genutzt. Dabei war ihm stets wichtig gewesen, dass seine Sexualpartnerinnen »voll auf ihre Kosten« kommen und »genauso viel« davon haben sollten wie er. Hintergrund für die Vorhautbeschneidung war die zunehmende (vermeintliche) Empfindungslosigkeit beim Geschlechtsverkehr, die aus seiner Sicht dazu führte, dass er nicht mehr mit der gewohnten Entspanntheit den sexuellen Kontakt zu gestalten vermochte und die Partnerinnen womöglich »unzufrieden« sein könnten – auch wenn ihm dies bisher keine zurückgemeldet habe. Er habe sich von der Vorhautbeschneidung eine höhere Empfindungsfähigkeit der Eichel versprochen, die jedoch nicht eingetreten sei. Dies verunsichere ihn sehr, zumal er glaube, in den Sexualkontakten nun »noch mehr zu verkrampfen«.

4.2.4 Störungen der sexuellen Beziehung

┌─ **Definition** ─────────────────────────────

Eine Störung der sexuellen Beziehung ist dadurch gekennzeichnet, dass die Betroffenen unter einer mangelnden Zufriedenheit mit ihrer partnerschaftlichen Beziehung in sexueller Hinsicht leiden und sich nicht in der Lage sehen, mit dem Partner eine Veränderung der Situation herbeizuführen. In der Regel sind beide Partner hiervon betroffen. Ursache für die Unzufriedenheit ist eine Frustration der Grundbedürfnisse nach Annahme, Akzeptanz und dem Gefühl für den jeweils anderen richtig und wichtig zu sein.

└──

Sexuelle Beziehungsstörungen können durch andere Sexualstörungen verursacht sein, wie beispielsweise durch eine sexuelle Funktionsstörung: So führen eine Erektionsstörung bei einem Mann, aber auch eine Dyspareunie bei einer Frau, schnell zu dem Gefühl der Betroffenen, den Erwartungen des anderen nicht mehr zu entsprechen und keine Wertschätzung mehr zu erfahren – oder aber diese nicht mehr verdient zu haben. Umgekehrt kann eine sexuelle Beziehungsstörung dazu führen, dass sich Funktionsstörungen ausbilden, etwa weil auf Grund des mangelnden Gefühls, vom Partner gewollt zu werden, die Bereitschaft zur sexuellen Interaktion sinkt und sich eine Störung des sexuellen Verlangens (▶ Abschn. 4.1.1) einstellt.

Auch bei sexuellen Präferenzstörungen (▶ Abschn. 4.4) ist die Gefahr groß, dass bei den Betroffenen (nicht ganz unbegründete)

Multiple Verursachungsbedingungen der sexuellen Beziehungsstörung

4

Zweifel entstehen, vom Partner akzeptiert werden zu können, wenn dieser über die vorliegende Besonderheit der präferenziellen Ausrichtung Bescheid wüsste. Damit ist den Betroffenen aber zugleich die Möglichkeit genommen, jemals sicher sein zu können, vom anderen wirklich gewollt zu sein – nämlich so, wie man ist, also einschließlich der besonderen sexuellen Neigung. Andererseits besteht ja Klarheit darüber, dass der andere gerade nicht weiß, welche diesbezüglichen Besonderheiten vorliegen. Ihr Bekanntwerden aber – so die Sorge der Betroffenen – könnte dazu führen, dass der andere sich zurückzieht und die Beziehung nicht mehr aufrecht erhalten möchte

> **Sexuelle Beziehungsstörungen sind außerordentlich häufig, jedoch handelt es sich um höchst selten vergebene Diagnosen, obschon sie in vielen Fällen den Hintergrund für eine reduzierte Lebensqualität und -zufriedenheit darstellen.**

Der hieraus resultierende Leidensdruck stellt häufig einen negativen Einflussfaktor auf die allgemeine und gesundheitliche Lebensqualität dar. Die Gründe für diese Probleme können sowohl im Spektrum anderer Sexualstörungen liegen (s. o.) als auch in psychischen Auffälligkeiten und Verhaltensstörungen, die die Aufnahme und/oder das Aufrechterhalten sexueller Beziehungen erschweren oder verunmöglichen.

Vernachlässigung der Beziehungsdimension als Hauptursache gestörter sexueller Interaktion

Zu beachten ist in diesem Zusammenhang die Einschränkung auf syndyastischem Funktionsniveau, die sich durch eine nicht adäquat integrierte Beziehungsdimension von Sexualität ergibt.

Wird beispielsweise die Lust- von der Beziehungsdimension entkoppelt, kann sich dies in einer Überbetonung der Lust- im Verhältnis zur Beziehungsdimension darstellen, die häufiger bei Männern anzutreffen ist. Diese sind in ihrem sexuellen Erleben so ausschließlich auf die Lust und deren Befriedigung fixiert, dass sie diese als nicht verknüpft mit einer partnerschaftlichen Beziehung erleben. Die Partnerinnen oder Partner reagieren dann häufig mit sexuellem Rückzug, weil sie sich im Rahmen der sexuellen Interaktionen von ihren Partnern »nicht gemeint« oder mitunter sogar »missbraucht« fühlen.

Diese Entkopplung kann auch bei einer ausschließlich pharmazeutischen Symptombehandlung von Erektionsstörungen (z. B. durch PDE-5-Hemmer) ohne sexualtherapeutische Einbettung und ohne Einbeziehung von Partnerinnen oder Partnern begünstigt werden und eine sexuelle Beziehungsstörung dadurch ungewollt verstärken. Ein Grund, warum viele Männer erektionsfördernde Medikamente nur über kurze Zeiträume nutzen, liegt – neben den selbst zu tragenden Kosten – auch darin begründet, dass die Partnerinnen signalisieren, dass sie sich bei der Fokussierung ihres Mannes auf seine Erektion und damit auf sein Lusterleben in ihren eigentlichen Bedürfnissen nach Beziehung, Nähe und Geborgenheit nicht wahrgenommen, unberücksichtigt, vernachlässigt oder sogar missachtet fühlen.

Überwiegen der Fortplanzungsfunktion

Auch wenn die Fortpflanzungsdimension einseitig überbetont wird, kann dies zu einer Störung führen, etwa dann, wenn ein Partner sexuelle Kontakte ausschließlich zur Fortpflanzung anstrebt, der andere Partner jedoch den Kinderwunsch nicht teilt und infolgedessen z. B. den Geschlechtsverkehr verweigert. Nicht selten drückt sich eine solche Form einer sexuellen Beziehungsstörung dann wiederum selbst in ausbleibenden sexuellen Reaktionen bzw. in sexuellen Funktionsstörungen aus, z. B einer Anorgasmie der Frau oder aber des Mannes (»Ejaculatio deficiens«) bei vaginalem Koitus.

4.3   Störungen der geschlechtlichen Identität

> **Definition**
>
> Zu diesem Störungsbild gehören Verunsicherungen, Irritationen und Missempfindungen bezüglich der eigenen Geschlechtszugehörigkeit (ICD-10: F 64.0; DSM-IV-TR: 302.85). Prägnant ist das innerliche Gefühl, entgegen dem eigenen biologischen Geburtsgeschlecht dem anderen Geschlecht anzugehören, also im »falschen« Körper leben zu müssen, woraus der Wunsch entsteht, diesen Zustand zu ändern.

Innerhalb dieser Störungsgruppe gibt es verschiedene Abstufungen und Ausprägungen, die unterschiedliche Hintergründe haben können und unterschiedlich behandelt werden müssen. Daher werden diese Beschwerden unter dem Oberbegriff »Geschlechtsidentitätsstörungen« zusammengefasst. Vorübergehendes Sich-nicht-Wohlfühlen im eigenen Geschlecht, Unzufriedenheit und Unsicherheit bezüglich der eigenen sozialen Geschlechtsrolle sowie evtl. kosmetisch oder anders begründete Bedürfnisse nach körperverändernden Maßnahmen haben mit dieser Störungsgruppe nichts zu tun.

Existenz unterschiedlicher Abstufungen und Ausprägungen

Personen mit tatsächlichen Geschlechtsidentitätsstörungen bedürfen in aller Regel einer spezialisierten psychotherapeutischen Behandlung, wobei das Therapieziel nicht in einer »Bekämpfung« oder »Umkehrung« des Wunsches nach einem Geschlechtswechsel besteht, sondern ausschließlich darin, den Betroffenen die Möglichkeit zu bieten, sich über einen längeren Zeitraum ergebnisoffen und differenziert mit der eigenen Geschlechtsidentität auseinandersetzen zu können.

Gleichzeitig dient eine solche psychotherapeutische Begleitung dazu, das eigene Leben in der eigentlich empfundenen Geschlechtszugehörigkeit in allen sozialen Bereichen auszuprobieren bzw. sich selbst im eigentlich empfundenen Geschlecht sozial zu erproben (»Alltagstest«) und die dabei auftretenden Eindrücke, Erlebnisse und Empfindungen mit sachverständiger Hilfe und Beratung verstehen und verarbeiten zu können.

»Alltagstest« zur Erprobung der empfundenen Geschlechtszugehörigkeit

Die wichtigsten **Differenzialdiagnosen** in der Adoleszenz sind also:

— sexuelle Reifungskrisen (▶ Abschn. 4.2.1),
— eine abgewehrte (verdrängte bzw. verleugnete) ich-dystone homosexuelle Orientierung (▶ Abschn. 4.2.2),
— transvestitisch-fetischistische Präferenzstörungen (▶ Abschn. 4.4),
— schwere Persönlichkeitsstörungen sowie
— psychotische Erkrankungen (seltener).

Bei Adoleszenten ist eine ausgangsoffene diagnostisch-therapeutische Begleitung bzw. jugendpsychiatrisch-sexualmedizinische Behandlung geboten, die es den Betroffenen ermöglicht, ihren Identitätskonflikt auszuloten, wobei neben der Überprüfung der Persistenz des Umwandlungsbegehrens besonderes Augenmerk auch auf anderen ungelösten Entwicklungsaufgaben bzw. -konflikten jenseits der Geschlechtsidentitätsproblematik liegen sollte.

Differenzialdiagnosen

Im Erwachsenenalter ist der transvestitische Fetischismus bei biologischen Männern eine der wichtigsten und (häufigsten) Differenzialdiagnosen (▶ Abschn. 4.4), bei biologischen Frauen eine ich-dystone homosexuelle Orientierung. Eine große Rolle spielen zudem Persönlichkeitsstörungen, die – insofern den diagnostischen Prozess erschwerend – entweder die Geschlechtsidentitätsproblematik erklären (z. B. eine Borderline-Persönlichkeitsstörung) oder aber auch zusätzlich vorliegen können.

Im Interesse der Patienten/innen ist daher erst nach einem mindestens einjährigen, begleiteten Alltagstest die Diagnose zu stellen um – bei sicherem Vorliegen einer transsexuellen Geschlechtsidentitätsstörung (und nur bei dieser!) – körperverändernde Maßnahmen einzuleiten (s. u.).

Diagnostik und Vorgehensweise bei Transsexualität

Die stärkste und irreversible Ausprägungsform einer Geschlechtsidentitätsstörung wird als Transsexualität bezeichnet. In diesem (selteneren) Fall liegt eine biographisch überdauernde, unumkehrbare bzw. endgültige Desintegration der eigenen geschlechtlichen Körperlichkeit vor (die »Empfindung im falschen Körper zu leben«). Die Diagnose kann erst im Verlauf gestellt werden, wenn die Betroffenen über mindestens ein Jahr im Alltag das Leben in der gewünschten Geschlechtsrolle erprobt haben. Nach Diagnosesicherung müssen diese Patienten deshalb in der Regel auch, neben der notwendigen psychotherapeutischen Begleitung, mit gegengeschlechtlicher Hormongabe und ggf. durch geschlechtskorrigierende Operationen behandelt werden. Bei den weitaus häufigeren nicht-transsexuellen Ausprägungen von Geschlechtsidentitätsstörungen sind hingegen körperverändernde Maßnahmen (Hormone, Operationen) kontraindiziert. Im Vordergrund steht hier eine die Identitätsfindung begleitende Psychotherapie (Beier et al. 2005).

Die Diagnose einer transsexuellen, d. h. irreversiblen Geschlechtsidentitätsstörung ist erst nach Abschluss der psychosexuellen Entwicklung und genauer Aufschlüsselung der – sich nur unter den Bedingungen eines nativen Hormonstatus konsolidierenden – sexuellen

Präferenzstruktur zulässig. Daher ist der Einsatz pubertätsblockie-
render GnRH-Analoga oder konträrgeschlechtlicher Sexualsteroide
während der Adoleszenz, unabhängig vom chronologischen Alter,
nur in Einzelfällen und nach strenger Indikationsstellung, bei sicherem Vorliegen einer »Transsexualität in statu nascendi« vertretbar.

Die kritische Frage der Reifebeurteilung und die damit verbundene Indikationsstellung für hormonelle Interventionen sollte daher
nicht am Alter festgemacht, sondern individuell, auf den einzelnen
Patienten bezogen und grundsätzlich interdisziplinär entschieden
werden.

Es gibt bisher keine gesicherten Erkenntnisse, wie sich eine hormonelle Behandlung vor Pubertätsabschluss auf die weitere Entwicklung der Geschlechtsidentität auswirkt oder inwiefern hierdurch gar
iatrogen eine Persistenz der Geschlechtsidentitätsstörung induziert
wird. Daher kann selbst bei einem retrospektiv als erfolgreich bewer-
teten Behandlungsfall nicht zwangsläufig davon ausgegangen werden,
dass ursprünglich eine sichere sexuelle Determinierung vorlag. Ein
Kind oder Jugendlicher besitzt in der Regel nicht die nötige emotionale und kognitive Reife, um in eine mit lebenslangen Konsequenzen
verbundene Behandlung einzuwilligen. Zu berücksichtigen ist auch,
dass Kinder mit Geschlechtsidentitätsstörungen überdurchschnittlich oft Defizite sozialer Kompetenzen, Verhaltensauffälligkeiten und
psychiatrische Komorbiditäten aufweisen (Wallien et al. 2007), weshalb sie besonders empfänglich für die Verlockungen einer »schnellen
Lösung« vermeintlich all ihrer Probleme sind.

Problematik einer konträrgeschlechtlichen Hormonbehandlung

> Bei Vorliegen der diagnostischen Kriterien für eine Trans-
> sexualität sollte die konträrgeschlechtliche Hormonbe-
> handlung zur Feminisierung bzw. Maskulinisierung nicht
> ohne ausführliche mündliche und schriftliche Aufklärung
> des Patienten über Wirkungen und Nebenwirkungen der
> Hormonbehandlung begonnen werden. Dabei ist auch da-
> rauf hinzuweisen, dass die Hormonsubstitution lebenslang
> notwendig ist, um bedrohliche Hormonmangelzustände zu
> vermeiden.

Die Applikation konträrgeschlechtlicher Hormone führt zu irreversiblen bzw. nur chirurgisch korrigierbaren Körperveränderungen
(Hodenatrophie und Gynäkomastie bei biologischen Männern, Hir-
sutismus und Stimmbruch bei biologischen Frauen). Deshalb muss
vor der Hormongabe die Diagnose durch den (oben beschriebenen)
diagnostisch-therapeutischen Prozess unter Einbeziehung der Erfahrungen aus dem mindestens einjährigen Alltagstest gesichert sein.

Die Vorstellung, die Geschlechtsidentität ließe sich durch die
Hormonbehandlung festigen, ist falsch. Dies gilt »in beiden Richtun-
gen«, also sowohl bezüglich der Fehlannahme, man könne durch Applikation der isogeschlechtlichen Hormone die Identität im Geburtsgeschlecht stärken und dadurch eine Geschlechtsidentitätsstörung
»heilen«, als auch für die Vorstellung, durch konträrgeschlechtliche

Hormonbehandlung stärkt nicht die Geschlechtsidentität

Hormonbehandlung eine bis dato noch diffuse Geschlechtsidentitätsstörung in die »klare Form« einer Transsexualität zu bringen.

Über die labormedizinischen Vor- und Verlaufsuntersuchungen
einer konträrgeschlechtlichen Hormonbehandlung und die empfoh-
lenen Substanzen (einschl. Dosierungen) informiert die Spezialliteratur (z. B. Beier et al. 2005).

4.4 Störungen der sexuellen Präferenz (Paraphilien)

> **Definition**
>
> Unter Störungen der sexuellen Präferenz (Paraphilien) werden
> Störungsbilder verstanden, bei denen die betroffenen Personen
> unter normabweichenden sexuellen Impulsen leiden oder andere
> zu Opfern dieser Impulse machen.

Die drei Achsen der sexuellen Präferenzsstruktur

Die sexuelle Präferenzsstruktur manifestiert sich bei jedem Menschen
auf **drei Achsen**:
1. Hinsichtlich des präferierten Geschlechts des Sexualpartners (männlich und/oder weiblich),
2. hinsichtlich des präferierten Alters des Sexualpartners (nicht das kalendarische Alter ist von Bedeutung, sondern das körperliche Entwicklungsalter: kindlich, jugendlich, erwachsen) und
3. hinsichtlich der präferierten Art und Weise sexueller Interaktionen (Initiative des Sexualpartners, Praktiken etc.)

Dabei gilt, dass die endgültige Konstituierung der Sexualstruktur im
Jugendalter erfolgt, in ihren grundsätzlichen Merkmalen lebensüberdauernd bestehen bleibt und nicht mehr veränderbar ist. Dies schließt
eine Unveränderbarkeit spezieller sexueller Neigungen ein, die sich
ebenfalls im Jugendalter manifestieren und die sexuelle Präferenzstruktur teilweise oder sogar vollkommen kennzeichnen können.

Genau jene individuellen Manifestationsformen auf den genannten drei Achsen entscheiden dann darüber, auf welche Reize jeder
Einzelne sexuell ansprechbar ist, sodass sich schon hieraus das große
Spektrum prinzipiell resultierender Möglichkeiten ergibt. Wichtig ist
allerdings, dass mit dem individuellen Erregungsmuster die größte
Intensität an Lustgewinn erreichbar ist, sodass sich folglich hierdurch
ganz wesentlich das sexuelle Erleben des Einzelnen bestimmt. Das
bedeutet aber zugleich, dass die von dem individuellen Muster abweichenden sexuellen Reizsignale keine vergleichbare Lustintensität
zu entfalten vermögen – auch wenn dies von den Betreffenden möglicherweise sehnlich gewünscht werden sollte. Ein Mann, der sexuell
auf das weibliche Geschlecht (Achse 1), dabei auf die erwachsene Ent-

wicklungsform (Achse 2) und in der Interaktion auf die Füße der Frau (Achse 3) orientiert ist, wird durch koitale Intimität mit einer Frau bei weitem nicht den Lustgewinn erfahren wie in der Befassung mit ihren Füßen, was (erheblich) von dem sexuellen Präferenzmuster der Partnerin abweichen kann.

Unter sexuellen Präferenzstörungen oder Paraphilien werden aus sexualmedizinischer Sicht allerdings nur jene Störungsbilder verstanden, bei denen die betroffenen Personen unter normabweichenden sexuellen Impulsen leiden. Demzufolge werden Personen, welche abweichende sexuelle Neigungen aufweisen, jedoch nicht unter diesen leiden, auch nicht als gestört, nicht als krank oder behandlungsbedürftig angesehen, solange sie weder andere noch sich selbst durch ihre abweichenden sexuellen Bedürfnisse beeinträchtigen oder gefährden. ☐ Tab. 4.3 gibt einen Überblick über die wichtigsten Störungen der Sexualpräferenz (Paraphilien) nach DSM-IV-TR (APA 2000)/ ICD-10 (WHO 1993).

Ersten epidemiologischen Daten zufolge (Långström u. Zucker 2005; Ahlers et al. 2009) ist die Prävalenz paraphiler Neigungen höher als bisher angenommen wurde.

Für den deutschen Sprachraum ergibt sich dies aus den Ergebnissen einer Teilstichprobe der »Berliner Männer Studie«, welche zunächst eine repräsentative Auswahl von 6000 Männern im Alter von 40–79 Jahren hinsichtlich des Vorliegens einer Erektionsstörung und der damit verbundenen Auswirkungen auf die Lebensqualität, die Gesundheit und die Partnerschaft untersuchte. An diesem ersten Teil der Erhebung nahmen 1915 Männer teil (Schäfer et al. 2003), die anschließend zu einer ausführlichen sexualwissenschaftlichen Fragebogenerhebung unter Einbeziehung der (dann ebenfalls untersuchten) Partnerinnen eingeladen wurden. Die auf diese Weise entstandene Stichprobe umfasste 373 Männer, von denen 63 alleinstehend und 310 partnerschaftlich gebunden waren. Darüber hinaus war es möglich, auch 108 Partnerinnen persönlich zu befragen. Die Daten ermöglichen eine Vorstellung von der möglichen Prävalenz paraphiler Neigungen in der Allgemeinbevölkerung, denn es wurden diesbezüglich die häufigsten sexuellen Erregungsmuster hinsichtlich ihres Auftretens in den Sexualphantasien, bei der Masturbation (als Phantasieinhalte) und für das reale Sexualverhalten abgefragt (Ahlers et al. 2009).

57,6% der befragten Männer kannten eines dieser Erregungsmuster als Teil ihrer Phantasiewelt, 46,9% nutzten diese zur Erregungssteigerung bei der Selbstbefriedigung und 43,9% lebten sie auf der Verhaltensebene aus. Selbst wenn wegen der obligatorischen, nahezu unvermeidbaren Selektionseffekte eine Übertragung dieser Zahlen auf die Allgemeinbevölkerung unzulässig erscheint, so ist doch eine Vorstellung über die mutmaßliche Verbreitung zu gewinnen, die auch Umfang und Vielfalt entsprechender Angebote der pornographischen Industrie nachvollziehbarer macht (☐ Tab. 4.2).

Dabei ist jedoch anzunehmen, dass die meisten »abweichenden« Impulse in der »normalen« sexuellen Ansprechbarkeit wurzeln und

Leidensdruck als diagnostischer Kriterium

Epidemiologische Daten zur Prävalenz paraphiler Neigungen in der Allgemeinbevölkerung

Paraphilie-assoziierte Erregungsmuster sind häufig

Paraphilie nur unter bestimmten Bedingungen als krankheitswertige Störung diagnostizierbar

Tab. 4.2 Prävalenz paraphilie-assoziierter Erregungsmuster auf verschiedenen Erlebnisebenen bei Männern zwischen 40 und 79 Jahren (keine klinische Inanspruchnahme-Population; Ergebnisse der »Berliner Männer Studie II) n = 373[a]

	Erlebnisebenen					
	Sexualphantasien		Begleitphantasien bei der Selbstbefriedigung		Sexualverhalten	
	n	%	n	%	n	%
Nicht-menschliche Objekte(z. B. Stoffe oder Schuhe)	110	29,5	97	26,0	90	24,1
Tragen von Frauenkleidung	18	4,8	21	5,6	10	2,7
Gedemütigt Werden	58	15,5	50	13,4	45	12,1
Quälen anderer Personen	80	21,4	73	19,6	57	15,3
Heimliches Beobachten von Intimsituationen	128	34,3	90	24,1	66	17,7
Genitales Präsentieren gegenüber Fremden	13	3,5	12	3,2	8	2,1
Berühren fremder Personen in der Öffentlichkeit	49	13,1	26	7,0	24	6,4
Kindliche Körper	35	9,4	22	5,9	17	3,8
Sonstiges	23	6,2	23	6,2	17	4,6
Sexuelle Ansprechbarkeit auf mind. ein Erregungsmuster/ einen Stimulus	215	57,6	175	46,9	163	43,7

[a] Ansprechbarkeit für verschiedene Erregungsmuster. Sie wurde auf einer 5-stufigen Ratingskala erhoben, mit den Abstufungen: gar nicht – wenig – mäßig – stark – sehr stark. Als Ansprechbarkeit auf ein sexuelles Erregungsmuster wurden alle Antworten von »wenig« bis »sehr stark« gewertet.

erst durch ihre Isolation und Generalisierung zur krankheitswerten Störung werden.

Dem wird im DSM-IV-TR (APA 2000) insofern auch Rechnung getragen, als eine Diagnosestellung nur dann möglich ist, wenn die betreffende Person unter der paraphilen Neigung leidet oder diese zu Einschränkungen in wichtigen sozialen oder beruflichen Funktionsbereichen geführt hat bzw. bei den mit potentieller Fremdgefährdung verbundenen Paraphilien (z. B. einer pädophilen Neigung), wenn die betreffende Person entsprechend diesen Impulsen gehandelt hat (also unabhängig von möglicherweise nicht vorhandenem Leidensdruck).

Allerdings ist vor diesem Hintergrund bemerkenswert, dass ein nicht geringer Teil (fast ein Drittel) der in die »BMS II« einbezogenen Männer ggf. vorhandene paraphilie-assoziierte Erregungsmuster als inadäquat für sich empfindet und darauf verzichtet, sie auszuleben zu wollen – selbst wenn diese nicht mit einer Fremdgefährdung einhergehen (z. B. fetischistische Neigungen). Gleichwohl weist ein ebenfalls beachtlicher Anteil der Befragten ein sexuell übergriffiges Potential

◻ Tab. 4.3 Überblick über die Störungen der Sexualpräferenz/Paraphilien nach ICD-10/DSM-IV-TR

ICD-10: Störungen der Sexualpräferenz		DSM-IV-TR: Paraphilien	
F65.0	Fetischismus	302.81	Fetischismus
F65.1	Fetischistischer Transvestitismus	302.3	Fetischistischer Transvestitismus
F65.2	Exhibitionismus	302.4	Exhibitionismus
F65.3	Voyeurismus	302.82	Voyeurismus
F65.4	Pädophilie	302.2	Pädophilie
F65.5	Sadomasochismus	302.83	Sexueller Masochismus
		302.84	Sexueller Sadismus
		302.89	Frotteurismus
F65.6	Multiple Störungen der Sexualpräferenz		
F65.8	Sonstige Störungen der Sexualpräferenz		
F65.9	Nicht näher bezeichnete Störungen der Sexualpräferenz	302.9	Nicht näher bezeichnete Paraphilie

auf (z. B. Exhibitionismus, Voyeurismus, Frotteurismus) oder hat bereits sexuelle Übergriffe (z. B. pädosexuelle Handlungen) begangen.

Nicht selten treten auch mehrere Paraphilien nebeneinander auf; es ist eine Vielzahl von speziellen Neigungen bekannt, die in den internationalen Klassifikationssystemen unter »nicht näher bezeichnete Paraphilien« oder »sonstige Störungen der Sexualpräferenz« subsumiert werden (◻ Tab. 4.4).

Über Einzelheiten der Diagnostik und der Symptomatik dieser speziellen Neigungen, die ebenfalls im Jugendalter ihren Anfang nehmen, sei auf weiterführende Literatur verwiesen (Money 1986, 1989; Beier 2007). Für die häufigen wie für die seltenen Formen paraphilen Erlebens gilt jedoch, dass sie nach allen empirischen Daten eine Domäne männlicher Sexualität sind und darum insbesondere in der Pubertät männlicher Jugendlicher relevant werden können. Dies gilt auch für die Ausbildung einer pädophilen Neigung (der sexuellen Ansprechbarkeit durch das kindliche Körperschema) oder einer hebephilen Neigung (der sexuellen Ansprechbarkeit durch das pubertäre Körperschema – also den Körper mit beginnender Schambehaarung, beginnender Brustbildung etc.). Die **Hebephilie** ist eine eigenständig diagnostizierbare Störung der Sexualpräferenz, die sich nach den Internationalen Klassifikationssystemen der Weltgesundheitsorganisation (ICD-10) oder der Amerikanischen Psychiatrievereinigung (DSM-IV-TR) bislang zwar noch nicht spezifisch kodieren lässt (für das DSM-V ist diesbezüglich allerdings eine Änderung geplant), in der klinischen Arbeit gleichwohl eine nennenswerte Rolle spielt (▶ Abschn. 7.2.1).

Für die Entwicklung der sexuellen Identität ist die sexuelle Präferenzstruktur deshalb von erheblicher Bedeutung, weil auch durch

Paraphile Neigungen als Domäne männlicher Sexualität

Konfliktmöglichkeiten zwischen Präferenzstruktur und Selbstbild

◨ Tab. 4.4 Auswahl seltener paraphiler Erregungsmuster mit erotischem Fokus und der möglichen Überlappung mit anderen Paraphilien

Bezeichnung der seltenen Paraphilie	Erotischer Fokus	Mögliche Überlappung mit anderen Paraphilien
Zoophilie	Tiere	
Klismaphilie	Einläufe	Sexueller Masochismus
Leiden oder Demütigung der eigenen Person oder des Partners		
Telephonscatophilie	Telefonisch mitgeteilte Obszönitäten	Exhibitionismus
Saliromanie	Beschmutzen oder Zerstören von Kleidung oder Körper	Sexueller Sadismus
Nicht einwilligungsfähiger Partner		
Nekrophilie	Leichen	
Eigen- oder Fremdstimulierung durch atypische Objekte		
Hypoxyphilie (Asphyxie)	Reduzierte Sauerstoffaufnahme	Sexueller Masochismus
Morphophilie	Besonders ausgeprägte Körpereigenschaften des Partners	Partialismus
Amputophilie	Amputationen beim Partner	Morphophilie, Partialismus
Apotemnophilie	Eigene Amputation	Sexueller Masochismus
Infantilismus	Behandelt zu werden wie ein Kind	Sexueller Masochismus, Fetischismus
Gerontophilie	Partner in hohem Lebensalter	
Autogynäphilie	Selbsterleben als Frau ohne Ablehnung der männlichen Genitalien	Transvestitischer Fetischismus
Urophilie, Koprophilie	Urin, Faeces	Fetischismus, sexueller Masochismus, sexueller Sadismus
Vampirismus, Kannibalismus	(Menschen)Blut, Fleisch	Fetischismus, sexueller Sadismus

sie – spätestens ab Beginn der Pubertät – die Kontaktgestaltung mit den umgebenden Bezugspersonen gesteuert wird. Es ist deshalb nicht trivial, ob die sexuellen Impulse adäquat in das Selbstbild integriert werden können und daraus eine sichere sexuelle Identität resultiert. Dies gilt bereits hinsichtlich der Annahme des eigenen Körpers und der Genitalien, was – zumal mit Blick auf einen Abgleich mit den Protagonisten internetpornographischer Angebote – schon schwer fallen könnte, selbst wenn die Präferenzstruktur keine Besonderheiten aufwiese, deren Integration dann immer eine zusätzliche Entwicklungsaufgabe darstellt. Grundsätzlich wird Selbstsicherheit erst im Rahmen von – als gelungen erlebten – soziosexuellen Erfahrungen aufgebaut. Umso plausibler ist es dann, davon auszugehen, dass es Störfaktoren für diesen Entwicklungsprozess gibt, nämlich wenn die Annahme besteht, den (scheinbaren) Erwartungen von Partnern nicht gerecht werden zu können (▶ Abschn. 7.1) oder aber wenn aufgrund von paraphilen Impulsen Beziehungswünsche »ins Leere« gehen und dadurch zu einer syndyastischen Deprivation führen können.

Gegebenenfalls kann sogar eine »Störung der sexuellen Identität« resultieren, worunter eine kontinuierlich bestehende, tiefgreifende Verunsicherung bezüglich der eigenen männlichen oder weiblichen Qualität als Sexualpartner verstanden wird (▶ Abschn. 4.3).

Aufgrund der Manifestation paraphiler Impulsmuster in der Jugend und ihrer Unveränderbarkeit im Laufe des weiteren Lebens ist es erforderlich, dass die Betroffenen sich im Rahmen ihrer sexuellen Identitätsentwicklung mit diesen inneren Erlebensanteilen »arrangieren«, wodurch sie mehr oder weniger stark mit Selbstzweifeln konfrontiert sein können. Diese resultieren nicht zuletzt aus der Frage, ob ein Partner sie wirklich vollkommen akzeptieren würde, wenn auch nur die Inhalte der sexuellen Phantasien bekannt wären – also selbst dann, wenn deren Verwirklichung mit einem Partner gar nicht intendiert wäre. Diese Verunsicherung tangiert so stark das syndyastische Erleben (»kann ich beim anderen wirklich Annahme finden?«), dass Beziehungen nur schwer geknüpft werden oder aber bestehende Partnerschaften besonders gefährdet sind – zum einen aus Unkenntnis über den Verlauf einer paraphilen Neigung (geht diese zurück, bleibt sie so oder weitet sie sich noch aus?) oder aber durch ein jahrelanges Versteckspielen (Abschirmen der paraphilen Erlebnisanteile vor dem Partner) Dieses führt dann zu umso größerem Vertrauensverlust, wenn die Neigung durch andere Umstände bekannt wird (zunehmend häufiger durch Aufdecken entsprechender Internetaktivitäten des Betroffenen durch den Partner).

Auswirkung auf Beziehungsfähigkeit

Fallbeispiel 4.10

21-jähriger Patient mit ausschließlich masochistischem Präferenzmuster Der schmächtige, nach klinischem Eindruck hoch intelligente Student der Ingenieurwissenschaften stellte sich wegen einer primären, situativen Orgasmusstörung vor, die in der vor 6 Monaten begonnenen, für ihn ersten, soziosexuellen Beziehung bereits seit dem ersten Intimkontakt mit der 2 Jahre älteren Freundin immer wieder aufgetreten war. Die Exploration der sexuellen Präferenzstruktur ergab ein ausschließlich masochistisches Muster mit Operationsszenarien, in denen Ärztinnen mit Unterstützung von OP-Schwestern (nie war ein Mann anwesend) ihm Verstümmelungen zufügten und ihn leiden sehen wollten, wobei auch die Anlage eines Keuschheitsgürtels im OP-Saal einen erregungssteigernden Phantasieinhalt darstellte. Dieser sollte schmerzhaften Druck auf den Penis ausüben und auf diese Weise Erektionen unterbinden. Das Gefühl des angelegten Keuschheitsgürtels simulierte er bei der Masturbation, indem sich auf den Bauch legte und mit der Hand den Penis umfasste, um so das Genital »maximal einzupressen«. Nur auf diese Weise war er in der Lage, zum Erregungshöhepunkt zu kommen, nicht aber durch die vaginale Penetration, für die zwar die Erektion ausreichte, die aber nicht genügend Stimulation bot, um zum Orgasmus zu gelangen. Die später hinzugezogene Freundin berichtete, dass sie ihn während des Intimkontaktes als »total verspannt« erlebe und befürchte, dass er »schwul« sei.

Aufgrund des authentischen Interesses beider Partner an einer gemeinsamen Perspektive wurde bei dem Paar eine Syndyastische Sexualtherapie (Beier und Loewit 2004) durchgeführt, die nicht zum Ziel hatte, die sexuelle Präferenzstruktur zu ändern, sondern die nach Offenlegung der Hintergrundproblematik des Patienten auch für die Partnerin die Schwierigkeiten der sexuellen Kommunikation erkennbar machte, wobei die Darlegung des Zusammenhangs mit dem paraphilen Erleben für beide Partner einen wichtigen Schritt im Rahmen der Behandlung darstellte. Das Ziel der Sexualtherapie war für beide, eine unbefangenere Intimkommunikation zu erreichen, wozu letztlich auch beitrug, dass er keine Angst mehr vor dem Auftreten sexueller Erregung haben musste, weil er die damit verbundenen Phantasieinhalte nicht mehr als »Betrug an der Freundin« wahrnahm.

Syndyastische Fokussierung als sinnvolle therapeutische Strategie

Von der Zielsetzung her gesehen liegt der Fokus bei dem therapeutischen Vorgehen in dem geschilderten Fallbeispiel auf der existenziell entscheidenden Ebene der unverzichtbaren psychosozialen Grundbedürfnisse und stellt somit die Sexualität in einen erweiterten Sinnzusammenhang. Denn es geht für beide Partner vor allem um die gegenseitige Erfüllung dieser Grundbedürfnisse (syndyastische Dimension) in ihrer Beziehung.

Dies genau ist auch der Grund, warum bei einer Störung der sexuellen Präferenz bzw. bei einer Paraphilie die syndyastische Fokussierung eine sinnvolle therapeutische Strategie darstellt – sofern nämlich beiden Partnern an einer Verbesserung ihrer sexuellen und partnerschaftlichen Beziehungszufriedenheit gelegen ist und dies mit der dafür erforderlichen Selbstrücknahme innerhalb der Beziehung verbunden werden kann. Dies ist allerdings nur dann der Fall, wenn der paraphile Stimulus im inneren Erleben des Betroffenen nicht als bedeutsamer als die Bindung selbst angesehen wird. Dies zeigt zugleich, dass in der Diagnostik der Paraphilie die Exploration der drei Dimensionen von Sexualität (Bindung, Lust, Fortpflanzung) ein unverzichtbares Element darstellen sollte, weil u. a. dadurch die Auswahl der therapeutischen Möglichkeiten und der damit verknüpften Entwicklungschancen abschätzbar wird (▶ Abschn. 6.2, ▶ Fallbericht E in ▶ Abschn. 6.5.5). Dies ist auch der Grund für die ausführliche Darstellung der Thematik in diesem Praxisleitfaden.

4.5 Störungen des sexuellen Verhaltens (Dissexualität)

> **Definition**
> Unter dieser Rubrik werden sämtliche sexuellen Verhaltensweisen subsumiert, bei denen das Wohl und die sexuelle Selbstbestimmung anderer Menschen beeinträchtigt oder geschädigt werden und die aus diesem Grunde strafrechtlich verfolgt werden

> können. Insgesamt sind mit dieser Störungsgruppe – unabhängig von ihrer strafrechtlichen Beurteilung und tatsächlichen Strafverfolgung (also auch im Dunkelfeld) – sämtliche sexuellen Übergriffe (ob durch psychischen oder physischen Zwang begangen) gegen die sexuelle Selbstbestimmung gemeint, die unter dem Begriff Dissexualität zusammengefasst werden (Beier 1995).

Zu den sexuellen Verhaltensstörungen zählen auch Versuche oder Durchführungen sexueller Handlungen vor, an oder mit Kindern (»pädosexuelle Handlungen«, strafrechtlich: »sexueller Missbrauch von Kindern«) oder Jugendlichen bzw. sonstigen Personen, die in die sexuellen Handlungen nicht einwilligen können.

    Sexuelle Verhaltensstörungen können einerseits auf das Ausleben entsprechender Paraphilien zurückgehen, d. h., paraphile Impulsmuster können einen ursächlichen Hintergrund für gestörte sexuelle Verhaltensäußerungen darstellen und sind dann als Neigungstaten aufzufassen. Andererseits existieren auch dissexuelle Verhaltensweisen, die nicht das Ausleben eines paraphilen Impulsmusters darstellen, sondern auf eine andere Hintergrundproblematik zurückführbar sind (z. B. eine Persönlichkeitsstörung, eine Intelligenzminderung, sozuosexuelle Unerfahrenheit, etwa bei jugendlichen Tätern, sowie – mutmaßlich am wichtigsten – grenzverletzende familiäre Konstellationen mit allgemein ungünstigen Entwicklungsbedingungen für Kinder, ► Abschn. 7.3): Solche sexuellen Übergriffe sind dann als Ersatzhandlungen für eigentlich gewünschte sexuelle Interaktionen mit altersentsprechenden und einverständigen Partnern aufzufassen, die aus verschiedenen Gründen nicht sozial adäquat realisiert werden können. Das bedeutet, dass im sexualdiagnostischen Prozess Störungen der sexuellen Präferenz und Störungen des sexuellen Verhaltens genau differenziert werden müssen und nicht verwechselt oder gar gleichgesetzt werden dürfen.

    ◘ Abb. 4.4 zeigt schematisch, dass in dem gesamten Spektrum der Paraphilien der größte Teil nicht mit sexueller Übergriffigkeit, also Dissexualität, verbunden ist. Umgekehrt geht Dissexualität in vielen Fällen nicht auf eine Paraphilie zurück. Vereinfacht: Ein großer Teil der Männer mit sexuellen Präferenzstörungen (»Paraphilien«) ist nicht dissexuell, und viele Männer mit sexuellen Verhaltensstörungen (Dissexualität) sind nicht paraphil. Bezogen auf den sexuellen Kindesmissbrauch ist nach Studien im »Hellfeld« davon auszugehen, dass etwa 40% der Übergriffe von pädophil motivierten Tätern begangen werden und 60% auf Ersatzhandlungen entfallen (Seto 2008).

    Hinzu kommt, dass nur ein kleiner Teil dissexueller Handlungen im Hellfeld begangen wird, die meisten also nicht justizbekannt werden (Dunkelfeld) – gleichwohl im klinischen Alltag der Sexualmedizin eine große Rolle spielen.

Hintergründe und Bedingungen sexueller Verhaltensstörungen

Paraphilie und Dissexualität können unabhängigig voneinander vorliegen

Sexuelle Übergriffe überwiegend im Dunkelfeld

4

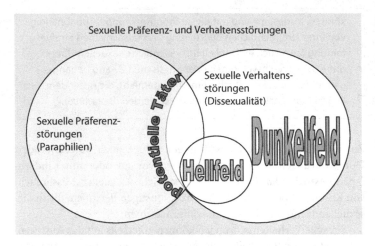

☐ **Abb. 4.4** Spektrum der sexuellen Präferenz- und Verhaltensstörungen

Fallbeispiel 4.11
18-Jähriger, Pädophilie, gerichtet auf Jungen, ausschließlicher Typus
Der als Einzelkind aufgewachsene Abiturient hatte seit seinem 13.
Lebensjahr sexuelle Handlungen mit Jungen im vorpubertären Alter
realisiert, indem er die 7–10 Jahre alten Opfer unter verschiedenen Vor-
wänden in Keller oder Parkgelände lockte und dort verlangte, dass sie
ihn manuell und oral stimulierten, wobei es in mehreren Fällen auch
zum Analverkehr kam. Die allermeisten Taten (mindestens 10) waren
nicht justizbekannt geworden, bis er im Alter von 16 Jahren jugend-
gerichtlich ermahnt und dann 18-jährig in einem Strafverfahren erstmalig begutachtet wurde. Die vorgenommenen Handlungen ent-
sprachen vollkommen den Begleitphantasien bei der Masturbation,
in denen ausschließlich Jungen im vorpubertären Alter vorkamen
und einverständlich bei ihm Oralverkehr durchführten oder sich anal
penetrieren ließen. Dem Patienten war seine diesbezügliche sexuelle
Ausrichtung auch vollkommen klar und er ging zutreffend – entgegen
der Annahme der Eltern – davon aus, dass dies sich nicht mehr ändern
ließe. Insbesondere der Vater hatte anlässlich des ersten Gerichtsver-
fahrens verschiedene Therapeuten bemüht, welche seinem Sohn helfen sollten, »dass er endlich was mit Frauen anfängt«. Gegenüber dem
Gutachter teilte er mit, dass er gern bereit wäre, dem Sohn genügend
Geld für Besuche bei Prostituierten zur Verfügung zu stellen, weil er
sicher sei, dass sein Sohn nur »zu gehemmt« wäre, um sich »normal
sexuell« zu verwirklichen. Er schloss kategorisch aus, dass eine Pädophilie vorliegen könnte, wobei er ganz offen seine Meinung zum Ausdruck brachte, dass man »alle Pädophilen durch den Fleischwolf dre-
hen« müsse.

Das Beispiel verdeutlicht zum einen die möglichen Überlappungen
von sexueller Präferenz- und Verhaltensstörung, die sich bereits in
der Pubertät zeigen kann und die hohe Bedeutung von Umgebungs-
faktoren für einen adäquaten Zugang zur eigenen Problematik: Der

betroffene Jugendliche hatte kaum eine Chance, bei den Eltern Verständnis für seine sexuelle Ausrichtung erwarten zu können, obschon er sich diese nicht selbst ausgesucht hatte und sie auch nicht beeinflussen konnte. Dies erschwert in einem solchen Fall primärpräventive Bemühungen, die darauf abzielen müssten, so früh wie möglich – also schon im Jugendalter – Betroffene zu erkennen, um sie wiederum so früh wie möglich auf einen verantwortlichen Umgang mit ihrer Neigung einzustimmen und ihnen hierfür entsprechende Fertigkeiten zu vermitteln.

Darüber hinaus muss in diesem Zusammenhang auch der Einfluss des Internets und neuer Medien (▶ Abschn. 7.2) besondere Berücksichtigung finden, weil aus der klinischen Arbeit unmittelbare Zusammenhänge zwischen dem Konsum internetpornographischer Angebote oder auch sexualisierter Spielinhalte einerseits und gestörtem Sexualverhalten einschließlich sexuell traumatisierender Handlungen andererseits erkennbar wurden. Dies betrifft z. B., innerhalb einverständlicher Sexualkontakte zwischen Jugendlichen, das plötzliche, präorgastische »Umschalten auf Oralverkehr« des jungen Mannes, mit dem Versuch, in den Mund oder das Gesicht der Partnerin zu ejakulieren. Dieser »Cum-shot« ist ein stereotypisches Merkmal pornographischer Filmsequenzen und fehlt fast nie in der Abschlussphase dort gezeigter sexueller Interaktionen, sodass der Jugendliche davon ausgehen könnte, dass die Jugendliche, mit der er gerade Sex hat, ebenso wie die Darstellerin in dem Pornofilm nichts sehnlicher herbeiwünscht als einen solchen »Cum-shot«. Tatsächlich sind genügend Fälle bekannt, wo die jugendliche Sexualpartnerin dies in der Tat nicht wollte, aber in der konkreten Intimsituation nicht über die Erfahrung und Souveränität verfügte, um Gegenwehr leisten zu können.

Ein anderes Beispiel ist das Vorführen sexualisierter, im Internet frei zugänglicher Spielinhalte (z. B. bei Hentai-Spielen) zur Animation von Kindern, die dort gezeigten Praktiken (z. B. Oralverkehr) real auszuführen. Um in ausreichendem Umfang sexuelle Verhaltensstörungen Jugendlicher einschätzen zu können, bedarf es selbstverständlich eines Wissens über die verfügbaren pornographischen Angebote im Internet bzw. die vielfältigen sexualisierten, für jeden frei zugänglichen, Browser-Spiele sowie über die verschiedenen Verständigungswege Jugendlicher im Internet (z. B. Facebook, Myspace), über die auch Hinweise auf entsprechende Seiten ausgetauscht werden.

Einflüsse von Internet und neuen Medien durch internetpornographische Angebote und sexualisierte Spielinhalte

4.6 Störungen der sexuellen Reproduktion

Definition

Störungen der sexuellen Reproduktion sind charakterisiert durch psychische und psychophysiologische Beeinträchtigungen der Fortpflanzung in ihren unterschiedlichen Phasen (Zeugung, Schwangerschaft, Geburt sowie Kinderpflege/-erziehung); sie

> verursachen deutliches Leiden und/oder zwischenmenschliche Schwierigkeiten sowie eine Gefährdung der sozialen Integration. Eine adäquate Kodierbarkeit in den internationalen Klassifikationssystemen (ICD-10 und DSM-IV-TR) ist nicht möglich, gleichwohl dringend geboten.

Unterscheidung in präkonzeptionelle, prä- und postnatale Störungen

Aus klinischer Sicht sind unterscheidbar (Beier u. Wessel 2006):

- **Präkonzeptionelle Störungen**: z. B. unerfüllter Kinderwunsch; eingebildete Schwangerschaft. Dabei werden die mit einer tatsächlich nicht bestehenden, aber ersehnten Schwangerschaft verknüpften psychischen und psychophysiologischen Umstellungsvorgänge (Sistieren der Monatsblutung, Gewichtszunahme, Kindsbewegungen) von der betroffenen Frau als gegeben erlebt und der Umgebung entsprechend präsentiert.
- **Pränatale Störungen**: z. B. negierte Schwangerschaft. Hierbei werden die mit einer bereits eingetretenen Schwangerschaft verknüpften psychischen und psychophysiologischen Umstellungsvorgänge (Sistieren der Monatsblutung, Gewichtszunahme, Kindsbewegungen) von der betroffenen Frau bei sich selbst nicht wahrgenommen oder der Wahrnehmung anderer entzogen (verheimlicht);möglicherweise fallen in diese Kategorie auch Aborte.
- **Postnatale Störungen**: z. B. postpartale Depressionen, Besonderheiten im Erziehungsverhalten wie Kindesmisshandlung, aber auch Behandlung des Kindes als »Selbstobjekt« (Beier 1994; Beier et al. 2005).

Fallbeispiel 4.12
Nicht wahrgenommene Schwangerschaft bei einer 18-Jährigen
Unter dem Verdacht, eine Kindestötung unmittelbar nach der Geburt begangen zu haben, wurde gegen eine 18-jährige ledige Gymnasiastin ermittelt, die sozial wie familiär gut integriert in einem 5-Personen-Haushalt bei den Eltern lebte und dem Abitur zustrebte. Sie hatte ohne fremde Hilfe aus Steißlage ein Kind zur Welt gebracht und etwa eine halbe Stunde nach der Geburt das mit allen Zeichen der Reife versehene Neugeborene in Tücher gewickelt nachts bei kalter Witterung vor der Tür einer Sozialstation abgesetzt, geklingelt und nach Angehen der Treppenbeleuchtung geglaubt, es würde dort aufgefunden. Tatsächlich starb das Kind aber an Unterkühlung (vom Gericht geprüft wurde deshalb insbesondere auch der § 221 StGB »Aussetzung mit Todesfolge«).

Bei den Explorationen bot sie keine psychischen oder psychosexuellen Auffälligkeiten. Mit 17 Jahren hatte sie eine erste koitale Beziehung zu einem 19-Jährigen; hierbei war es trotz Empfängnisverhütung mit Kondomen zur Konzeption gekommen. Zum Schwangerschaftsverlauf gab sie rückblickend an, nie Schwangerschaftszeichen, keine Übelkeit, kein Erbrechen, insbesondere keine Zunahme des Bauchumfanges oder gar Kindsbewegungen festgestellt zu haben; im Gegenteil: Bis zum Schluss hätte sie ihre Monatsblutung gehabt, ganz regelmäßig wie immer, vielleicht nicht ganz so stark. Noch in der 27.–30. Schwangerschaftswoche fuhr sie mit gleichaltrigen Mitschülern ans Mittelmeer und badete dort gänzlich unbekleidet wie die anderen auch. Nie sei sie auf den Gedanken gekommen, schwanger zu sein, aber auch nie von anderen auf diese Möglichkeit angesprochen worden. Bis 2 Tage vor der Geburt nahm sie regelmäßig am Schul- einschließlich Sportunterricht teil. Am Abend der Geburt ging sie mit »Magenverstimmung«, wie sie der Mutter sagte, ins Bett, verspürte etwa gegen Mitternacht ein »Rumoren im Bauch«, fasste sich zwischen die Beine und bemerkte Blut. Sie tastete dann Hodensack und Gesäß des Kindes und begriff erst jetzt, dass sie dabei war zu gebären.

Die detaillierte, mit Hilfe der Familie objektivierte Rekonstruktion von Schwangerschaft und Geburt ließ hier eigentlich nur den Schluss zu, dass eine intelligente, altersentsprechend entwickelte und sexuell aufgeklärte, über Möglichkeit und Anwendung von Empfängnisverhütungsmitteln gut informierte 18-Jährige mit durchschnittlichen Leistungen in der gymnasialen Oberstufe und geordnetem sozialen Hintergrund ihre Schwangerschaft nicht wahrgenommen hatte und von der Geburt überrascht wurde.

Gleichwohl bestand bei der jungen Frau eine starke Verunsicherung ihrer weiblichen Identität durch den Verlust des damaligen Freundes (und Kindesvaters), der anknüpfte an den Verlust des Vaters, den sie sehr geliebt hatte (dieser verstarb, als sie selbst 6 Jahre alt war, an Krebs). Interessanterweise hatte sie bereits als Kind als Abwehrmechanismus die »Verleugnung« in bemerkenswerter Intensität ausgebildet, indem sie über Jahre den Tod des Vaters leugnete und in der Schule über angebliche Urlaubsreisen mit ihm berichtete.

Die junge Frau lehnte eine angebotene Psychotherapie ab, weil sie diese nicht als erforderlich ansah – insofern war eine therapeutische Aufarbeitung der vermuteten Hintergrundproblematik nicht möglich. Allerdings zeigt die weitere Entwicklung der jungen Frau auf bedrückende Weise die bei ihr vorliegende konflikthafte Besetzung des reproduktiven Bereichs von Geschlechtlichkeit: Sie hatte ziemlich genau ein Jahr nach dem tragischen Tod des ersten Kindes eine zweite Schwangerschaft über die ersten 7 Monate hin erneut nicht wahrgenommen, in den letzten Wochen dann verheimlicht und die Mutter erst anlässlich der Austreibungswehen eher beiläufig informiert (»Du, ich bekomme ein Kind«). Trotz der sofort herbeigerufenen ärztlichen Hilfe wurde es dann eine Hausgeburt mit Assistenz der Mutter, die bis heute das Enkelkind versorgt. Nur konstellative Bedingungen haben hier verhindert, dass es möglicherweise wieder zur strafrechtlichen Verfolgung kam. Die psychopathologische Dimension des Geschehens entsprach ganz dem Verlauf der ersten Schwangerschaft.

Themen geschlechtstypischer innerpsychischer Modi der Konfliktverarbeitung: Perversion und Reproversion

Vor dem Hintergrund dieses Beispiels und vergleichbarer Fälle ist die These aufgestellt worden, dass es einen geschlechtstypischen innerpsychischen Modus der Konfliktverarbeitung gibt: Während beim Mann das Thema aus dem sexuellen Bereich (verknüpft mit den äußeren Genitalien) stammt, kommt es bei der Frau aus dem reproduktiven Bereich (verknüpft mit den inneren Genitalien). Es wurde vorgeschlagen – analog zum Begriff der »Perversion« – von einer Reproversion zu sprechen (zur ausführlicheren Darstellung dieses Konzeptes Beier 1994 sowie Beier 2007).

Darüber hinaus sind Störungen der sexuellen Reproduktion allerdings häufig mit Störungen der sexuellen Beziehung (▶ Abschn. 4.2.4) vergesellschaftet, was auch therapeutisch sinnvolle Angriffspunkte eröffnen kann (▶ Abschn. 6.3).

Am Beispiel des unerfüllten Kinderwunsches wird sehr deutlich, wie die Fortpflanzungsdimension der Sexualität auf Kosten ihrer Beziehungs- und Lustdimension zur wichtigsten werden kann: Die Spontaneität lustvoller sexueller Begegnungen wird ersetzt durch sorgfältig geplante »Zeugungsakte« nach Kalender, die erotische, persönliche Beziehung und Attraktion weicht der Notwendigkeit und die Lust vergeht – nicht nur zur Zeit des erwarteten Eisprungs, sondern auch davor und danach. Die wahrscheinliche neuerliche Enttäuschung trotz erheblichen Aufwandes bei assistierter Reproduktion, die je nach Methode zu befürchtenden gesundheitlichen Risiken, nicht zuletzt die unpersönliche Art der beabsichtigten Zeugung überschatten Sexualität und Partnerschaft, wenn nicht gezielt gegengesteuert wird. Sexualmedizinische Begleitung müsste die drei Dimensionen Bindung, Lust und Fortpflanzung wieder in ein Gleichgewicht bringen, die Sexualität des Paares thematisieren (Sinnfrage, Funktionsstörungen?), die Motive für den Kinderwunsch hinterfragen, bewusst machen, dass Elternschaft auf Partnerschaft fußt und dem gemäß Prioritäten setzen.

Prinzipien sexualmedizinischer Diagnostik

5.1   Exploration der sexuellen Störung – 69

5.2   Exploration der drei Dimensionen von Sexualität – 71
5.2.1   Die Beziehungsdimension – 71
5.2.2   Die Fortpflanzungsdimension – 72
5.2.3   Die Lustdimension – 72
5.2.4   Individuelle und partnerbezogene Wechselwirkungen der drei
          Dimensionen – 72

5.3   Krankheitsanamnese und somatischer Befund – 73

5.4   Besondere Situationen – 74

5.5   Sexualmedizinische Begutachtungen – 76
5.5.1   Begutachtung nach dem Strafgesetz – 77
5.5.2   Begutachtung nach dem Transsexuellengesetz – 82

Die Abklärung der sexuellen und partnerschaftlichen Beziehungszufriedenheit geschieht durch eine adäquate Thematisierung und Exploration sexueller Störungen, des syndyastischen Funktionsniveaus (Ausmaß der Erfüllung psychosozialer Grundbedürfnisse nach Annahme und Akzeptanz in der Beziehung) sowie einer kompetenten Auswertung körperlicher Befunde und labormedizinischer Parameter (▶ Abschn. 5.3).

> **Ein gutes Gespräch beginnt mit »Zuhören«.**
> **»Die Watte aus den Ohren nehmen – und in den Mund stecken!«**

Therapeutische Wirkung des emphatisch geführten diagnostischen Interviews

Dabei sollte die frühere statische Betrachtungsweise: »Zuerst die Diagnose, dann die Therapie« zugunsten eines dynamischen, prozessorientierten »diagnostisch-therapeutischen Zirkels« (Wesiack 1984) verlassen werden: Jedes emphatisch geführte diagnostische Interview hat bereits therapeutische Wirkung und jeder weitere therapeutische Schritt fördert neues diagnostisches Material zutage, solange die Arzt-Patient/Paar-Beziehung besteht.

Dabei ist der Behandler auf **drei Informationsebenen** gleichzeitig gefordert:

- Auf der Ebene der Fakten hört er zu.
- Auf der Ebene ihrer Bedeutung fühlt er sich in die Partner ein.
- Auf der Ebene der Beziehung achtet er auf das Zusammenspiel der beiden Partner, mithin die Paar-Interaktion.

Das verlangt hellwaches »Da-Sein«, was jedoch nicht mit abstandsloser Identifikation mit dem Paar verwechselt werden darf.

Bei diesen diagnostischen Gesprächen gibt der Therapeut/die Therapeutin ein Modell für die Möglichkeit ab, offen über Sexualität als integralen Bestandteil menschlichen Lebens zu sprechen. Dies ist eine der wichtigsten Grundlagen sexualmedizinischen Handelns und wirkt sich bereits therapeutisch aus. Seit langem ist belegt, dass Patienten auf entsprechende Signale warten (Vincent 1964; Buddeberg 1996; Zettl u. Hartlapp 1997; Fröhlich 1998). Der Arzt kann z. B. bei der Verschreibung neuer Medikation ein solches Signal in Form eines Gesprächsangebots geben (»Sollte sich durch die Erkrankung oder die Behandlung etwas in Ihrem sexuellen Erleben verändern oder sollten Probleme auftreten, können wir gerne darüber sprechen und nach Lösungsmöglichkeiten suchen«).

> **Dabei ist zu beachten, dass der Behandler sich nicht auf die Rolle des Experten zurückziehen darf, sondern immer auch mit subjektiven Bedeutungszuweisungen – denen des Patienten und den eigenen – konfrontiert wird und daher persönliche Anteilnahme nicht umgehen kann.**

5.1   Exploration der sexuellen Störung

Die Durchführung einer zielführenden Behandlung basiert auf umfassenden Informationen über das konkrete sexuelle Erleben und Verhalten eines Patienten/Paares; diese müssen (im Falle einer bestehenden Partnerschaft) eine Einschätzung des sexuellen Funktionsniveaus und der sexuellen Präferenzstruktur beider Partner möglich machen, weil therapeutische Schritte sonst ineffektiv bleiben oder sogar schaden könnten (z. B. wenn eine Präferenzstörung als Grund für eine Funktionsstörung unerkannt bleibt).

> **Bei Paaren muss entschieden werden, ob die Erhebung der sexuellen Anamnese jeweils in Einzelgesprächen mit den Partnern erfolgt oder gleich mit dem Paar durchgeführt wird.**

Die Einzelanamnese hat den Vorteil, dass – zumal bei ungewohnten Themen wie Masturbation und diesbezüglichen Begleitphantasien sowie auch gegebenenfalls paraphilen Neigungen und früheren Beziehungen – die Partner unbefangener Mitteilungen machen können und Dinge erzählen, die sie voreinander möglicherweise nicht sagen würden. Allerdings kann der Therapeut dadurch zum »Geheimnisträger« werden, was die weitere Arbeit mit dem Paar erschweren kann.

Anderseits ist es nicht das Entscheidende, dass der Therapeut möglichst viel über die einzelnen Partner erfährt, sondern es geht im Wesentlichen um Informationen, die für das Paar von Bedeutung und demzufolge auch für eine Paarbehandlung relevant sind und in der Therapiesituation angesprochen werden können.

Vor diesem Hintergrund hat die Sexualanamnese im Paargespräch große Vorteile, weil alle Informationen von vornherein gemeinsam verarbeitet werden und das Ausmaß von Offenheit und Vertrauen zwischen den Partnern zeigen bzw. steigern können.

Wichtig ist es zu wissen, um welche Art von Störung (z. B. indirekte oder direkte sexuelle Funktionsstörung; sexuelle Beziehungsstörung) es sich handelt und unter welchen Umständen oder Bedingungen (z. B. primär oder sekundär; generalisiert oder situativ) sie auftritt. Welche Einstellung hat der Partner zur beklagten Störung? Was denken die Partner unabhängig von der vorgebrachten Störung über Sexualität »an sich«? Was ist das Ergebnis ihrer Sexualerziehung? Kennen sie gegenseitig ihre Ansichten und können sie darüber sprechen? Solche allgemeineren Fragen sind unerlässlich, um gezielte und spezifische Fragen in den größeren Zusammenhang der Partnerschaft stellen und in ihrer Bedeutung für jeden der beiden einschätzen zu können. z. B.:

— Wer ergreift im Sexuellen die Initiative?
— Welche Differenzen gibt es? Wie und wo äußern sie sich?
— Welche Vorlieben oder Abneigungen bestehen und wie wird damit umgegangen?

Inhalte einer umfassenden Sexualanamnese

Explorationshilfen zur Erhebung der Sexualanamnese

Damit geht unweigerlich die Auseinandersetzung mit möglicherweise bestehenden Besonderheiten der sexuellen Präferenzstruktur einher, die ganz selbstverständlich systematisch exploriert werden kann und sollte (▶ Übersicht).

Sexuelle Präferenzstruktur: Explorationshilfen
- **Drei Achsen**
  Die sexuelle Präferenzstruktur des Menschen konfiguriert sich auf drei wesentlichen Achsen, die ineinander greifen und allesamt (von normkonform bis paraphil) erfragt werden sollten. Diese drei Achsen sind:
  1. Geschlecht (eines gewünschten Partners): Das andere oder das gleiche Geschlecht (oder beide),
  2. Alter (eines gewünschten Partners): Kinder, Jugendliche, Erwachsene, Greise und
  3. Art und Weise (eines gewünschten Partners bzw. Objektes oder einer Interaktion): Typ, Objekt, Modus, Praktik etc.
- **Drei Ebenen**
  Sexuelles Erleben und Verhalten sollte auf drei verschiedenen Ebenen exploriert werden, die ineinander greifen und alle erfragt werden sollten. Dies sind die:
  1. Ebene des sexuellen Selbstkonzepts,
  2. Ebene der sexuellen Phantasien und
  3. Ebene des konkreten sexuellen Verhaltens.
- **Drei Formen**
  Das konkrete sexuelle Verhalten wiederum sollte in drei Formen exploriert werden, die alle erfragt werden sollten. Dies sind:
  1. Masturbation: Selbststimulation und -befriedigung;
  2. extragenitale sexuelle Interaktion: z. B. Streicheln, Schmusen, Kuscheln und
  3. genitale Stimulation: manuelle, orale oder andere Stimulation: z. B. Petting, inklusive Geschlechtsverkehr (Einführen von Penis oder Penissurrogat in Scheide oder After).

Anforderungen an den Therapeuten

Die Patienten/Paare spüren die Verlegenheit des Therapeuten viel mehr, als dieser es annimmt. So wirkt sich das Ausmaß der Selbstverständlichkeit, das dieser bei der Exploration vermittelt, unmittelbar auf den Informationsfluss aus, hat daher an sich schon eine diagnostisch-therapeutische Relevanz und unterstreicht die Notwendigkeit, ein professionelles Repertoire an Wissen und Fertigkeiten aufzuweisen. Dieses wird im Rahmen einer sexualmedizinischen Weiterbildung erworben (▶ Abschn. 6.7).

Aber auch krankheits-, behandlungs- oder altersbedingte Auswirkungen auf das sexuelle Erleben und Verhalten lassen sich nur durch gezieltes Nachfragen erfassen, wobei die Notwendigkeit einer Einbeziehung des Partners sich schon daraus ergibt, dass Sexualität auf

Wir-Bildung hin angelegt ist und partnerbezogene Intimität die Wünsche und Vorstellungen des Partners berücksichtigen muss, wenn sie gelingen soll.

Aus sexualmedizinischer Sicht ist diagnostisch folgende Fragestellung von besonderem Interesse:

- **Wie steht es um die Kommunikation in der Beziehung im Allgemeinen und speziell im Sexuellen?**
- Können eigene Gefühle, Bedürfnisse und Wünsche mitgeteilt werden, und geschieht dies auch?
- Werden Grenzen respektiert?
- Gibt es Selbstverstärkungsmechanismen, »Teufelskreise«, sich selbst erfüllende Prophezeiungen und wie wirken sie sich aus?
- Könnten (unerkannte) Missverständnisse aufgrund von Fehldeutungen, falscher Interpretation des Verhaltens des Partners eine Rolle spielen?

5.2 Exploration der drei Dimensionen von Sexualität

Von zentraler Bedeutung – diagnostisch und therapeutisch – ist die Erfassung von Bedeutungszuweisungender Patienten/Paare zu den drei Dimensionen von Sexualität: Fortpflanzung, Lust und Beziehung. Wie sind sie in den Phantasien beider Partner und in der gemeinsam gelebten Wirklichkeit verteilt und welches Konfliktpotential kann sich daraus ergeben? In der Regel handelt es sich um Fragestellungen, die eine von den Patienten bisher nicht gekannte Auseinandersetzung mit der eigenen Sexualität und Partnerschaft in Gang setzen, sodass sie bereits therapeutische Auswirkungen haben. Letztlich benötigt man ein Bild davon, was für den Patienten/das Paar Sexualität bedeutet (»Was heißt es für Sie, miteinander zu schlafen?«), was bei vielen Patienten bereits die Feststellung aufwirft, dass Einiges gar nicht so selbstverständlich ist, wie sie angenommen hatten (»Darüber habe ich/haben wir noch nie nachgedacht« hört man nicht selten als Antwort auf die oben genannte Frage).

> Fortpflanzung, Lust, Beziehung

5.2.1 Die Beziehungsdimension

Wird (und wenn ja, auf welche Weise?) ein Zusammenhang zwischen Sexualität und Beziehung gesehen? Welche Inhalte oder Werte sind innerhalb der Beziehung unverzichtbar? Wie weit gelingt die Erfüllung solcher menschlicher Grundbedürfnisse in der Paarbeziehung? Wie weit wird Sexualität als eine körpersprachliche Kommunikationsmöglichkeit begriffen, die diese Grundbedürfnisse zugleich mitteilen und verwirklichen kann, sodass Zärtlichkeiten, Kuscheln oder Koitus als »Mimik und Gestik« der Beziehung erlebt werden können?

> Exploration der Beziehungsdimension

Sind also z. B. die im Koitus realisierte physische Nähe und die Annahme des Partners auch Ausdruck und Realisierung psychosozial oder partnerschaftlich vorhandener Nähe und Akzeptanz? Ist diese kommunikative Sichtweise bewusst, wird sie implizit gelebt oder ist sie weder faktisch noch gedanklich gegeben?

5.2.2 Die Fortpflanzungsdimension

Exploration der Fortpflanzungsdimension

Welche Bedeutung hat die Fortpflanzungsfähigkeit, welchen Stellenwert hat das Kind (haben die Kinder) in der Beziehung? Unterscheiden sich diesbezüglich die Ansichten und Einstellungen der Partner? Bestehen Probleme, die z. B. einen überwertigen Kinderwunsch zur Folge haben? Besteht ein unerfüllter Kinderwunsch? Ist die reproduktive Dimension aus diesem Grund nicht mehr im Gleichgewicht mit Lust und Bindung sondern hat sie ein Übergewicht? Wie ist die Empfängnisverhütung geregelt und wie wirkt sich die Methode der Kontrazeption auf Sexualität und Beziehung aus?

5.2.3 Die Lustdimension

Exploration der Lustdimension

Welche Bedeutung, welcher Stellenwert und welcher Platz innerhalb der drei Dimensionen wird der genitalsexuellen Lust eingeräumt? (Wie) hat sich der Stellenwert der Lust im Laufe der Beziehung verändert? Gibt es störende Diskrepanzen zwischen den Partnern? Mit welchen Gefühlen ist der Begriff »sexuelle Lust« besetzt? Überwiegen positive, ambivalente oder negative, aktivierende oder hemmende Gefühle und welche sind es konkret? Können sich beide Partner ihrer Lust ohne Angst vor Kontrollverlust hingeben und überlassen? Ist ihnen darüber hinaus die Komplexität von Lusterleben bewusst? Haben sie konkrete Vorstellungen und vor allem Erfahrungen, was »Beziehungs-Lust« bedeutet?

5.2.4 Individuelle und partnerbezogene Wechselwirkungen der drei Dimensionen

Sind bei den individuellen Partnern oder innerhalb des Paares Ungleichgewichte auszumachen, die mit der vorliegenden sexuellen Störung zu tun haben könnten? Zu denken ist hierbei sowohl an Diskrepanzen zwischen phantasierter und tatsächlich gelebter Sexualität als auch an das Überwiegen einer Dimension auf Kosten der anderen oder auch an ganz unterschiedliche Verteilungen zwischen den Partnern (▶ Fallbericht A in ▶ Abschn. 6.5).

▢ Tab. 5.1 Organdiagnostik bei Sexualstörungen des Mannes. (Aus Rösing et al. 2009)

Körper-bezogene Diagnostik	Art der Diagnostik	Ausschluss folgender Krankheiten	Indikation
Klinische Untersuchung	Inspektion, Palpation, Puls, RR, (Belastungs-) EKG	Urogenitale, neurologische und Herz-Kreislauf-Erkrankungen	Basisuntersuchung in Abhängigkeit von Risikofaktoren (wie z. B. Alter, Übergewicht)
Labor	BZ	Diabetes mellitus	Basisuntersuchung
	Lipide	Fettstoffwechselstörung	Basisuntersuchung
	Testosteron	Hypogonadismus	Ggf. bei Appetenz-Erektionsstörung (ED) in Abhängigkeit weiterer Hypogonadismus-Symptome
	Prolaktin	Prolaktinom	
Bildgebung	Duplexsonographie mit intrakavernöser Pharmakotestung	Kavernöse Insuffizienz	Ggf. bei ED, wenn kein Ansprechen auf orale Medikation und SKAT-Wunsch
	Neurophysiologie (z. B. Corpuscavernosum-EMG)	Neurogenes Defizit (z. B. Unfallfolgen)	Ggf. bei ED zu Gutachter- bzw. wissenschaftlichen Fragen
	Penile Angiographie	Beckengefäßverschluss	Nur bei geplanter Revaskularisationschirurgie

5.3 Krankheitsanamnese und somatischer Befund

Es sollen möglichst alle wesentlichen Erkrankungen, die ärztlicher Behandlung bedurften oder bedürfen, erfragt werden, besonders diejenigen, die in einem Zusammenhang mit der sexuellen Störung stehen könnten. Dies umfasst alle urologischen, gynäkologischen oder psychosomatischen Erkrankungen und Eingriffe sowie ggf. Medikamenteneinnahme und/oder Substanzmittelmissbrauch oder -abhängigkeit. Ebenso sollte die Anamnese einen Überblick über bisherige Schwangerschaften geben. Darüber hinaus müssen alle die sexuelle Störung betreffenden Behandlungsversuche sowie frühere Psychotherapien Erwähnung finden.

Bei der biopsychosozialen Anamnese ist die Erhebung des somatischen Befundes mit eingeschlossen. Sie betrifft die Sexualfunktionen und die allgemeinen Körperfunktionen. Einen Überblick über die erforderliche körperliche Diagnostik bei sexuellen Funktionsstörungen des Mannes gibt ▢ Tab. 5.1 (Rösing et al. 2009).

Die Erhebung des somatischen Befundes ist Bestandteil der biopsychosozialen Anamnese

5.4   Besondere Situationen

Der »partnerlose« Patient in der Sexualmedizin

In die sexualmedizinische Diagnostik gelangen auch Patienten, die keinen Partner haben. Dafür kann es mehrere Gründe geben, z. B.:

■ **1. Der Betreffende findet keinen Partner**

Es stellen sich u. a. die Fragen nach Beziehungsfähigkeit, Ich-Stärke, Selbstwertgefühl etc.

Je nach Ausbildung des Beraters/Therapeuten lässt sich dann an Ich-Stärkung, Kontaktfähigkeit, Bedeutung von Sexualität usw. arbeiten oder es wird an Psychotherapeuten überwiesen. Es handelt sich dann nicht um eine sexualmedizinische Indikation im strengen Sinn, auch wenn sexuelle Probleme (z. B. im Bereich Masturbation, Erektile Dysfunktion, Orgasmus praecox) bestehen, wohl aber um eine indirekte im Hinblick auf eine (zumeist angestrebte) zukünftige Partnerschaft.

■ **2. Der Patient hat den Partner wegen sexueller Funktionsstörungen verloren**

Dies kann mit einer persönlichen Hintergrundproblematik zusammenhängen, die möglicherweise wiederum psychotherapeutisch angegangen werden müsste (▶ Pkt. 1).

Diagnostisch aufschlussreich ist es, die bisherigen Erfahrungen, Ängste etc. bezüglich früherer Partnerschaften zu betrachten. Womöglich hält der Patient die sexuelle Funktionsstörung fälschlicherweise für den Grund des Partner-Verlustes, die wahre Ursache liegt aber auf der Beziehungsebene?

Bei Funktionsstörungen sind die sexualtherapeutischen Interventionsmöglichkeiten in der Behandlung einzelner Patienten sehr begrenzt. Selbst wenn auf phantasierte oder frühere Partner zurückgegriffen wird, so würde gleichwohl eine reale Zweier-Situation anders aussehen. In jedem Fall müsste man ein »Masturbatorisches Training« nicht als »Selbst-Befriedigung« sondern als »Einübung für Partnerschaft« ansehen.

■ **3. Gelegentlich möchten Partner des Patienten nicht mitkommen**

Der Partner verweigert sich vorübergehend oder endgültig

Dann ist zu prüfen:
- Liegt es an der Art der Aufforderung? Wie wurde die »Einladung« ausgesprochen? Was könnte dahinter stecken?
- Will der Patient – will der Berater/Therapeut – den »Dritten« überhaupt dabei haben?
- Glaubt der Therapeut daran, dass der Partner mitkommt?

Auch nach einer ersten Absage sollte ein neuer Versuch gestartet, eventuell das Einladungsgespräch »durchgespielt« werden.

- **4. Der Partner verweigert sich tatsächlich**

In diesem Fall ist keine sexualtherapeutisch sinnvolle Hilfe möglich. Dem Patienten sollte aber vermittelt werden, dass er bei einer Änderung der Situation jederzeit mit Partner wiederkommen kann.

Fallbeispiel 5.1

Der 45-jährige Apotheker hatte nach der gescheiterten ersten Ehe 3 Jahre zuvor eine Auszubildende geheiratet, die ihn – 20 Jahre jünger – seiner Auffassung nach »sexuell zu sehr« fordere. Wenn es nach ihr ginge, müsste es ein-, wenn nicht gar zwei-mal pro Tag zum vaginalen Geschlechtsverkehr kommen, den er selber auch favorisiere (und der explorierbar Bestandteil seiner sexuellen Präferenzstruktur ist), allerdings nicht in dieser Häufigkeit. Es käme dadurch immer häufiger zu Erektionsstörungen (»eigentlich habe ich dann ja auch gar keine Lust«), die von der Ehefrau vorwurfsvoll registriert würden. Zudem nährten diese ihre Eifersucht, dass er womöglich zusätzlich eine Freundin habe, wofür er »nun wirklich keinerlei Kapazität« mehr habe. Schon jetzt behelfe er sich regelmäßig mit Phosphodiesterase-Hemmern, um die Erektionsfunktion zu verbessern – einen Urologen habe er hierzu nicht konsultiert, er sitze ja »an der Quelle«.

Das Gespräch mit der Ehefrau war durch äußerst geringe Kooperationsbereitschaft ihrerseits gekennzeichnet. Sie vertrat lediglich den Standpunkt, dass »täglicher Geschlechtsverkehr« wohl zur Ehe gehöre, ohne dass sie erläutern konnte, was dies für sie bedeute. Sie legte stattdessen »umgekehrt« dar, dass sie sich nicht geliebt fühlen würde, wenn es nicht zum Koitus käme, weshalb sie darauf achte, dass dieser regelmäßig stattfinde. Erektionseinschränkungen seien aus ihrer Sicht ebenfalls eindeutige Zeichen fehlender Zuneigung, denn »sonst würde es ja gehen«. Ein Kinderwunsch bestand nicht und die von ihr angestrebten sexuellen Interaktionen waren keineswegs stets durch das Erleben sexueller Erregungshöhepunkte gekennzeichnet – diese waren ihr auch weniger wichtig als die Tatsache, dass es überhaupt zur vaginalen Penetration kam.

Nur über den Ehemann war im Paargespräch zu erfahren, dass die junge Frau unter erschwerten primärfamiliären Bedingungen aufgewachsen war und stets wenig Liebe und Zuneigung erhalten hatte. Offenbar setzte sie koitale Intimität mit Zuwendung gleich und fühlte sich verlassen, wenn dieser nicht regelmäßig stattfand.

- **5. Der Patient will seinen Partner nicht mit einbeziehen:**

In der Praxis tritt relativ häufig der Fall ein, dass ein Patient aufgrund einer Erektionsstörung »lediglich ein Rezept für Viagra« möchte. Dann ist – schon im Interesse des Patienten – zu fragen:

– Was sind die Gründe für seine Haltung?
– Welche Ängste könnten ihn dazu bewegen?
– Wie steht es um die Kommunikation und das Vertrauen zwischen den Partnern?

Vermittlung der Notwendigkeit, den Partner einzubeziehen

— Weiß seine Partnerin um die angestrebte Medikation, wie steht
sie dazu oder warum soll sie es nicht wissen?
— Unterliegt er einer Fehleinschätzung der Reaktion der Partnerin?
— Welche Bedeutung hat die Erektion in seinen Augen?

Als Behandler wird man versuchen, die Notwendigkeit des Paarge-
spräches einsichtig und die Verschreibung (in der Regel) vom gemeinsamen Gespräch abhängig zu machen. Jedenfalls geht es darum,
Vertrauen und Offenheit in der Beziehung anzusprechen, zu stärken
bzw. tiefer liegende Probleme zu eruieren. Wie steht es um Vertrauen
und Offenheit in der Arzt-Patient-Beziehung (als Spiegelbild der pri-
vaten Beziehung)? Eventuell lässt sich der Partner in einem 2. Schritt
(wie hat es zuhause geklappt?) mit einbeziehen. Eine ausführlichere
Beschreibung der Vorgehensweise findet sich ▶ Abschn. 6.3.

5.5   Sexualmedizinische Begutachtungen

Fragen zu Schuldfähigkeit und
Prognose bei Sexualstraftaten

Gutachtenanfragen erfolgen in der Regel durch Gerichte, seltener
auch durch Ermittlungsbehörden (Staatsanwaltschaft) oder Dienst-
behörden (Schulamt, Kirche etc.). Quantitativ nehmen Begutachtungen von Sexualstraftätern zu Fragen der Schuldfähigkeit und der Prognose den größten Anteil ein. Hierbei sind Mindestanforderungen
zu beachten, um adäquat zu den Fragen des Gerichtes bezüglich des
Vorliegens einer die Schuldfähigkeit mindernden oder gar aufheben-
den krankheitswertigen Störung beim Täter bzw. einer hierdurch bedingten Einschränkung der Einsichts- und Steuerungsfähigkeit zum
Zeitpunkt der Tat (Boetticher et al. 2005) sowie zur Prognose (Boetticher et al. 2006) Stellung nehmen zu können. Bei Sexualstraftätern
dient die Diagnostik insbesondere der Prüfung des Vorliegens einer
Paraphilie (z. B. einer Pädophilie), die von den zu Begutachtenden
abgeschirmt werden könnte. Daher sollten Selbstauskünfte zurück-
haltend bewertet werden, sodass der Einbeziehung früherer oder aktueller Sexualpartner eine besondere Bedeutung zukommt (und in
den oben genannten Mindestanforderungen auch vorgesehen ist).
Dies hat entsprechende Konsequenzen für Prognose und Therapie
(▶ Abschn. 5.5.1).

Familiengerichtliche Verfahren
im Hinblick auf eine Paraphilie
seitens des Kindesvaters

Immer stärker werden diese Fragen auch in familiengerichtlichen
Verfahren aufgeworfen, etwa wenn es um Umgangsregelung, Sorge-
recht oder Aufenthaltsbestimmungsrecht geht und als maßgebliche
Einschränkung eine pädophile Neigung seitens des Kindesvaters
geltend gemacht wird. Mit Blick auf das Kindeswohl wird (seitens
der Kindesmutter) dann ein Übergriffsrisiko angenommen, weshalb
beispielsweise ein unbegleiteter Umgang unterbunden werden müsse (ganz abgesehen von einer Übertragung des Sorgerechtes auf den
Kindesvater). Gutachtenaufträge betreffen daher in der Regel die Frage, ob eine solche pädophile Neigung vorliegt und inwiefern diese
gegebenenfalls eine Gefahr für das Kind bzw. die Kinder des Vaters

darstellen könnte. Sexualmedizinische Expertise ist umso mehr gefordert, als auch andere Präferenzstörungen (z. B. ein Fetischismus) in einem familiengerichtlichen Verfahren Gegenstand ähnlicher Vermutungen der Kindesmutter werden können. Stets wird das Modell zugrunde gelegt, dass ein möglicherweise präferenzgestörter Vater zugleich keinerlei Verhaltenskontrolle aufweist und bei jeder sich ergebenden Gelegenheit seine sexuellen Bedürfnisse ausleben und dabei auch die eigenen Kinder einbeziehen würde. Es ist damit zu rechnen, dass sich derartige Anfragen in zivilrechtlichen Verfahren häufen werden, für die sexualmedizinisch qualifizierte Gutachter benötigt werden.

Eher selten, wenn auch sexualmedizinisch relevant, sind hingegen Begutachtungen nach dem Betreuungsgesetz, etwa zur Frage der Sterilisation geistig Behinderter, in denen zum konkreten Schwangerschaftsrisiko, aber auch zu den sexualpädagogischen Möglichkeiten einer ungewollten Schwangerschaft Stellung genommen werden muss.

Einen großen Stellenwert wiederum nehmen Begutachtungen nach dem Transsexuellengesetz ein (► Abschn. 5.5.2), die von den für Fragen des Personenstandes zuständigen Amtsgerichten in Auftrag gegeben werden und eine Herausforderung darstellen, da immerhin zur Irreversibilität einer Geschlechtsidentitätsstörung Stellung genommen werden muss. Denn nur diese Irreversibilität kann Voraussetzung für eine Vornamensänderung nach dem Transsexuellengesetz sein, gleichwohl diese Gutachten dann von den Betroffenen in der Regel auch genutzt werden, um körperverändernde Maßnahmen zu erreichen. Es dürfte klar sein, dass lediglich die Wiedergabe der Auffassung eines Betroffenen, transsexuell zu sein, keine ausreichende Grundlage für eine Begutachtung darstellt, was zugleich die Kernproblematik beschreibt: Die Betroffenen fühlen sich häufig zu Unrecht auf den »Prüfstand« gestellt, weil sie selbst ja der Überzeugung sind, dass ihre Problematik durch eine (vermeintlich vorliegende) Transsexualität hinreichend erklärt wird. Sie sind kaum bereit, sich mit alternativen diagnostischen Einschätzungen überhaupt auseinanderzusetzen. Umso mehr ist hier die Orientierung an den vorliegenden Standards (Becker et al. 1997) erforderlich – weil hierdurch die größtmögliche Sicherheit besteht, tatsächlich dem dauerhaften Wohl der Patienten gerecht zu werden, anstatt voreilig eine sich dann als falsch herausstellende Diagnostizierung der Transsexualität zu bestätigen.

Begutachtungen nach dem Transsexuellengesetz

5.5.1 Begutachtung nach dem Strafgesetz

Im Zusammenhang mit forensischen Begutachtungen von (auch jugendlichen) Tätern, die sexuell übergriffige Handlungen begangen haben, betreffen die Fragen an den Sachverständigen die Schuldfähigkeit (§§ 20, 21 StGB) sowie ggf. die Unterbringung in einem psychiatrischen Krankenhaus (§ 63 StGB) oder auch in der Sicherungs-

Ausführliche Sexualanamnese im Hinblick auf eine sexuelle Präferenzstörung des Täters

verwahrung (§ 66 StGB); implizit auch immer die Prognose und Behandlung der zugrunde liegenden Störung sowie, speziell bei Jugendlichen, auch die strafrechtliche Verantwortungsreife (§ 3 JGG) und die Anwendung des Jugendstrafrechts auf Heranwachsende (§ 105 JGG).

Von besonderer Bedeutung ist es, bei Sexualstraftätern in Erfahrung zu bringen, ob die Tat auf eine **sexuelle Präferenzstörung des Täters** (z. B. eine Pädophilie oder einen Sadismus) zurückgeht oder ob von dem (dann nicht präferenzgestörten) Täter eine »Ersatzhandlung« begangen wurde, für die es wiederum unterschiedliche Gründe geben kann (z. B. eine Persönlichkeitsstörung, soziosexuelle Unerfahrenheit, geistige Behinderung etc.). Auf folgende Aspekte ist deshalb besonderes zu achten:

- **Detaillierte Analyse der Aktenangaben zu Tathergang, Tatortsituation, Äußerungen und Handlungen des Täters**

Mikroanamnese auch zu Tat und Täter

Da die Tat gelegentlich die erste (ausagierte) Manifestation einer Paraphilie sein kann, ist diese in die Bewertung einzubeziehen. Dabei ist stets vom Primat richterlicher Beweiswürdigung auszugehen, d. h. die Einbeziehung derartiger Erkenntnisse folgt den richterlichen Tatsachenfeststellungen.

- **Ausführliche Sexualanamnese**

Hierzu gehören insbesondere Informationen zu folgenden Themenbereichen:

- Rahmenbedingungen und Verlauf der (familiären) sexuellen Sozialisation;
- Entwicklung der geschlechtlichen Identität und der sexuellen Orientierung;
- Zeitpunkte, Verlauf (inkl. etwaiger Störungen und Erkrankungen) sowie Erleben der körperlichen sexuellen Entwicklung, insbesondere in der Pubertät;
- Entwicklung und Inhalte erotisch-sexueller Imaginationen/ Phantasien (Aufnahme, Frequenz und Ausgestaltung der Masturbation in Kindheit, Jugend, Erwachsenenalter und gegenwärtig);
- Daten, Ausgestaltung, Initiative und Erleben der soziosexuellen Entwicklung (»Doktorspiele«, erster Schwarm, erstes Date, erster Kuss, Petting, Geschlechtsverkehr, jeweils mit Geschlecht der Partner);
- Erleben sexueller und anderer gewalttätiger Übergriffe in Kindheit, Jugend und Erwachsenenalter (als Zeuge, Opfer oder Täter);
- ausführliche (Sexual-)Delinquenzanamnese:
  Hier sind frühere Urteile und ggf. Begutachtungen mit heranzuziehen. Dabei kann der Sachverständige auch Erkenntnisse aus früheren Verfahren gegen den Angeklagten nutzen, die ansonsten ggf. juristisch einem Verwertungsverbot unterliegen. Die Exploration hat sich – nach entsprechender rechtlicher Beleh-

rung des Probanden – auch auf nicht bekannt gewordene Taten zu erstrecken;
– bisherige Behandlungen psychischer und/oder sexueller Störungen oder Erkrankungen;
– Pornographiekonsum, Prostituiertenkontakte;
– Beziehungsanamnese inkl. sexueller Funktionen (Beginn, Initiative, Dauer, Ausgestaltung und Erleben von Partnerschaften, objektivierbare Daten zur Partnerschaftsanamnese wie Verlöbnisse, Eheschließungen, Elternschaft etc., sexuelle Praktiken, sexuelle Funktionsstörungen, ggf. Außenbeziehungen, Gewalt in Partnerschaften).

In der Regel ist die Befragung aktueller und/oder früherer Sexualpartner für die Unterstützung der Diagnosesicherung (bzw. auch für den Ausschluss paraphiler Neigungen) erforderlich (Fremdanamnese), da naturwissenschaftlich objektivierbare Methoden zur Feststellung bzw. zum Ausschluss einer (geleugneten oder fälschlich behaupteten) Paraphilie bislang fehlen. Bei der Begutachtung bedarf es der Beachtung des Zeugnisverweigerungsrechts der Angehörigen und des Ermittlungsverbots für den Sachverständigen. Im Gutachten verbleibende Unklarheiten müssen deutlich gemacht und dem Gericht Wege der Aufklärung aufgezeigt werden.

Bedeutung fremdanamnestischer Angaben

Wird eine **Paraphilie** diagnostiziert, ist daraufhin festzustellen, ob diese den Kriterien einer »schweren anderen seelischen Abartigkeit« im Sinne der §§ 20/21 StGB entspricht – eine Diskussion, die stets an der Nahtstelle zwischen Medizin und Recht zu führen ist. Schließlich muss dann geprüft werden, ob und wie diese als »schwere andere seelische Abartigkeit« eingeordnete Paraphilie die **Steuerungsfähigkeit zum Zeitpunkt der Tatbegehung** (!) beeinflusst hat. Diese Frage steht erst recht unter dem juristischen Primat. Der Sachverständige gibt dem Gericht lediglich wissenschaftlich begründete Empfehlungen und benennt Voraussetzungen für die richterliche Zuerkennung des § 21 StGB (Dekulpierung) oder des § 20 StGB (Exkulpierung). Fachliche Kriterien und eigene Grenzen der Erkenntnis- und Einfühlungsmöglichkeiten sind im Gutachten zu erörtern und als Sachverständigenempfehlung dem Gericht zu dessen Entscheidungsfindung vorzuschlagen. Entsprechend den Mindestanforderungen für Schuldfähigkeitsgutachten (Boetticher et al 2005) bedarf es zur sachverständigen Einordnung einer Paraphilie als **schwerer anderer seelischer Abartigkeit** im Sinne der §§ 20/21 StGB der Überprüfung folgender Gegebenheiten:
– des Anteils der Paraphilie an der Sexualstruktur (exklusiver Typ, Hauptströmung vs. nicht-exklusiver Typ, Nebenströmung);
– der Intensität des paraphilen Musters im Erleben (wenig bis stark dranghaft);
– der Integration der Paraphilie in das Persönlichkeitsgefüge (ich-synton vs. ich-dyston);

Die Einordnung der Paraphilie als »schwere andere seelische Abartigkeit« im Sinne der §§ 20/21 StGB

  — der bisherigen Thematisierung der Paraphilie – auch im Rahmen eines Strafverfahrens, einer Begutachtung oder einer Behandlung (d. h. **vor** dem zur Begutachtung führenden Index-Delikt);

  — der bisherigen Fähigkeit des Probanden zur Kontrolle paraphiler Impulse (d. h. **vor** dem zur Begutachtung führenden Index-Delikt).

Eine »schwere andere seelischen Abartigkeit« ist bei folgenden Befunden **zu diskutieren**:

— Die Sexualstruktur ist weitestgehend durch die paraphile Neigung bestimmt;

— eine ich-dystone Verarbeitung führt zur Ausblendung der Paraphilie, die damit der willentlichen Kontrolle entzogen ist;

— eine progrediente Zunahme und »Überflutung« durch dranghafte paraphile Impulse mit ausbleibender Satisfaktion dynamisiert das Erleben und den Impuls zur Umsetzung auf der Verhaltensebene;

— andere Formen soziosexueller Gratifikation sind dem Betreffenden nicht verfügbar (signifikante und belegbare soziosexuelle Valenzeinschränkung) – auch bedingt durch (zu beschreibende) Persönlichkeitsfaktoren und/oder (zu belegende) sexuelle Funktionsstörungen.

Frage der verminderten Steuerungsfähigkeit

Die Beurteilung der Steuerungsfähigkeit erfordert eine detaillierte Analyse der Tatumstände (Zusammentreffen und Beziehung zwischen Täter und Opfer) sowie des Tatverlaufs und des Tatorts (Verhalten vor, während und nach der Tat, Modus operandi, d. h. u. a. verbale Äußerungen des Täters, Hinweise auf ritualisiertes Vorgehen, Mitnahme oder Hinterlassen von Gegenständen, Anwendung von Gewalt und etwaige Verletzungsmuster etc.).

Die Quantifizierung einer Paraphilie als »schwere andere seelischen Abartigkeit« bewirkt nicht automatisch eine erhebliche Verminderung der Direktionsfähigkeit zum Zeitpunkt der Tat. Allerdings erschließt sich gelegentlich (sofern die Tat Erstmanifestation der Paraphilie ist) der Schweregrad einer Paraphilie erst aus dem Verhalten des Täters bei der Tat.

Opportunistische Ersatzhandlungen oder forcierter sinnlicher, möglicherweise auch orgastischer »Kick«, hedonistischer Reizhunger bei ansonsten unproblematischer Sexualität und Partnerschaft indizieren keine Einschränkung der Steuerungsfähigkeit. Unbesonnenes, situativ unverständliches, irrationales Tatverhalten ist für sich genommen kein Kriterium dafür, ob dieses in den normkonformen oder paraphilen Bereich fällt.

Post-festum-Einlassungen des Angeklagten über seine Motive und Intentionen zum Zeitpunkt der Tat mit teilweise grotesken Umdeutungen oder Umattributierungen (z. B. hinsichtlich behaupteter Eigeninitiative des Opfers oder fehlendem Sexualbezug der Handlung) rechtfertigen für sich allein betrachtet noch nicht die Annahme einer erheblich verminderten Direktionsfähigkeit zum Zeitpunkt der Tat und können etwa durch den Erlass eines Schweigegebots u. ä. decouvriert werden.

Wurde bei dem Angeklagten in einem früheren einschlägigen Verfahren eine forensische Begutachtung durchgeführt, in deren Rahmen ihm seine paraphile Neigung verdeutlicht wurde, und/oder war diese Neigung in der Vorgeschichte Gegenstand therapeutischer Interventionen, so kann in der Regel (zumindest bei normal intelligenten Probanden) nicht mehr von einem ausblendenden Verarbeitungsmodus mit relevanten Auswirkungen auf die Steuerungsfähigkeit zum Zeitpunkt der aktuell vorgeworfenen Tat ausgegangen werden.

Bei chronisch-defizitären Vollzügen aufgrund von sexuellen Funktionsstörungen mit drohendem Partnerverlust, weiterhin bei (insbesondere ich-dystoner) pädophiler Nebenströmung in Krisen oder starken Versuchungssituationen kann eine erheblich verminderte Steuerungsfähigkeit ernsthaft erörtert und ggf. als grenzwertig vorhanden interpretiert werden.

Eine **forensisch relevante Beeinträchtigung der Steuerungsfähigkeit** kann bei Vorliegen folgender Aspekte einer festgestellten »schweren anderen seelischen Abartigkeit« diskutiert werden (Boetticher et al. 2005):

- Konflikthafte Zuspitzung und emotionale Labilisierung in der Zeit vor dem Delikt mit vorbestehender und länger anhaltender triebdynamischer Ausweglosigkeit (z. B. pädophile Hauptströmung, okkupierender Fetischismus oder Sadismus);
- Tatdurchführung auch in sozial stark kontrollierter Situation;
- abrupter, impulshafter Tatablauf (die Tatbegehung als paraphil gestaltetes und offenbar vorher – etwa in der Phantasie – »durchgespieltes« Szenario ist jedoch kein unbedingtes Ausschlusskriterium für eine Verminderung der Steuerungsfähigkeit);
- archaisch-destruktiver Ablauf mit ritualisiert wirkendem Tatablauf und Hinweisen für die Ausblendung von Außenreizen.

Relevante konstellative Faktoren (z. B. Alkoholintoxikation) sind ebenso zu bewerten wie das Vorliegen auffälliger Persönlichkeitszüge, Merkmale einer Persönlichkeitsstörung oder eingeschränkter Intelligenz, die kumulativ eine erhebliche Minderung der Steuerungsfähigkeit zum Zeitpunkt der Tat bewirken können.

Beurteilungskriterien

Beurteilung der »schweren anderen seelischen Abartigkeit«

1. Eine exklusive Paraphilie (Hauptströmung) muss keineswegs immer das Ausmaß einer »schweren anderen seelischen Abartigkeit« erreichen (bei ichsyntoner Verarbeitung, geringer sexueller Appetenz, fehlender Progredienz etc.).

2. Eine nicht-exklusive Paraphilie kann bei ich-dystoner Verarbeitung und Vorliegen bestimmter Persönlichkeitsfaktoren (z. B. erheblicher soziosexueller Selbstunsicherheit) und/oder funktioneller Beeinträchtigungen (z. B. andauernder Erektionsstörung bei einverständlichen

Sexualkontakten mit altersadäquaten Partnern), trotz prinzipiell bestehender normkonformer sexueller Ansprechbarkeit, in definierten krisenhaften Situationen, die mit fehlenden soziosexuellen Verhaltensalternativen einhergehen (z. B. Partnerverlust, chronische sexuelle Kränkungen), den Grad einer »schweren anderen seelischen Abartigkeit« erreichen.

5.5.2   Begutachtung nach dem Transsexuellengesetz

Gesetzliche Möglichkeit, den Personenstand dem empfundenen Geschlecht anzupassen

Bei dem seit 1981 gültigen Gesetz über die Änderung der Vornamen und die Feststellung der Geschlechtszugehörigkeit in besonderen Fällen (Transsexuellengesetz – TSG) handelt es sich um die in Deutschland einzige Lex specialis, die ausschließlich zur Linderung des Leidens einer besonderen Patientengruppe geschaffen wurde – der Menschen mit transsexueller Geschlechtsidentitätsstörung. Es sieht zwei Möglichkeiten vor:
- Die **Vornamensänderung** entsprechend dem Zugehörigkeitsempfinden zum anderen Geschlecht bei unverändertem Eintrag des Geburtsgeschlechts in Geburtenregister und Standesamtspapieren (§ 1 TSG).
- Die darüber hinausgehende **Personenstandsänderung**, d. h. auch die Änderung des Geschlechtseintrags im Geburtsregister (§ 8 TSG).

Der Patient richtet seinen Antrag an das Amtsgericht am Sitz des für seinen Wohnsitz zuständigen Landgerichts. Dort wird der Richter für Personenstandsangelegenheiten zwei Gutachten gemäß § 1 bzw. §§ 1, 8 TSG einholen. Denn dies ist eine weitere Besonderheit des TSG: In kaum einem anderen Verfahren ist das Gericht derart abhängig von der Stellungnahme der Sachverständigen.

Umfassende Begutachtung durch zwei Sachverständige

Das Gericht darf einem Antrag nach § 1 nur stattgeben, nachdem es die Gutachten von zwei Sachverständigen eingeholt hat, die aufgrund ihrer Ausbildung und ihrer beruflichen Erfahrung mit den besonderen Problemen der Transsexualität ausreichend vertraut sind. Die Sachverständigen müssen unabhängig voneinander tätig werden; in ihrem Gutachten haben sie auch dazu Stellung zu nehmen, ob sich nach den Erkenntnissen der medizinischen Wissenschaft das Zugehörigkeitsempfinden des Antragstellers mit hoher Wahrscheinlichkeit nicht mehr ändern wird.

Den Sachverständigen erwächst somit eine hohe Verantwortung: Immerhin müssen sie nicht nur einen Zustand und dessen bisherigen Verlauf, sondern seine zukünftige (lebenslange) Irreversibilität feststellen und zwar mit hoher Wahrscheinlichkeit.

Diese Festschreibung einer Irreversibilitätsprognose für die Vornamensänderung gem. § 1 TSG straft deren Bezeichnung als »kleine Lösung« (da es eben »nur« um den Vornamen geht) Lügen. Tatsächlich fordern (und erlangen) nicht wenige Patienten mit Geschlechtsidentitätsstörung, bei denen nach entsprechender Begutachtung eine Vornamensänderung durchgeführt wurde, eine geschlechtsumwandelnde Operation. Sie verweisen darauf, dass in beiden Gutachten die Irreversibilität ihrer Rollentransposition festgestellt worden sei; anderenfalls wäre ja ihr Vorname nicht geändert worden.

> **Die Begutachtung gem. § 1 TSG (Vornamensänderung) muss besonders sorgfältig sein. Das Gutachten zur Vornamensänderung sollte den dezidierten Hinweis enthalten, dass es keine Operationsindikation darstellt!**

Allerdings hat sich die Praxis eingebürgert, dass Operateure sich an derartigen Gutachten orientieren. Dies ist auch insofern nachvollziehbar, als

— bislang ausreichende Expertenschaft in Deutschland nicht immer sicher erkennbar ist und

— qua Gesetzestext die Irreversibilität der Rollentransposition festgestellt werden muss.

Umso wichtiger ist es, dass nachweislich qualifizierte Sexualmediziner und Sexualtherapeuten mit der Begutachtung betraut werden.

Die »**Standards der Behandlung und Begutachtung von Transsexuellen**« beschreiben folgende Mindestanforderungen an die Gutachten nach TSG:

»Ziel der Begutachtung ist es, die Entwicklung der Geschlechtsidentität und ihrer Störung (unter Vergegenwärtigung der Besonderheiten von Mann-zu-Frau- und Frau-zu-Mann-Transsexuellen) im psychosozialen Umfeld mit seinen jeweiligen Einflussfaktoren in den aufeinanderfolgenden Lebensphasen nachzuzeichnen. Der Gutachter soll sich, wenn erforderlich, zusätzliche Informationen beschaffen, unter denen Angaben wichtiger Bezugspersonen (Fremdanamnese) und psychologisch-medizinische Befunde besondere Bedeutung haben. Die Beurteilung soll wissenschaftlich begründet sein und eine kritische informationsverarbeitende Diskussion einschließen. Eine Zusammenfassung des Probanden- bzw. des Patientenberichts über subjektives Empfinden oder die Wiedergabe der Selbstinterpretation seines Lebenslaufes allein ist keine gutachterliche Urteilsbildung. Ebenso wichtig wie die Einfühlung in die Subjektivität der transsexuellen Überzeugung ist die kritische Aufmerksamkeit für objektivierbare Aspekte des Verhaltens. Das Vorliegen der Voraussetzungen zur Vornamensänderung muss aus der Beurteilung schlüssig hervorgehen.« (Becker et al. 1997)

Standards

> **Im Rahmen der Begutachtung müssen differenzialdiagnostisch ausgeschlossen werden:**
>   — **Unbehagen, Schwierigkeiten oder Nichtkonformität mit den gängigen Geschlechtsrollenerwartungen,**
>   — **partielle oder passagere Störung der Geschlechtsidentität (etwa bei Adoleszenzkrisen),**
>   — **Schwierigkeiten mit der geschlechtlichen Identität, die aus der Ablehnung einer homosexuellen Orientierung resultieren,**
>   — **psychotische Verkennung der geschlechtlichen Identität sowie schwere Persönlichkeitsstörungen mit Auswirkung auf die Geschlechtsidentität und**
>   — **Transvestitismus und transvestitischer Fetischismus.**

Differentialdiagnosen

Für die Diagnostik ist der Rückgriff auf die Alltagserprobung oder Alltagserfahrung unerlässlich: Der Patient lebt kontinuierlich und in allen sozialen Bereichen im gewünschten Geschlecht, um notwendige Erfahrungen zu sammeln und diese mit seinen Therapeuten auszuwerten (»begleiteter Alltagstest«), weshalb – nach Entbindung von der Schweigepflicht – eine Kontaktaufnahme mit letzteren stattfinden muss.

Interpretation der im TSG genannten Voraussetzungen

Die im TSG genannten Voraussetzungen sind folgendermaßen zu interpretieren:

- Transsexuelle »Prägung« ist nicht verhaltensbiologisch zu verstehen, sondern als schrittweise und multifaktorielle Entwicklung der Transsexualität, die rekonstruierend bewertet werden muss.
- Der mindestens 3-jährige »Zwang« soll die Unmöglichkeit, sich mit dem Geburtsgeschlecht zu versöhnen sowie die anhaltende innere Gewissheit (deren Konstanz möglichst aus dem Verlauf des sogenannten Alltagstests zu bewerten ist), dem anderen Geschlecht anzugehören, unter Beweis stellen.
- Die »hohe« Wahrscheinlichkeit der Unveränderbarkeit des Zugehörigkeitsempfindens zum anderen Geschlecht bezieht sich auf den derzeitigen medizinischen Wissensstand und ist aus den diagnostischen, anamnestischen und lebenssituativen Belegen für eine irreversible transsexuelle Entwicklung zu prognostizieren (ebd., S. 137).

Die Begutachtung zur Personenstandsänderung – auch »große Lösung« genannt – wird sich nach einem Beschluss des Bundesverfassungsgerichts vom 11. Januar 2011 (vgl. 1 BvR 3295/07) an der geforderten gesetzlichen Neuregelung des § 8 Abs. 1 Nr. 3 (dauernde Fortpflanzungsunfähigkeit) und Nr. 4 des TSG (»deutliche Annäherung an das körperliche Erscheinungsbild des anderen Geschlechts« durch einen operativen Eingriff) orientieren müssen. Diese beiden Kriterien – zu denen bisher für eine personenstandsrechtliche Anerkennung sachverständig Stellung genommen werden musste – sind nach Auffassung des Bundesverfassungsgerichts mit dem Recht auf sexuelle Selbstbestimmung und körperliche Unversehrtheit unvereinbar. Zwar ist es verfassungsrechtlich nicht zu beanstanden, dass der Nachweis der Stabilität und Irreversibilität des transsexuellen Empfindens und Lebens geprüft werde, aber die beiden genannten Anforderungen des TSG sind dafür zu hoch und es bedarf daher einer neuen, für die Betroffenen zumutbaren, näheren Bestimmung durch den Gesetzgeber. Diese bleibt also abzuwarten. Gleichwohl wird man dann – wie bisher – an eine zuvor durchgeführte Begutachtung gem. § 1 TSG anknüpfen können.

Prinzipien sexualmedizinischer Therapie

6.1   Grundlagen der Herangehensweise – 86
6.1.1   Krankheitszentrierte Anteile der Sexualtherapie – 86
6.1.2   Patientenzentrierte Anteile der Sexualtherapie – 86
6.1.3   Die Doppelrolle des Therapeuten als Experte und »Begleiter« – 89
6.1.4   Wurzeln der syndyastischen Herangehensweise – 91

6.2   Sexualberatung – 93
6.2.1   Indikation und Schwerpunkte – 93
6.2.2   Syndyastische Fokussierung am Beispiel einer Paarberatung – 98
6.2.3   Sexualität und Partnerschaft im Alter – 103

6.3   Sexualtherapie – 106
6.3.1   Ziele der Sexualtherapie – 106
6.3.2   Therapiebeginn: Motivation und Setting – 108
6.3.3   Die neuen Intimerfahrungen – das praktische Vorgehen – 112
6.3.4   »Genaues Nachfragen« – 118
6.3.5   Syndyastische Sexualtherapie bei Störungen der sexuellen
             Präferenz – 121

6.4   Integration somatischer Therapieoptionen – 123

6.5   Ausführliche Fallberichte – 125
6.5.1   Fallbericht A – 125
6.5.2   Fallbericht B – 127
6.5.3   Fallbericht C – 129
6.5.4   Fallbericht D – 134
6.5.5   Fallbericht E – 136

6.6   Ausblick auf die Zukunft der (Intim-)Beziehungen – 139

6.7   Weiterbildung in Sexualmedizin – 140

6.1   Grundlagen der Herangehensweise

Sexualmedizin kann – wie grundsätzlich jede medizinische Disziplin – auf zwei Arten verstanden und praktiziert werden: Schwerpunktmäßig »krankheitszentriert« und schwerpunktmäßig »patientenzentriert«. Idealtypischerweise findet sie »paar- und beziehungszentriert« statt.

6.1.1   Krankheitszentrierte Anteile der Sexualtherapie

Somatisch orientierte Herangehensweise

Hier geht es primär um »Störungen«: der sexuellen Funktionen, der Geschlechtsidentität, der sexuellen Präferenzen und des sexuellen Verhaltens.

Die **Pathogenese** steht im Mittelpunkt des primär naturwissenschaftlichen Interesses. Anatomie, Physiologie, Neuro-Endokrinologie usw. sind bevorzugte Themen.

Diagnosen werden anhand gängiger Klassifizierungen durch anamnestische Erhebung von Fakten, klinischen Untersuchungen, Laborbefunden (inklusive Hormonanalysen), Funktionstests etc. erstellt und als »Krankengeschichte« festgehalten.

Die **Therapie** ist auf die möglichst rasche und wirksame Beseitigung der Störung, d. h. auf die Wiederherstellung der normalen Funktion gerichtet. Dafür stehen das ärztliche Gespräch, pharmakologische, operative und technische Methoden zur Verfügung, die zumeist nur beim Symptomträger selbst zur Anwendung kommen. Beispiele hierfür sind z. B. bei den häufigsten Indikationen, den sexuellen Funktionsstörungen, die reflexartige Verordnung von Phosphodiesterase-5-Hemmern bei Erektionsstörungen ohne umfangreichere Exploration, geschweige denn Gespräche mit dem Paar, die Behandlung eines Vaginismus mit dilatierenden Maßnahmen, ohne je den männlichen Partner zu sehen oder die Verabreichung von Hormonen, z. B. Testosteron, bei Störungen des sexuellen Verlangens als Therapie der »ersten Wahl« (die Liste ließe sich fortsetzen).

6.1.2   Patientenzentrierte Anteile der Sexualtherapie

Ganzheitlich orientierte Herangehensweise

In der patientenzentrierten (d. h. paar- und beziehungsorientierten Sexualmedizin) geht es um eine möglichst **ganzheitliche Heilkunde**: Nicht eine abstrakte Krankheit oder Störung soll behandelt werden, auch nicht bloß ein erkrankter Mensch in seiner Einmaligkeit, es geht vielmehr um das Verstehen einer Störung, die in einer Beziehung oder einem Beziehungsgeflecht aufgetreten ist, also immer wenigstens zwei Individuen und ihre Beziehung zueinander betrifft. Das bedeutet, nicht nur der Symptomträger, sondern beide Partner sind betroffen: Zwei geschlechtstypisch geprägte Menschen mit ihren spezifischen Biographien und den daraus erwachsenen »Weltsichten« – z. B. die Einstellung zur Sexualität betreffend – interagieren, wobei sich körperliche, psychische und soziale Faktoren in untrennbarer Wechselwirkung bei jedem Einzelnen und ebenso interindividuell innerhalb des Paares gegenseitig beeinflussen (ermöglicht z. B. durch die Funktion der Spiegelneurone). Dieser tatsächlich gegebenen Komplexität muss sich sexualmedizinisches Denken und Handeln bewusst sein, auch wenn dies hier nur angedeutet werden kann. Eine Beurteilung der vorliegenden Situation ist also nur möglich, wenn das Paar in seiner Interaktion gesehen wird. Dabei steht nicht die Pathogenese, sondern die **Salutogenese** im Zentrum des Interesses, also nicht nur die Behebung einer Fehlfunktion, sondern die Förderung gesundmachender und gesunderhaltender Elemente, in Summe der Paarzufriedenheit insgesamt.

Dies bedeutet nicht, dass man die verschiedenen denkbaren Ursachenebenen aus dem Blick verliert, sondern dass man sie um die somatischen Befunde ergänzt.

Pathogenese und Salutogenese

Beispiel: Lustlosigkeit nach der Entbindung und während des Stillens

An der Abnahme des sexuellen Verlangens sind sowohl die gesamte körperliche, im Besonderen die hormonelle (hohe Progesteron und Prolaktinspiegel) Umstellung ursächlich beteiligt, als auch der »Stress« (Eustress oder Dysstress) aus der gesamten Lebenssituation:

- War die Schwangerschaft Ausdruck eines gemeinsamen Kinderwunsches oder ist sie gegen den Willen der Frau entstanden?
- Wurde evtl. eine Abtreibung in Erwägung gezogen, von wem und wie wurde die Frage geklärt?
- Wie haben der Partner und »die Familie« auf die Mitteilung der Gravidität reagiert (hohes Kränkungspotential bei ambivalenter oder ablehnender Reaktion) und wie tatkräftig hat sich die Schwangere durch ihn/sie unterstützt gefühlt?
- Wie ist sie (und wie ist ihr Partner!) mit den Veränderungen von Körper- und Selbstbild (Rolle als Partnerin, Geliebte und/oder als Mutter) zurechtgekommen etc?

Untersuchungen haben gezeigt, dass in dieser kritischen Lebensphase häufig die Zärtlichkeit abnimmt und die Kommunikation sich verschlechtert, bei Primiparae stärker als bei Multiparae (Seiwald 1996). Dazu kommen in unserer eher kinderfeindlichen Gesellschaft u. U. fehlende Anerkennung oder Unterstützung aus der Umwelt und die Bedeutung weiterer möglicher Stressfaktoren wie gesundheitliche, berufliche, finanzielle und Wohnraumsituation usw. Es wäre viel zu kurz gegriffen, sich nur auf die »Hormone« zu konzentrieren, die gleichwohl ebenfalls berücksichtigt werden sollten.

Anstelle der üblichen »klinischen Diagnose« tritt eine dynamisch sich entwickelnde »**Gesamtdiagnose**«, bei der nicht nur Fakten, son-

Erhebung der »Gesamtdiagnose«

dern v. a. deren subjektive Bedeutung, also die »Bedeutungs- oder Leidensgeschichte«, wichtig sind. Michael Balint (1957) spricht von der »herkömmlichen« und der »umfassenden« Diagnose. Sie umfasst den jeweiligen Gesamterkenntnisstand über dieses Paar und seine Partnerschaft bzw. über diesen einzelnen Patienten, d. h. sie schließt auch die klinische Diagnose ein, beschränkt sich aber nicht darauf.

Beispiel Erektionsstörung

Fehldeutungen der Partnerin eines **erektionsgestörten Mannes** im dem Sinn: »Du brauchst eine Tablette, damit Du mit mir schlafen kannst, also liebst Du mich nicht« lassen sich nur durch deren vorherige Einbeziehung vermeiden.

Bezogen auf das oben angeführte Beispiel kann die Verordnung von PDE-5-Hemmern sehr sinnvoll sein, nachdem in einem ausführlichen Gespräch, in der Regel einem Paargespräch, abgeklärt wurde, ob die Wiederherstellung der Erektionsfähigkeit überhaupt von der Partnerin (oder vom Partner) erwünscht ist, welche Bedeutung Sexualität bzw. der Koitus in der Beziehung haben, wie es um die sexuelle Präferenz und Zufriedenheit bestellt ist und nicht zuletzt, wie der physiologische Ablauf einer Erektion durch die Medikation beeinflusst wird.

> ❯ **Es geht nicht um ein entweder krankheits- oder patientenzentriertes Modell, sondern um die Vermeidung von Einseitigkeiten in beide Richtungen: Weder rein somatotherapeutisches noch rein psychotherapeutisches Vorgehen wird der Lebenswirklichkeit gerecht, erforderlich ist ein biopsychosozialer, paar- und beziehungsorientierter Ansatz. Zielführend ist dementsprechend ein »sowohl – als auch«.**

Beispiel Vaginismus

Ähnliches gilt für die Abklärung eines **Vaginismus**problems:
- Wie und aus welchen (Hinter-) Gründen hat sich das Paar bisher arrangiert?
- Welche Bedeutung spielt die Sexualität in der Beziehung für beide Partner?
- Geht es nur um die Fortpflanzungsdimension der Sexualität, um den Kinderwunsch (der Großeltern in spe)?
- Wurde der Partner in Lösungsversuche mit einbezogen etc?

Beispiel Libidoverlust

Erst recht wird bei **Libidoverlust** zuerst nach den naheliegenden Ursachen in der Beziehung, z. B. dem Verständnis von »Sex und Liebe«, letztlich nach dem Ausmaß von Erfüllung und Frustration der psychosozialen Grundbedürfnisse zu fragen sein, bevor Hormone verschrieben oder Prolaktinspiegel bestimmt werden. Selbst bei eindeutig hormonell beeinflussten Libidoveränderungen, etwa postpartal oder während der Laktation, kommt den Einflüssen der Beziehungsqualität entscheidende Bedeutung zu. Es ist noch zu wenig bekannt, dass positive Beziehungserfahrungen im Erleben von Intimität ihrerseits Hormone freisetzen, z. B. das Bindungshormon Oxytocin, das sich Vertrauen fördernd, Angst und Stress reduzierend und, im Zusammenspiel mit Dopamin, Endorphinen, weiteren Neurotrans-

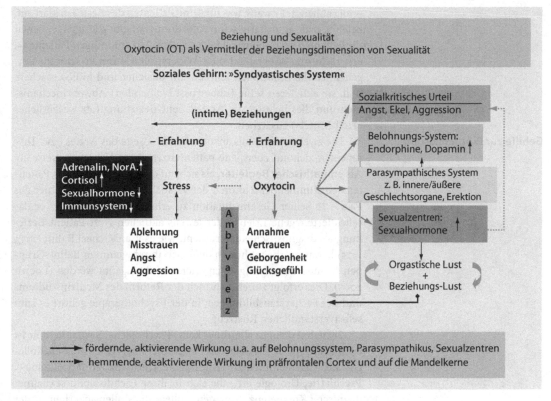

Abb. 6.1 Oxytocin gilt als eines der neurobiologischen Substrate der Beziehungsdimension von Sexualität

mittern und den Sexualhormonen, vitalisierend und harmonisierend auswirkt. Schon vor Jahren schrieb J. Bauer (2005): » gute zwischenmenschliche Beziehungen … stellen die am besten wirksame und völlig nebenwirkungsfreie 'Droge' gegen seelischen und körperlichen Stress dar«. Diese »Hormon-Eigentherapie« könn(t)en – und sollten – sich die Partner jederzeit selbst verschreiben, besonders bei »Hormon-Mangelzuständen« (❏ Abb. 6.1). Im Folgenden wird in diesem Sinne von einer biopsychosozialen, paar- und beziehungszentrierten Sexualtherapie die Rede sein.

Neurobiologie der Paarbindung

6.1.3 Die Doppelrolle des Therapeuten als Experte und »Begleiter«

Mit krankheits- und patientenorientierter Perspektive sind aber auch 2 Schwerpunkte ärztlichen Selbstverständnisses bzw. therapeutischer Identität und Rollensicherheit angesprochen. Zumindest im deutschen Sprachraum wurde im bisherigen Medizinstudium v. a. ein Bild des Arztes vermittelt, das ihn wohl als zugewandten Helfer und Heiler, zugleich aber als »objektiv« (natur-) wissenschaftlich denkenden, u. U. distanziert beobachtenden **Experten** und verantwortlichen Problemlöser darstellt, von dessen Wissen und Können der Therapie-

Ärztliches Selbstverständnis als Experte und Gehilfe

erfolg abhängt. Er weiß, was für seine Patienten das Beste ist, klärt auf, belehrt, trifft autoritativ seine Anordnungen, gibt Ratschläge, denen die Patienten vertrauensvoll folgen sollen. Mit »mündigen Patienten«, erst recht mit Widerstand oder Widerspruch, kann er schlecht umgehen; starke Emotionen können ihn unsicher und hilflos machen, d. h. sie aktivieren seine (unbewusst bleibenden) Abwehrmechanismen und dies belastet die Arzt-Patient-Beziehung (als wesentliches »Heil-Mittel«) zusätzlich.

Gehilfe zur Problemlösung

Die zweite – ebenfalls anzustrebende – Seite des Arztes bzw. Therapeuten zielt auf eben jene patientenzentrierte Vorgehensweise ab: Als **empathischer Begleiter**, als sich auf die »Wellenlänge des Patienten« einstimmender Zuhörer, der versucht, den Patienten – hier das Paar – in seiner Gesamtsituation zu erfassen. Dabei benutzt er das reflektierte eigene Erleben der jeweils aktuellen Arzt-Patient-Beziehung als diagnostisches Instrument, wie es v. a. Michael Balint (1957, 1975) herausgearbeitet hat. In den nach ihm benannten Balint-Gruppen können diese Fähigkeiten erlernt und eingeübt werden (Loewit 2005). Dies erfolgt zunehmend seit der Reform des Medizinstudiums und der Facharztausbildungen, in der Psychotherapie gehört es zum selbstverständlichen Rüstzeug.

Sexualmedizin ist allerdings kein »Psychofach«! Sexualtherapie ist auch keine spezielle Form von Psychotherapie; daher müssen Kollegen aus Allgemeinmedizin, Andrologie, Dermatologie, Gynäkologie, Psychiatrie, Urologie etc., die sich in ihrer Fachdisziplin sexualmedizinische Kompetenz erwerben wollen, die Rollensicherheit in der neuen Identität als Begleiter, Katalysator, Spiegel, Hebamme, Gehilfe zur Problemlösung (durch den Patienten bzw. das Paar) erst erwerben und vertiefen (▶ Abschn. 6.5).

Dies trifft – über die für jeden Arzt und Therapeuten erforderliche Entwicklung der »zweiten Identität« hinaus – zusätzlich in besonderer Weise auf den paarbezogenen Ansatz in der sexualmedizinischen Diagnostik und Therapie zu, der in keiner anderen medizinischen Disziplin eine nennenswerte Rolle spielt. Daher kann in verunsichernden Situationen auf keine diesbezüglichen Vorerfahrungen zurückgegriffen werden und es liegt nahe, in die gelernte Rollensicherheit zurückkehren zu wollen. Das bedeutet konkret, wiederum als Experte und Wissender, d. h. als Verantwortlicher für die Lösung der Probleme des Paares zu agieren, während man tatsächlich bezüglich der Beziehung des Paares ein »Nicht-Wissender« ist, angewiesen darauf, nachzufragen und zu beobachten, wobei die Lösung der Probleme Aufgabe des Paares bleibt.

> ❯❯ Das Paar heilt sich selbst, der Therapeut bietet die nötige »geschützte Werkstatt« und sorgt für den Fortgang des Prozesses; mit der Expertenrolle wäre er überfordert, was die Paar-Beziehung betrifft.

Es ist also entscheidend, dass er sich beider Rollen, der des Experten und der des Gehilfen, bewusst ist, beide zur Verfügung hat, sich in beiden sicher fühlt und sie – v. a. im Paar-Setting – entsprechend einsetzen kann. Diese Fähigkeit zu vermitteln und einzuüben, ist eine unabdingbare Forderung an jede Ausbildung in Sexualtherapie und dafür wird Zeit benötigt.

6.1.4 Wurzeln der syndyastischen Herangehensweise

Eine patientenzentrierte, paar- und beziehungsorientierte Sexualmedizin trägt v. a. unter anthropologischen Aspekten den menschlichen Gegebenheiten Rechnung: Es wurde bereits betont, dass der Mensch – wie auch andere Arten vor ihm, im Besonderen seine Säugetier- bzw. Primaten-Verwandten – ein auf Bindung angelegtes und angewiesenes Wesen ist. Dabei kommt der Zweierbeziehung besondere Bedeutung zu: Jede Lebensgeschichte beginnt als Mutter-Kind-Beziehung und in jeder Lebensgeschichte entsteht immer wieder die Sehnsucht nach besonders umfassenden und intensiven, eben intimen, Freundschafts- bzw. Liebesbeziehungen, deren Erfüllung in aller Regel in Paar-Bindungen gesucht wird bzw. zu Paar-Bildungen führt. Das ist uraltes Menschheitswissen. Im europäischen Kulturkreis hat der große Philosoph und Universalgelehrte Aristoteles (384–322 B.C.) in seiner Nikomachischen Ethik dafür das Wort »syndyastikos« geprägt und darunter »auf die Zweierbeziehung hin angelegt« verstanden, wodurch das «Einander-vertraut-Werden« und die daraus erwachsende »Zugehörigkeit« entstünde. In modernem Verständnis spricht er damit die bereits eingangs erwähnten transkulturell-universalen psychosozialen Grundbedürfnisse nach Zugehörigkeit, umfassender Akzeptanz, Wertschätzung und Entfaltungsmöglichkeit, Nähe, Wärme, Geborgenheit und Sicherheit an, die – geschlechtsunabhängig – auch als biopsychosoziale Existenzminima anzusehen sind. Ihre Erfüllung ist zentrales Thema in allen mitmenschlichen Beziehungen, besonders in Freundschafts- und Liebesbeziehungen, und bestimmt deren Qualität. Mit syndyastisch wird also in Anlehnung an den aristotelischen Begriff die stammesgeschichtlich angelegte innere Programmierung des Menschen auf Bindung und Beziehung bezeichnet; sie dient zur existentiell notwendigen Erfüllung biopsychosozialer Grundbedürfnisse und erfolgt im abendländischen Kulturkreis vorzugsweise in Form der Zweierbeziehung bzw. Paarbildung (Beier u. Loewit 2004).

> Die beschriebene biopsychosoziale Verursachung sexueller Störungen erfordert auch eine entsprechende therapeutische Herangehensweise, also die Kombination von Methoden der »sprechenden Medizin« mit jenen der somatisch-medikamentösen Intervention (Rösing et al. 2009).

Am Beispiel der Versorgung bei Erektionsstörungen nach **radikaler Prostatektomie** bei Prostatakarzinom in Deutschland konnten

Der Begriff »syndyastikós« wurde von Aristoteles geprägt

6

Herkommer et al. (2006) zeigen, dass bei langfristiger Anwendung ausschließlich medikamentöser oder mechanischer Therapiemittel die Behandlungszufriedenheit der Patienten deutlich geringer war, als von den behandelnden Urologen eingeschätzt wurde. Auch bei der Auswahl der Therapiemittel waren die Patientenangaben deutlich diskrepant zur Einschätzung ihrer Behandler. Befragungen zum Stellenwert von Partnerschaft, nicht-genitaler Sexualität (Austausch von Zärtlichkeiten) und genitaler Sexualität (Geschlechtsverkehr) bei Prostatakarzinombetroffenen und ihren Partnerinnen zeigten, dass vor und nach einer radikalen Prostatektomie lediglich die Bedeutung genitaler Sexualität bei beiden Geschlechtern abnahm. Partnerschaft und die Bedeutung von körperlicher Zuwendung behielten einen unverändert hohen Stellenwert (Rösing u. Berberich 2004). Die höhere Wertigkeit von Erfüllung psychosozialer Vertrautheit, Nähe und Geborgenheit im Vergleich zum Streben nach sexuell-erotischer Befriedigung wurde auch in anderen Untersuchungen nachgewiesen (Deneke 1999).

> **Sexualmedizinische Interventionen basieren grundsätzlich auf der Berücksichtigung der biopsychosozialen Bezüge von Sexualität und auf der systematischen Einbeziehung des Paar- und des Kommunikationsaspekts. Solche Modifikationen des gewohnten Patientenbegriffs bedeuten auch ein verändertes Therapieverständnis.**

Der Therapeut als »Gehilfe« des Paares

Die übliche Therapeut-Patient-Beziehung erweitert sich speziell bei den sexuellen Funktionsstörungen zu einer **Therapeut-Paar-Beziehung**. Die Parteinahme für den einzelnen Patienten wird zur Allparteilichkeit, d. h. zur Parteinahme für beide Partner und für ihre Beziehung, solange dies der therapeutische Auftrag des Paares an den Therapeuten ist. Im Sinne des Wortes von Paracelsus (1493–1541): »Der Patient ist der Arzt und der Arzt ist sein Gehilfe«, liegt die eigentliche, therapeutisch wirksame Arbeit beim Paar. Der »Gehilfe« begleitet es durch seinen Blick auf das Paar – mehr Fragen stellend als Anregungen gebend – klärend, stützend, konfrontierend, möglicherweise als Dolmetscher zwischen unterschiedlichen Persönlichkeiten und Geschlechtern agierend. Er soll den Patienten bzw. das Paar dazu befähigen, neue Einsichten zu erlangen, vor allem neue Erfahrungen zu machen. Sie sollen mit ihren Problemen so umgehen können, dass ein Optimum an Lebensqualität erreicht wird. Das therapeutische Ziel ist also auf Beziehung und Sexualität fokussiert.

Hieraus ergibt sich ein klarer Unterschied zu der sehr häufig in der klinischen Arbeit vorgenommenen »Funktionsberatung«, die sich auf die Vermittlung funktionsbezogener Informationen und Behandlungsoptionen beschränkt (einschließlich der Verschreibung von Phosphodiesterase-5-Hemmern bei Erektionsstörungen). Eine Sexualberatung geht deshalb darüber hinaus, weil sie ein Konzept von Sexualität zugrunde legt (▶ Kap. 3), das über die reinen Sexualfunktionen hinaus der Beziehungsdimension von Sexualität Beachtung schenkt und sie als wesentliche Ressource für sexuelle Zufriedenheit mit in Betracht zieht (► Abschn. 6.1). Dies ist in vielen Fällen für die Betroffenen ein hilfreicher Ansatz, weil in einem zeitlich begrenzten Rahmen (in der Regel nicht mehr als 2–3 Konsultationen) eine Anregung zur Verhaltensänderung gegeben wird, die als Anstoß häufig schon genügen kann. Erweist sich dies als unzureichend, kann mit sexualtherapeutischen Interventionen die angestrebte Einstellungs- und Verhaltensmodifikation über einen längeren Zeitraum systematisch gefördert werden (► Abschn. 6.2).

6.2 Sexualberatung

6.2.1 Indikation und Schwerpunkte

Was allgemein als Akt der Klugheit gilt, nämlich bei Schwierigkeiten rechtzeitig Hilfe in Anspruch zu nehmen, Rat zu suchen, das scheint für Probleme in Partnerschaft und Sexualität nicht zu gelten. Diesbezüglich darf man offenbar keine Schwierigkeiten haben und, wenn dies schon der Fall ist, dann muss man selbst damit fertig werden: das geht sonst niemanden etwas an. Die Hemmschwelle gegenüber Sexualberatung oder -therapie ist nach wie vor sehr hoch. Bis Betroffene sich aufgerafft haben, Hilfe zu suchen, ist meist viel Zeit nutzlos verstrichen, während der sich die Probleme nicht gelöst, sondern weiter verschärft haben. Noch weniger wird Beratung vorbeugend genutzt, um sich zu informieren und Situationen zu klären, bevor es zu ernsthaften Problemen kommt.

> **Beratung bedeutet nicht, Ratschläge zu erteilen oder zu bekommen, sondern mit dem Patienten/Paar gemeinsam »zu Rate zu gehen«, »sich zu beraten«, also Hilfe zur Selbsthilfe zu geben, damit Patienten/Paare »ihre« Lösungen finden und Schritte zur Veränderung unternehmen können.**

Bei sexualmedizinischen Konsultationen ist vom zeitlichen Aufwand her zwischen kurzen Sexualberatungen oder Gesprächen, die für eine Sexualtherapie motivieren sollen, und der eigentlichen Sexualtherapie, die über einen längeren Zeitraum von etwa 3–6 Monaten (mit wöchentlichen Sitzungen im »Paar-Setting«) verläuft, zu unterscheiden.

Sexualberatungen haben einen informatorisch-klärenden sowie ermutigenden Schwerpunkt und können ggf. noch im Rahmen der üblichen Ordinationszeiten durchgeführt werden. Allerdings beanspruchen gerade Paargespräche meist einen Zeitrahmen von 1 Stunde, was einen eigenen Termin außerhalb der üblichen Ordinationszeit erforderlich macht.

Die **Sexualtherapie** macht regelmäßige (wöchentliche) Sitzungen mit dem Paar erforderlich, in denen die zwischenzeitlich gemachten (auch intimen) Erfahrungen mit besonderer Beachtung des syndy-

Hilfe wird oft spät in Anspruch genommen

Unterschiedliche Schwerpunkte von Sexualberatung und Sexualtherapie astischen Erlebens gemeinsam ausgewertet werden. Im Verlauf der Therapie kann sich dieser Zeitaufwand progressiv verkürzen.

Auch den ersten Ansprechpartner betreffend ergeben sich grundlegende Unterschiede: Während der ausgewiesene Sexualtherapeut von vornherein von bereits motivierten Patienten oder Paaren wegen sexueller Probleme aufgesucht wird, muss ein niedergelassener Allgemein- oder Facharzt vielfach das Thema »Beziehung und Sexualität« erst ins Spiel bringen. Dies kann etwa bei unspezifischen Somatisierungen oder bei Herz-Kreislauf-Erkrankungen, Stoffwechselstörungen, urologischen oder gynäkologischen Krankheitsbildern etc. durchaus naheliegend sein, aber beim Patienten heftige Abwehr auslösen. Viele Patienten sind zunächst auf organisch bedingte und medikamentös zu heilende Leiden bzw. auf ohne viel Eigenverantwortung vom Fachmann zu »reparierende« Störungen fixiert. Es muss bei diesen (überhaupt nicht auf Sexuelles ausgerichteten) Einzelgesprächen also zunächst ein ganzheitliches Verständnis angebahnt werden, bevor man auf die eventuelle Bedeutung emotionaler und/oder sexueller Probleme für die primär vorgebrachten Beschwerden zu sprechen kommen kann.

Dabei ist es häufig möglich, mit einem begrenzten Zeitaufwand (1–3 Gespräche) den Patienten Informationen zu vermitteln (z. B. über das Zusammenspiel körperlicher und seelischer Faktoren zur Erreichung sexueller Zufriedenheit), einseitige Vorstellungen und Hemmungen abzubauen sowie die Wechselseitigkeit des Verhaltens und Erlebens zweier Partner zu verdeutlichen. Damit sind zugleich die Aufgaben einer Sexualberatung beschrieben.

Sexualberatung: Inhalte und Indikation

■ **Indikation für Sexualberatung**

Sexualberatung versucht, im Rahmen einer zeitbegrenzten und zielorientierten therapeutischen Beziehung sexuelle Probleme zu beheben und/oder sexuelle Störungen zu verhindern.

Dies geschieht durch:
- die Vermittlung von Informationen,
- die Korrektur von Lerndefiziten und verzerrten Vorstellungen und ggf.
- die gezielte Anregung zur Verhaltensmodifikation.

Sexualberatung kann daher sinnvoll sein
- bei Informationsdefiziten,
- in allen Lebensabschnitten, in denen biologische Entwicklungsvorgänge oder Veränderungen stattfinden (Adoleszenz, Schwangerschaft, Geburt etc.) sowie
- in Lebensabschnitten, in denen Veränderungen der familiären oder partnerschaftlichen Beziehung verarbeitet werden müssen (z. B. nach der Geburt von Kindern, im höheren Alter etc.).

Hinzu kommt das große Feld der krankheits- und/oder behandlungsbedingten Veränderungen des sexuellen Erlebens und Verhaltens, die alle Gegenstand einer Sexualberatung sein können bzw. sein sollten, insbesondere bei Krebspatienten. Insofern kann auf allen Indikationsgebieten der Sexualmedizin (▶ Kap. 4) eine Sexualberatung sinnvoll sein, keineswegs also ist stets eine Sexualtherapie erforderlich.

Fallbeispiel 6.1
Der 25-jährige Designstudent war gerade von seiner Freundin verlassen worden, weil diese die »ständig auftretenden Erektionsschwierigkeiten« nicht weiter tolerieren mochte. Während der einjährigen Beziehung habe er gleichwohl keinen Anlass gesehen, professionelle Hilfe in Anspruch zu nehmen, obschon sie ihn hierzu mehrfach aufgefordert hatte. Offensichtlich käme also sein Besuch in der Sexualmedizinischen Ambulanz zu spät, obschon er mit der Freundin noch in regelmäßigem Kontakt stünde. Er glaube allerdings nicht, dass er sie noch einmal für sich gewinnen könne. In dem Beratungsgespräch war schnell herauszuarbeiten, dass der stark auf sein Äußeres bedachte Patient die Kränkung der immer wieder aufgetretenen Erektionsstörung zu überspielen versuchte und nach eigenem Bekunden auch während ihrer Beziehung dem Thema im Gespräch mit der Freundin immer wieder ausgewichen war. Es sei ihm einfach zu schwer gefallen, über seine Ängste mit ihr zu sprechen – die Menschen hielten ihn allgemein für jemanden, der keine Schwierigkeiten habe. Ihm leuchtete ein, dass sich in einer Partnerschaft das gemeinsame Durchstehen von Schwierigkeiten beziehungsfördernd auswirken würde, und er In der Wertschätzung der Freundin mutmaßlich gestiegen und nicht gesunken wäre, wenn er sich ihr auch mit seinen Schwächen und Ängsten offenbart hätte. Ein Überspielen der offensichtlichen Probleme (die Erektionsstörung trat ja immer wieder auf) müsse hingegen bei der Partnerin als inadäquate Problemlösungsstrategie auf Unverständnis stoßen.

Nach ca. einem Monat suchte der Student die sexualmedizinische Ambulanz erneut auf, um seinem Therapeuten mitzuteilen, dass er sich im besprochenen Sinne der Freundin offenbart hätte und es hiernach – mittlerweile mehrfach – zur funktionsungestörten Sexualkontakten gekommen sei, die sie nach seiner Einschätzung beide sehr genossen hätten. Er erkundigte sich, ob nun sicher sei, dass seine Erektionsstörung nie wieder auftreten würde.

Definition

Sexualmedizinische Behandlung (sowohl **Sexualberatung** als auch **Sexualtherapie**) ist ein bewusster und geplanter interaktioneller Prozess zur Beeinflussung von sexuellen Störungen, die im Konsens zwischen Behandler und Patient/Paar für behandlungsbedürftig gehalten werden. Sie arbeitet mit psychologischen Mitteln (durch Kommunikation) und ggf. somatischen Methoden (pharmakologischen, operativen und physikalischen Optionen) in Richtung auf ein gemeinsam definiertes Ziel hin (z. B. Verbesserung der partnerschaftlichen Zufriedenheit; Symptomminimalisierung). Dies geschieht mittels lehrbarer Fertigkeiten auf der Basis einer biopsychosozialen Theorie menschlicher Geschlechtlichkeit.

> ❯ **Sexualberatung und Sexualtherapie bauen auf den gleichen Grundsätzen auf; letztere ist lediglich durch ein umfangreicheres und stärker systematisiertes Vorgehen gekennzeichnet.**

Es sei aber noch einmal betont, dass der Stellenwert der Sexualberatung bei sexuellen Störungen als sehr hoch anzusetzen ist. Sie ist in vielen Fällen wirksam und kann immer versucht werden, weil sie eine ggf. erforderliche weiterführende Behandlung nicht verhindert, sondern vielmehr zu dieser motiviert.

Anforderungen an den Therapeuten

Zu den Voraussetzungen einer Sexualberatung gehören ein sicheres Sprechen-Können über sexuelle Themen, ein fundiertes Grundkonzept von Sexualität und die Bereitschaft zur Rücknahme der »Expertenrolle«.

- **Voraussetzungen für eine Sexualberatung sind:**
  - Sprachliche Flexibilität, d. h. ein Sich-einstellen-Können auf die Sprache des Patienten, ein Sicher-Sein mit den eigenen Benennungen,
  - die Überzeugung, dass sexuelle Zufriedenheit eine große Bedeutung für das Wohlbefinden von Menschen hat,
  - die Bereitschaft, eigene Hemmungen und Schwierigkeiten nicht zu überspielen (Rücknahme der »Expertenrolle«),
  - die Kenntnis über eigene sexuelle Einstellungen sowie
  - die Fähigkeit, die Beziehungsdimension von Sexualität vermitteln zu können.

Die Durchführung der Sexualberatung macht daher eine Doppelrolle erforderlich, nämlich einerseits als »Änderungsassistent/in« für den Patienten/das Paar zu fungieren und die in ihnen angelegten Lösungen ihres Problems mit zu Tage fördern zu helfen sowie darüber hinaus auch ein Expertenwissen zur Situationsklärung und Informationsvermittlung zu besitzen. Darüber hinaus muss die Fähigkeit bestehen, Veränderungsbereiche des Paares zu erfassen und deren Bewältigungsmöglichkeiten gezielt zu verbessern.

- **Bedingungen für eine Sexualberatung sind:**
  - Das Selbstbild des Beraters/der Beraterin als Änderungsassistent/in,
  - Expertenwissen zur Situationsklärung und Informationsvermittlung,
  - eine Verständigung über Veränderungsbereiche,
  - Erhöhung von Bewältigungskompetenzen sowie
  - die Planung von Veränderungsschritten.

In einem Beratungsgespräch ist die Klärung der sexuellen und partnerschaftlichen Beziehungszufriedenheit genauso Erörterungspunkt
wie die Erfassung der aktuellen sexuellen Schwierigkeiten und ihrer
möglichen Entstehungsbedingungen. Insbesondere Einblicke in die
Ressourcen der Partnerschaft ermöglichen eine weitere Planung von
Veränderungsschritten z. B. durch Einbeziehen des Partners.

- **Konfliktmöglichkeiten in der Sexualberatung**

Schwierigkeiten in der Sexualberatung ergeben sich für die Patienten   **Konfliktmöglichkeiten und**
meist schon durch die **sprachliche Vermittlung** ihrer Probleme, bei   **Hindernisse**
denen dann direkt geholfen werden muss. Häufig kommt es aber auch
zu **Schuldzuweisungen** gegenüber dem Partner, der für das Problem
verantwortlich gemacht wird – dem lässt sich nur durch Allparteilichkeit begegnen; andernfalls besteht keine Möglichkeit, das Paar zu
einer Veränderung zu bewegen, da sich der vermeintlich schuldige
Partner dann verweigern wird. Besonders häufig findet man in der Sexualberatung eine **Fixierung** der Patienten **auf somatische Ursachen**
und den Wunsch nach Medikamenten zur Behebung ihrer Probleme.
Dies kann allerdings auch auf Seiten des Beraters eine »vorgebahnte
Ausrichtung« sein, die mit der Gefahr behaftet ist, dem Patienten/
Paar doch nicht gerecht zu werden.

- **Hindernisse für eine Sexualberatung sind:**
- Eine vorgebahnte Ausrichtung,
- die Vermeidung von Themen,
- eine Fehleinschätzung der Symptomatik,
- einseitige Parteinahme sowie
- eine chronifizierte Symptomatik.

Dies zeigt, dass eine Sexualberatung, die über eine reine Funktions-   **Aufgabe des Beraters**
beratung hinausgeht, eine sehr anspruchsvolle Tätigkeit ist, die nicht
nur viel Wissen, sondern auch viel Einfühlungsvermögen und Selbstrücknahme erforderlich macht. Sie ist stets aufs Neue eine Herausforderung, weil es darauf ankommt, für den jeweiligen Patienten/das
Paar die individuelle/paarbezogene Lösung auf den Weg zu bringen.
Dabei gilt auch hier, dass Diagnose und Therapie in der sexualmedizinischen Praxis eine verschränkte, sich wechselseitig ergänzende
Einheit bilden: Ganzheitliche Diagnoseerhebung wirkt in sich bereits
therapeutisch, und jeder Therapieschritt liefert wiederum neue diagnostische Einsichten. Es wird sich also auch Sexualberatung »therapeutisch« auswirken, wenn sie kompetent war oder andernfalls Schaden anrichten.

> Im Vordergrund steht die Aufgabe, dem Patienten/Paar die
> Beziehungsdimension von Sexualität bewusst zu machen
> und diese therapeutisch zu nutzen. Vielen Patienten/Paaren
> ist nicht klar, dass auch die genitale/koitale Sexualität eine
> von vielen Möglichkeiten ist, die in der Partnerschaft ge-

suchten Wünsche nach Geltung, Anerkennung, Zufriedenheit, Nähe, Geborgenheit etc. zu verwirklichen.

Schwerpunkte

- **Schwerpunkte in der Sexualberatung**
Die sexualmedizinische Beratung wird man den spezifischen Bedürfnissen des Patienten/ Paares anpassen, wobei folgende Schwerpunkte für sich allein oder kombiniert eine Rolle spielen können:
  - **Vermittlung von Wissen** (bei erkennbaren Defiziten) über anatomische, physiologische oder psychologische Abläufe der sexuellen Reaktionen, wozu auch die Korrektur von Fehlvorstellungen im Sinne von sexuellen Mythen (z. B. vermeintlich schädliche Auswirkungen der Selbstbefriedigung) – ggf. bei beiden Partnern – gehört; dazu kann auch das Eingehen auf »typische« Geschlechtsunterschiede im sexuell/partnerschaftlichen Empfinden und Verhalten von Frauen und Männern (konkret von »meiner« Frau und »meinem« Mann) gehören, d. h. sie sollten ihre Andersartigkeit verstehen, anstatt sich das Anders-Sein schuldhaft vorzuwerfen.
  - **Abklärung gegenseitiger Vorstellungen und Erwartungen** in Bezug auf Sexualität und Partnerschaft.
  - **Vermittlung kommunikativer Strategien**, sofern sich diagnostisch gezeigt hat, dass allgemeine Kommunikationsschwierigkeiten für die Entwicklung oder Aufrechterhaltung der Funktionsstörung maßgeblich sein könnten.

Berücksichtigung von Grunderkrankungen

Bei **Grunderkrankungen** gehören dazu auch konkrete Informationen
  - etwa über den Zeitpunkt der Wiederaufnahme sexueller Kontakte nach einem operativen Eingriff (im Allgemeinen nach ca. 6 Wochen) oder nach Abschluss einer Strahlentherapie (nach ca. 4 Wochen);
  - zur Verwendung eines Gleitgels, wenn z. B. das Scheidenepithel durch eine Strahlen- oder Chemotherapie oder auch in der Menopause verändert ist;
  - ggf. zur Verwendung von Hilfsmitteln (z. B. Erektionsring, Vakuumpumpe, oral-medikamentöse oder invasiv-medikamentöse Optionen) – aber erst dann, wenn Diskrepanzen zwischen den Partnern hinsichtlich der Bedeutung der verschiedenen Dimensionen von Sexualität bearbeitet sind.

6.2.2 Syndyastische Fokussierung am Beispiel einer Paarberatung

Die Fokussierung auf die (Wieder-)Erfüllung der psychosozialen Grundbedürfnisse (»syndyastische Fokussierung«) ist ein Schlüsselelement der sexualmedizinischen Behandlung und für Sexualberatung wie Sexualtherapie gleichermaßen relevant. Entscheidend ist – und für den Anfänger ist es häufig das Schwierigste – bei der Fülle der gegebenen Informationen diesen Fokus systematisch in den Blick zu nehmen und diese Perspektive auch beizubehalten.

■ **Ziele der syndyastischen Fokussierung**

Sehr häufig lässt sich die syndyastische Fokussierung auf wenige Gespräche begrenzen, sofern die Einbeziehung des Partners möglich ist, und das Paar eine Veränderung herbeiführen möchte. Dies wird dadurch erreicht, dass

— das Paar erlebt, dass es möglich ist, über sein sexuelles Problem zu sprechen,

— das Paar sich in mit seinen Schwierigkeiten angenommen fühlt und diese nicht schamhaft verbergen muss,

— das Paar Informationen erhält, die seine »sexuelle Weltanschauung« womöglich korrigieren,

— das Paar sich selbst helfen kann, indem es sein sexuelles Verhaltensrepertoire erweitert und dadurch neue Möglichkeiten ausschöpft, um Grundbedürfnisse nach Nähe, Geborgenheit und Akzeptanz zu erfüllen,

— durch die Erfüllung der Grundbedürfnisse trotz aller Behinderungen oder Einschränkungen das Selbstwertgefühl anwächst und

— Bewältigungsmechanismen an die Hand gegeben werden, um sich auf mögliche ablehnende Reaktionen der Bezugspersonen vorzubereiten, z. B. bei Stomaträgern.

Am Beispiel einer Sexualberatung mit zunächst 2 Einzelgesprächen und einem abschließenden Paargespräch soll dies verdeutlicht werden.

> **Syndyastische Fokussierung ermöglicht zeitliche Begrenzung**

Fallbeispiel 6.2

Erstgespräch mit dem Mann: Der 63-jährige ist von Beruf Beamter der mittleren Laufbahn im Ruhestand, seit 31 Jahren verheiratet, seine Ehefrau ist 4 Jahre jünger. Er schildert sehr knapp, was ihn herführt: Er sei »impotent« und wolle wissen, ob in seinem Alter »noch etwas zu machen« sei, zumal er eine vergrößerte Prostata habe und nach einem Herzinfarkt seit 6 Jahren »Mittel gegen Bluthochdruck« einnehme. Vielleicht könne alles auch direkt mit den Medikamenten zusammenhängen? Andererseits halte er es genauso für denkbar, dass es sich um eine Folge seiner häufigen Masturbationen handele, die neben koitalen Intimkontakten während der gesamten Ehe fester Bestandteil seiner Sexualität gewesen sind.

Die genauere Exploration ergab, dass der Patient wegen pektanginöser Beschwerden und mittelgradiger Hypertonie seit ca. 5 Jahren mit Beta-Rezeptoren-Blockern (Propanolol) in mittlerer Dosierung behandelt wird. Genau seit 5 Jahren sei er Frührentner und etwa seit dieser Zeit seien auch zunehmend die Erektionsstörungen aufgetreten. Diese seien jedoch keineswegs immer gegeben, insbesondere nicht bei der Selbstbefriedigung, die er etwa einmal pro Woche vornehme, früher sei es 2–3-mal pro Woche gewesen. Seit 2 Jahren fänden keine sexuellen Kontakte mit der Ehefrau mehr statt. Dabei wird deutlich, dass der Patient sich zunehmend auch deshalb zurückgezogen hat, weil er wegen der aufgetretenen Erektionsstörungen meinte, sich seiner Ehefrau »nicht mehr zumuten« zu können. Auch habe er während des Intimkontakts ständig Befürchtungen gehabt, dass die Erektion zurückgehe, oder er war unzufrieden, wenn sie nicht »ausreichte«. Er könne sich kaum vorstellen, dass seine Frau noch Interesse an ihm habe, andererseits leide er sehr unter diesem völligen Stillstand in ihrer gemeinsamen Sexualität.

Bei dem Patienten waren anamnestisch eine Vielzahl von Einflussfaktoren auszumachen, die sich allesamt ungünstig auf das sexuelle Erleben und Verhalten auswirken konnten:

- Zunächst der Zustand nach Herzinfarkt mit der Folge der Frühberentung und der behandlungsbedürftige Bluthochdruck einschließlich möglicher Nebenwirkungen durch das Medikament;
- sein Bild von »Impotenz«, die für ihn bereits vorliegt, wenn er nicht stets bei eigener Gestimmtheit oder Wünschen der Partnerin erektionsfähig ist, selbst bei prinzipiell noch gegebener Sexualfunktion (wie bei der Masturbation, auch hatte er über morgendliche Erektionen berichtet);
- schließlich die fassbare psychische Dimension des Geschehens (ängstliche Selbstbeobachtung seiner sexuellen Reaktion, Versagensangst gegenüber seiner Frau).

Weiterhin bestand eine gewisse Sorge, dass er durch zu viel Selbstbefriedigung seine sexuelle Potenz »aufgebraucht« haben könne, wobei von ihm eine Frequenz von 2–3-mal pro Woche als exzessiv angesehen wurde – möglicherweise verbunden mit Schuldgefühlen gegenüber der Ehefrau.

So lag insgesamt bei dem Patienten ein Zustand frustrierter Grundbedürfnisse (nach Akzeptanz, Nähe, Zuwendung etc.) in der Beziehung zu seiner Ehefrau vor und – besonders wichtig – bereits im Erstgespräch war ihm das selbst auch deutlich erkennbar geworden. Da er seine Frau liebte und sich die (Wieder-)Erfüllung der syndyastischen Dimension ihrer Sexualität wünschte, war für ihn nachvollziehbar, dass dies nur mit Einbeziehung der Ehefrau in die Diagnostik und Beratung gelingen könne, zumal zwischen den Eheleuten bisher kein Gespräch über dieses Thema stattgefunden hatte.

Erstgespräch mit der Frau: Die Ehefrau ist 59 Jahre alt und hat bis vor 3 Jahren als Bürokraft in einer Hausverwaltung gearbeitet. Sie ist zart gebaut, wirkt zerbrechlich und senkt im Gespräch leicht den Blick. Sie wisse sehr wohl, dass ihr Mann sich innerlich ständig mit seiner Erektionsstörung befasse, auch für sie sei bedrückend, dass nunmehr seit 4 Jahren (nicht also seit 2 Jahren, wie der Mann angegeben hatte) keinerlei Intimkontakt mehr zwischen ihnen zustande gekommen sei. Sonst würden sie doch sehr gut zueinander passen, hätten sich stets blendend verstanden und hätten 3 wohlgeratene Kinder. Ihre eigenen sexuellen Erfahrungen beschränken sich auf Intimkontakte mit ihrem

Ehemann, sie habe auch stets Spaß am Sex gehabt. Sie sei orgasmus-
fähig, und gelegentlich, etwa einmal im Monat, führe sie durch Masturbation einen Höhepunkt herbei. Umso mehr bedauere sie, dass
er sich damals nach einer Reihe von Koitusversuchen, die wegen der
Erektionsstörung scheiterten, völlig zurückgezogen hatte. Sie habe
dies akzeptiert und ihn in Frieden gelassen, obwohl sie weiterhin Lust
auf sexuelle Aktivität gehabt hätte und darauf eigentlich auch nicht
verzichten mochte. Immerhin aber habe er früher einen Herzinfarkt
gehabt und leide an Bluthochdruck, vielleicht sei er ja auch krankheits-
bedingt und »rein körperlich« überfordert. Allerdings, ganz nach ihren
Vorstellungen sei die gemeinsame Sexualität ohnehin nie verlaufen,
denn ihr Mann habe stets sehr früh einen Orgasmus bekommen, worunter er ebenfalls immer gelitten habe (diese Funktionsstörung, einen
Orgasmus praecox, hatte der Patient gar nicht erwähnt). Sie hingegen
sei auch weiterhin für Zärtlichkeiten sehr empfänglich und interessiert
an einem ausgedehnten Vorspiel. Sie glaube, dass er sich sehr unter
Leistungsdruck setze, weil er das immer getan habe, obschon er ihr
gegenüber im Sexuellen bestimmt keine Leistungen zu erbringen
brauche. Über eine Wiederbelebung ihres sexuellen Kontakts würde
sie sich sehr freuen, auch dann, wenn sie nicht zum Geschlechtsverkehr führen sollte. Sie liebe ihren Mann und wolle die Nähe zu ihm
auch körperlich herstellen.

Erst durch die Einbeziehung der Ehefrau sind hier die doch sehr
unterschiedlichen Vorstellungen beider Partner zu ihrer gemeinsamen
Sexualität deutlich geworden – aber auch ihre beiderseits frustrierten psychosozialen Grundbedürfnisse bei dem ebenfalls beiderseits
bestehenden starken Wunsch nach syndyastischer Erfüllung mit und
durch den anderen. Diese Informationen geben nun die Möglichkeit,
im Paargespräch zu erörtern, wie die von beiden gewollte Wiederbelebung der partnerschaftlichen Sexualität realisiert werden könnte.

Abschließendes Paargespräch: Im Paargespräch ließ sich verdeutlichen, dass die vom Patienten beklagten sexuellen Schwierigkeiten
nicht in gleicher Weise von der Partnerin erlebt wurden. Auch konnten
Missverständnisse sehr eindrucksvoll ausgeräumt werden. So schilderte die Ehefrau, dass sie die ganze Ehe über geglaubt habe, sie könne
ihm sexuell nicht genügen u. a. weil sie wusste, dass er häufig mas-
turbierte; er hingegen hatte die ganze Zeit über angenommen, dass
sie ihn für einen ungeeigneten Liebhaber halte, weil er so schnell zum
Höhepunkt komme. Sie nutzte diesen Austausch, um darzulegen, wie
wichtig für sie auch eine nichtgenitale Gestaltung der gemeinsamen
Sexualität sei, was ihn sehr entlastete, denn auch er habe Lust, einfach
nur an ihr zu liegen und »ihre Nähe zu spüren«. Für beide war so feststellbar, dass sie von völlig falschen Vorstellungen über den Partner
ausgegangen waren und dass ihnen gegenseitige syndyastische Erfüllung durch verbesserte sexuelle Kommunikation möglich ist. Sie be-
schlossen, in Zukunft über ihre sexuellen Wünsche zu sprechen, mehr
Gelegenheiten zu schaffen, sie umzusetzen und dabei auch ganz prag-
matisch vorzugehen: z. B., wenn sie dazu Lust hätten, seine morgendlichen Erektionen auszunutzen.

Ein nochmaliges Gespräch **nach 3 Monaten** ergab, dass diese Vorsätze eingehalten werden konnten. Beide wirkten wie ausgewechselt, als Paar frisch und lebendig. Sie hatten die gemeinsame Sexualität wieder belebt und dabei viel gelassener ihre Intimkontakte genießen können. Es war mehrfach zum Geschlechtsverkehr gekommen, bei dem keine Erektionsstörungen auftraten und sogar das Höhepunkterleben vom Mann nicht mehr als vorzeitig empfunden wurde, wenn er auch nicht das Gefühl hatte, den Erregungsverlauf sicher kontrollieren zu können. Das Entscheidende war: Er konnte sich nun ganz sicher sein, dass es seiner Frau darauf nicht ankam, zumal diese vor allem den Ausbau auch nichtkoitaler Sexualpraktiken als ungemein positive Entwicklung ansah (d. h. veränderte Bedeutungserteilung für sexuelle Erregung/Lust); auf diese Weise erlebten beide jeweils Angenommen-Sein und Akzeptiert-Werden in der körperlichen Nähe miteinander, also die Erfüllung ihrer Grundbedürfnisse und hatten dadurch die syndyastische Dimension von Sexualität für sich (neu) erschlossen.

Kurz nach diesem Termin schrieb die Ehefrau einen Dankesbrief an den Therapeuten, in dem sie ihr Glück über die wiederbelebte eheliche Sexualität zum Ausdruck brachte: »Es ist ein tolles Gefühl, wieder Mann und Frau zu sein«. Gleichzeitig teilte sie ihr Erstaunen mit, dass »in einer Zweisamkeit ein Dritter eine so große Rolle spielen kann«.

▪▪ Schlussfolgerungen

Idealer Beratungsverlauf durch Einbeziehung des Partners

Das Fallbeispiel macht deutlich, dass die beklagte Erektionsstörung des Mannes nur unter Zugrundelegung eines biopsychosozialen Verständnisses von Sexualität sowie nur unter der expliziten Berücksichtigung des Paar-/Beziehungsaspekts sexueller Störungen und der syndyastischen Dimension der Sexualität zu verstehen und erfolgreich zu behandeln war. Es bedurfte in diesem Fall keines tieferen Verständnisses der Lebensgeschichte und der sexuellen Vorerfahrungen, sondern vor allem der Aufmerksamkeit für die bei beiden Partnern vorhandene Bedürftigkeit nach körpersprachlicher Zuwendung – extragenital und genital. Nur durch die Einbeziehung der Partnerin war diese beiderseits bestehende Bedürftigkeit zu erhellen und syndyastische Erfüllung für beide wieder erreichbar.

Allerdings handelt es sich um einen idealen Verlauf einer Sexualberatung mit syndyastischer Fokussierung, die in der Praxis keineswegs stets so problemlos verläuft. Nicht selten ist z. B. die Einbeziehung des Partners eine erste große Hürde. Und selbst wenn diese gelingt, kann das Paargespräch auch so verlaufen, dass einer der Partner dann doch vor einer allzu großen »Neuorganisation« der sexuellen Beziehung zurückschreckt, insbesondere wenn viele einschränkende Faktoren zusammen auftreten, wie z. B. eine Erektionsstörung aufgrund einer radikalen Prostatektomie und Beeinträchtigungen der körperlichen Beweglichkeit mit Schmerzen in bestimmten Positionen. Aber auch hier sollte immer versucht werden, durch die syndyastische Fokussierung die Voraussetzungen für die Erfüllung psychosozialer Grundbedürfnisse bei beiden Partnern zu verbessern. Sehr häufig sind hier Gespräche über männliche Mythen und über Gewissensängste (Selbstbefriedigung wird als Betrug am Partner, mitunter sogar als unmoralisch aufgefasst) genauso hilfreich wie eine Bestandsaufnahme von Wünschen nach Nähe und ihrer Verwirklichung.

■ **Vielschichtigkeit der Sexualberatung**

Bei Sexualberatungen können häufig eine Vielzahl von möglichen Einflussfaktoren auf biologischer, psychosozialer und sexueller Ebene festgestellt werden, die alle zu erheben wichtig sind, aber andererseits die Aufmerksamkeit des Therapeuten nicht in einem Umfang binden dürfen, dass eine syndyastische Fokussierung unterbleibt. Derartige Faktoren sind:

Syndyastische Fokussierung auch bei komplexer Befundlage

— Mögliche Auswirkungen einer Grunderkrankung (z. B. Hypertonie, Zustand nach Herzinfarkt) und damit verbundene Ängste,
— mögliche Auswirkungen einer Medikation (z. B. Beta-Blocker, die häufig im Verdacht stehen, sexuelle Funktionsstörungen hervorzurufen und von den Patienten entsprechend als Ursache angenommen werden können),
— altersbedingte körperliche Veränderungen,
— eine Veränderung des sozialen Status (z. B. Ruhestand),
— die Dynamik sexueller Mythen (»ein Mann muss jederzeit können«),
— Fehlvorstellungen über Bedürfnisse der Partnerin, verbunden mit Schuldgefühlen, diesen nicht gerecht zu werden,
— vergleichbare Fehlvorstellungen der Partnerin – ebenfalls verbunden mit Schuld- und Insuffizienzgefühlen (als Frau nicht zu genügen etc.),
— die mangelnde Möglichkeit zur gegenseitigen Korrektur von Fehleinschätzungen aufgrund von Kommunikationsbarrieren sowie
— eine Chronifizierung mit zunehmendem Leidensdruck und Ausbildung von Selbstverstärkungsmechanismen wie Versagensangst und Leistungsdruck, welche die Aufrechterhaltung der Symptomatik begünstigen können.

6.2.3 Sexualität und Partnerschaft im Alter

Gerade im Alter mit seinen vielfältigen Belastungen, Veränderungen und Verlusten, nicht zuletzt der Bedrohung durch das nahende Lebensende, sind die Botschaften von Annahme und Wertschätzung, Zuwendung, Nähe und Geborgenheit – auch in der non-verbalen Sprache der Sexualität – umso lebenswichtiger und auf das engste mit Selbstachtung, Selbstwertgefühl, Sinnfindung und Lebensfreude verbunden. Dementsprechend sind auch die Gründe für Altersbeziehungen, bei Männern und Frauen gleichermaßen, der Wunsch nicht allein zu sein, Liebe und Zuneigung, Sorgen und Umsorgt-Werden, wobei verschiedene Beziehungsformen (mit oder ohne Sexualität, Getrennt- oder Zusammenwohnen, Lebensgemeinschaft oder Ehe bzw. Affären) möglich sind und auch gelebt werden (Zank 1999). Grenzen setzt, v. a. im hohen Alter, das ungleiche Zahlenverhältnis von Frauen zu Männern. Biopsychosozial verstandene Sexualmedizin will das salutogene Potential einer kommunikativ gelebten Sexualität bewusst machen und lebenslang verfügbar erhalten, d. h. sie muss sich jedenfalls auch mit Fragen von Sexualität und Alter beschäftigen.

Tabuisierung des Sexuallebens alter Menschen

Dies ist umso notwendiger, als das Sexualleben alter Menschen noch stärker tabuiert wird als die demographische Entwicklung und sexualmedizinische Fakten vermuten ließen: Die Menschen werden nicht nur älter, sondern sind dabei auch länger leistungsfähig und gesund; sexuelle Wünsche und Phantasien bleiben bestehen (aber auch alte Vorurteile bzw. Erziehungsvorgaben sind noch wirksam), und die Sexualfunktionen altern langsamer als andere Körperfunktionen.

Grundsätzlich lässt sich sagen, dass es keine Alterssexualität an sich gibt. Jede/r bleibt ein sexuelles Wesen und wird mit seiner Form gelebter Sexualität (unabhängig von der sexuellen Orientierung) auch alt: Wer bisher ein erfülltes Sexualleben führte, wird es erhalten wollen, andernfalls kann das Alter den ersehnten Anlass bieten, dieses Kapitel ehestmöglich zu beenden. Wo es möglich ist, bleibt also die sexuelle Aktivität (in Partnerschaft und/oder autoerotisch) bis ins hohe Alter erhalten (wobei in allen Altersstufen Koitus und Masturbation bei Männern häufiger sind).Allerdings gibt es aber auch »normale« Altersveränderungen (und eventuelle Auswirkungen bestehender Komorbidität!):

Sexualfunktionen altern langsamer als andere Körperfunktionen

- **Veränderung der Sexualität beim alternden Mann**
Beim Mann wird die sexuelle Reaktion zumeist allmählich langsamer und schwächer. Die Menge der Samenflüssigkeit und die Intensität des Erlebens nehmen ab. Erektionen können weniger fest und dauerhaft werden, die nächtlichen und morgendlichen Spontanerektionen nachlassen, die Refraktärzeit sich verlängern. Das macht stärkere und direkte Stimulation erforderlich. Trotz der nur allmählichen hormonellen Umstellung sind die sexuellen Funktionen beim Mann störanfälliger als bei der alternden Frau und ist das Selbstwertgefühl (zu!) eng mit der »Potenz« verknüpft (Phallozentrismus). Sexuelle Aktivität wirkt sich (bei beiden Geschlechtern) positiv auf die Erhaltung der Funktionen aus: »Use it or loose it« war einer der Kernsätze von Masters u. Johnson (1966) zur Sexualität im Alter.

- **Veränderung der Sexualität bei der alternden Frau**
Bei der Frau erfolgen im Klimakterium eine einschneidende hormonelle Umstellung und das Ende der Fruchtbarkeit mit Auswirkungen auf Körperbild (Änderung der Fettverteilung, Matronentyp) und Selbstwertgefühl (noch attraktiv und geliebt?). Es kann zur Abnahme von Wandstärke und Elastizität der Scheide (evtl. Reizblase, Probleme beim Koitus), zu Gewebsatrophie, geringerer Lubrikation, weniger

orgastischen Kontraktionen sowie zu Haut- und Sensibilitäts-Veränderungen im Brustbereich kommen, insgesamt zur Verlangsamung der sexuellen Reaktionen, was eine längere Koitusdauer erforderlich macht. Aus solchen Veränderungen resultieren möglicherweise sexuelle Störungen von Appetenz, Erregbarkeit, Lubrikation (Dyspareunie) und Orgasmus. Libido, Erregungs- und Orgasmusfähigkeit sind aber stärker von psychosozial-partnerschaftlichen als von hormonellen Faktoren beeinflusst. Zugleich können Störungen beim meist älteren Partner bestehen, sodass die sexuelle Aktivität des Paares abnimmt. Jedenfalls sind Gespräche mit dem Paar und innerhalb des Paares bzw. mit Alleinstehenden zur Vermeidung von Fehldeutungen und Missverstehen der Situation wichtig (Frauen suchen z. B. die »Schuld« bei sich, Männer meinen, ohne volle Erektionsfähigkeit keine guten Liebhaber mehr sein zu können, beide ziehen sich zurück). Hier liegt eine noch viel zu wenig wahrgenommene Indikation für Sexualberatung (und ggf. medikamentöse, apparative oder operative Unterstützung) zur Erhaltung von Lebensqualität vor, sofern die Grenze zwischen erwünschter Hilfe und unerwünschter »Zwangsbeglückung« nicht überschritten wird. Solche Beratung wäre auch für Angehörige und vor allem für Leiter und Pflegekräfte in Seniorenheimen erforderlich, um ein erweitertes Verständnis von Sexualität zu fördern. In der Folge müssten vermehrt Strukturen geschaffen werden (baulich, Hausordnung, Tagesablauf, Schutz der Privatsphäre etc.), die mehr Intimität auch in den »Senioren-Residenzen« ermöglichen.

Das Älterwerden bietet aber auch **neue Chancen für ein aktives Sexualleben:**

Aktives Sexualleben im Alter

- z. B. größere Freiheit in der Lebensgestaltung,
- mehr Intimität durch lange Vertrautheit,
- mehr Spontaneität durch Wegfall der Kontrazeption bzw. der Angst vor ungewollter Schwangerschaft,
- längere Koitusdauer bis zum Erregungshöhepunkt,
- Vitalisierung des Herz-Kreislauf-Systems sowie Aktivierung des »syndyastischen Systems« (Hormon- bzw. Neurotransmitter-Freisetzung), damit einhergehend Vorbeugung von Altersatrophie, Stärkung des Immunsystems sowie
- insgesamt biopsychosoziale Harmonisierung und echtes Wohlbefinden.

Fallbeispiel 6.3

Sexualberatung bei einem älteren Paar (er 72 und sie 70 Jahre alt) Ein weißhaariges, vitales und sportlich wirkendes Paar kommt von der Urologischen Ambulanz, um sich die Vakuumpumpe zeigen und sich beraten zu lassen. Der Mann berichtet über den Verlust seiner »Potenz« vor 2 Jahren (womit er die Erektionsfähigkeit meint), wahrscheinlich im Zusammenhang mit seinem Herzleiden. Lt. damaligem gefäßchirurgischem Befund seien die Schwellkörper geschädigt. Wenige Monate später habe er sich einer Herztransplantation unterzogen und sei nach

4 Wochen direkt nach Hause entlassen worden. Die Erektionsfähigkeit sei während der folgenden 2 Jahre nicht zurückgekehrt, allerdings seien gelegentlich schwache nächtliche bzw. morgendliche Erektionen vorhanden. Diese würden gelegentlich – unter manueller Mithilfe seiner Frau – einen Koitus in Seitenlage ermöglichen. Die Implantation einer Penisprothese kommt wegen der bestehenden immunsuppressiven Therapie nicht in Frage.

Das Paar hat eine sehr positive Einstellung gegenüber der Sexualität, legt großen Wert auf das gemeinsame Sexualleben, die Frau mindestens ebenso wie der Mann, und beide geben an, ansonsten keine Probleme in der Beziehung zu haben. Sexualität wird als lustvolle Kommunikation verstanden, beide strahlen Lebensmut und Lebensfreude aus. Es werden Fragen zur Sexualität nach Herztransplantation erörtert, die Bedeutung der sexuellen Kommunikation vertieft und vor diesem Hintergrund Funktionsweise und Möglichkeiten der Vakuumpumpe dargelegt bzw. demonstriert. Da aus der Literatur bekannt ist, dass längere Anwendung des Gerätes sich (in etwa einem Viertel der Fälle) positiv auf die Wiederkehr der Erektionsfähigkeit auswirken kann, wurde auch ein möglicher Trainingseffekt angesprochen. Beide können sich gut vorstellen, das Gerät zu verwenden, die Frau würde auch »mit Hand anlegen«. Sie werden es anschaffen und dann telefonisch berichten.

Nach 2½ Monaten berichtet der Ehemann telefonisch, dass er das Gerät seit 5 Wochen täglich für 15–20 Minuten zu Trainingszwecken verwende und damit sehr zufrieden sei. Er will damit ohne Verwendung des Penisringes die Schwellkörper trainieren und erzählt freudig, dass die nächtlichen bzw. morgendlichen Erektionen wieder voll wie früher vorhanden seien. Bei ihrer spontanen Sexualität würde das Gerät stören, deshalb stimuliere ihn die Gattin manuell und der Verkehr findet in der beschriebenen Weise (Seitenlage) statt, wobei er meint, es ginge »immer besser«. Der Bericht wirkt sehr engagiert und motiviert, das Paar ist mit dieser Lösung zufrieden.

Es ist von eher akademischem Interesse, ob sich diese Angaben »objektivieren« lassen. Gemäß dem von Masters u. Johnson geprägten Satz vom »Use it or lose it« kommt ihnen Glaubwürdigkeit zu und der psychosoziale Effekt täglicher »Schwellkörpergymnastik« zugunsten der eigenen und der gemeinsamen Sexualität ist sicher nicht zu unterschätzen.

6.3   Sexualtherapie

6.3.1   Ziele der Sexualtherapie

Das bereits erläuterte Therapieziel besteht auch hier darin, die auf umfassende Akzeptanz ausgerichteten menschlichen Grundbedürfnisse für beide Partner durch die sexuelle Beziehung wieder erfüllbar zu machen.

Wird nämlich Sexualität subjektiv überwiegend negativ erlebt (**pathogene Bedeutungserteilung**), so kann dies einen Nährboden für die Entstehung und Aufrechterhaltung von Sexualstörungen darstellen, die die Partnerschaft erheblich belasten können. Hier kann die (erstmalig – oder wiederum) bewusst gewordene Bedeutung der miteinander verbundenen drei Dimensionen von Sexualität für die Paare kombiniert werden mit einer gezielten Auswertung und Besprechung neuer körperlichen Erfahrungen im Rahmen der sexualmedizinischen Behandlung. Auf diese Weise kann es zu einer Neubelebung partnerschaftlicher Intimität kommen, weil gemeinsame sexuelle Erfahrungen gemacht werden, die das bisherige Intimitätserleben verändern.

> **Nicht die Sexualfunktion** soll in erster Linie wiederhergestellt werden, sondern Therapieziel ist es, das **Verständnis von Sexualität zu erweitern** (insbesondere, um eine stärkere Wahrnehmungsfähigkeit für die Beziehungsdimension), dadurch neue Erfahrungen (sexueller) Körperkommunikation zu ermöglichen und die (sexuelle) Beziehungszufriedenheit insgesamt zu verbessern (der Einsatz wirksamer Medikamente oder Hilfsmittel ist dabei kein Widerspruch, sondern zum gegebenen Zeitpunkt eine hilfreiche Ergänzung, ▶ Abschn. 5.3).

Zu diesem Zweck kommt es im Rahmen der Therapie auch zu neuen – vom Paar selbst verabredeten – Intimerfahrungen, die eine **neue Bedeutungszuweisung für Sexualität** und damit einen erweiterten Sinnzusammenhang möglich machen. Dies sind allerdings keine »Übungen«, da man nicht »übungshalber« in Beziehung treten kann, sondern reale, ganzheitliche und bewusst erlebte Beziehungserfahrungen, also »Einübungen« in Beziehung.

Dies macht unmittelbar evident, dass bei bestehender Partnerschaft die syndyastische Fokussierung am effektivsten über die reale Einbeziehung des Partners gestaltet wird und die Beziehung selbst, bzw. das Paar, in den Mittelpunkt rückt. Dabei wird der Tatsache Rechnung getragen, dass gerade über die sexuell-lustvolle körperliche Annahme und die intime Zuwendung diese Grundbedürfnisse besonders intensiv erfüllbar sind. Allerdings ist zu beachten, dass es sich hierbei um eine Aktivierung von grundsätzlich bereits vorhandenen Erlebnispotentialen handelt. Es wird lediglich etwas (wieder) hervorgeholt und nichts »hineingegeben«. Dies zeigt zugleich die Grenzen des Behandlungsverfahrens auf.

Schließlich sei betont, dass die Syndyastische Sexualtherapie nicht an Fachgebiete und auch nicht an bestimmte psychotherapeutische Schulen gebunden ist. Sie setzt lediglich ein grundlegendes psychosomatisches Verständnis voraus und die Bereitschaft, sich nicht auf eine quasi höherstehende Expertenrolle zurückzuziehen, sondern sich tatsächlich auf den syndyastischen Fokus zu konzentrieren – im Bewusstsein, dass sich die damit intendierte Verbesserung in der Erfüllung psychosozialer Grundbedürfnisse auf alle weiteren Lebensbereiche auswirken wird. Wie bereits erwähnt, ist das eigentliche Anliegen von Anfang an klar, wenn ein Patient oder ein Paar direkt den Sexualmediziner/-therapeuten aufsucht. Nicht so, wenn sich zunächst bei der Konsultation eines (Fach-) Arztes ein möglicher kausaler Zusammenhang mit sexuellen/partnerschaftlichen Problemen ergibt und dafür erst Verständnis angebahnt werden muss.

6.3.2 Therapiebeginn: Motivation und Setting

Vermeidung der Falle »Organisch-oder-psychisch«

Im Fall einer (relativ häufigen) Fixierung der Patienten/Paare auf rein somatische Ursachen wird es wichtig sein, nicht in die »Organisch-oder-psychisch«-Falle zu geraten, am besten den meist negativ vorbelasteten Begriff der »psychischen« Ursachen ganz zu vermeiden. Folgende Formulierung bietet sich an:

Frage nach Beziehung vor Frage nach Sexualität

» Sie sind doch als ganzer Mensch hier, mit Körper, Gedanken, Gefühlen und menschlichen Beziehungen. Alles ist zugleich vorhanden und beeinflusst sich gegenseitig. Das wissen Sie doch sowieso aus Ihrer Alltagserfahrung. Vielleicht sind Sie es nur nicht gewohnt, dass Ärzte sich auch damit befassen und sich nicht bloß auf den Körper konzentrieren. **«**

Auch wird es zielführender sein, nach »Beziehungen« statt nach der meist nur genital (miss-)verstandenen Sexualität zu fragen, etwa:

» …es braucht doch jeder Mensch einen Ort, wo er akzeptiert ist, Zuwendung erfährt, offen sprechen und sich geborgen fühlen kann… – wo haben Sie so einen Ort?…Wie sieht es damit in Ihrer Partnerschaft aus?…und welche Rolle spielt dabei die Sexualität? **«**

Wenn also zunächst im Einzelgespräch der Eindruck entstanden ist, dass Beziehung, Partnerschaft und/oder Sexualität eine wesentliche Rolle bei Genese und Fortbestand der jeweiligen Störung spielen, so wird es notwendig sein, die Patienten zu motivieren, Partnerin oder Partner mit einzubeziehen und das Angebot von Paargesprächen anzunehmen. Ein Dialog könnte sich folgendermaßen entwickeln:

» »…was immer in einer Partnerschaft geschieht, betrifft beide Partner und nur beide gemeinsam können Lösungen finden. Es leiden ja auch beide darunter und es können wahrscheinlich auch beide Hilfe brauchen. Es wäre von vornherein buchstäblich eine halbe Sache ohne Ihren Partner. Wie sehen Sie das, und glauben Sie, dass er/sie mitkommen wird?« Wenn die Antwort lautet: »Ich weiß nicht recht«… oder: »Mein Mann/meine Frau wird ganz sicher nicht mitkommen!«, so wird es notwendig sein, darauf bzw. auf dahinter stehende Ängste und ebenso auf die mögliche Art der »Einladung« einzugehen, z. B.: »Das würde mich sehr wundern, nach meiner Erfahrung ist es extrem selten, dass sich ein Partner verweigert – und das hieße ja dann auch schon etwas – aber wie würden Sie ihn/sie denn ansprechen und einladen?« **«**

Unter Umständen kann ein **rollenspielartig** geführter Dialog Mut machen und eine annehmbare Form der Mitteilung finden lassen, welche **Missverständnisse** (»das ist ja wie die Vorladung zu einer Gerichtsverhandlung!«) **ausräumt.** Jedenfalls hängt der Erfolg wesentlich von der Überzeugung und der Entschiedenheit des Arztes ab. Es könnte sein, dass auf unbewusster Ebene Patient und Arzt den »Dritten« gar nicht in ihrer Zweierbeziehung haben möchten, dann wird er/sie wahrscheinlich absagen. In einem solchen Gespräch kann sich nun die Frage stellen, ob man als Arzt eine eventuelle Therapie selbst durchführen kann oder ob (zwingend) zum Spezialisten überwiesen werden muss? Sehr oft bleibt die Frage theoretisch, weil Patienten/ Paare bereits Vertrauen gefasst haben: »Wenn überhaupt, dann möchte/n ich/wir zu Ihnen kommen.«

Ob Einzel- oder Paargespräch, von Anfang an sollte das Gespräch möglichst selbstverständlich und natürlich geführt werden. Wenn spürbar Hemmungen oder Scham, Unsicherheit, Schuldgefühle, Peinlichkeit »in der Luft liegen«, könnte man das ansprechen, etwa:

Ansprechen von Hemmungen

» Aus meiner Erfahrung weiß ich, dass es Viele große Überwindung kostet, mit einem Dritten über persönliche und intime Dinge zu sprechen. Viele glauben, nur sie hätten solche Probleme, in Wirklichkeit sind diese sehr weit verbreitet, aber nicht alle bemühen sich um Lösungen. So ist die Inanspruchnahme von Hilfe ein Zeichen dafür, dass Sie sich Gedanken machen und Ihnen an Ihrer Beziehung etwas gelegen ist. **«**

Handelt es sich von Anfang an um ein »Paargespräch«, so beginnt dieses bereits, bevor die ersten Sätze gesprochen werden, mit Informationen über das **Zusammenspiel** der beiden Partner:

»Zusammenspiel« der Partner birgt wichtige Informationen

- »Wie kommen beide herein (Gesamteindruck, Körpersprache, Mimik etc.)?
- Wer geht voraus, öffnet die Türe, hilft eventuell aus dem Mantel, sucht den Platz aus, setzt sich zuerst?
- Wie ist die Sitzposition: nebeneinander, einander gegenüber, über Eck?

Auf die Frage »Wohin sollen wir uns setzen?« kann geantwortet werden »Wohin und wie Sie möchten«, wobei der Therapeut erst nach dem Paar platznimmt. Ein Tisch mit 4 Stühlen oder einige frei stehende Stühle sind also günstiger als ein kleines Sofa, auf das sich das Paar nur nebeneinander setzen kann. (Dass sich der Arzt nicht hinter seinem Schreibtisch verschanzen darf, versteht sich von selbst).

Während des Gesprächsablaufs sollte u. a. beobachtet werden:
- Wer von beiden beginnt das Gespräch?
- Sehen sich die Partner an (oder beide nur den Arzt)?
- Hören sie einander zu oder fällt einer dem andern ins Wort?

Hat ein Patient den Partner zum gemeinsamen Gespräch motivieren können, so ist in der Regel schon viel in der Beziehung in Bewegung geraten, auch wenn bloß ein vermeintlich »Unbeteiligter« dem Partner zuliebe mitgekommen ist. Im Allgemeinen fällt es Männern schwerer als Frauen, sich auf Beziehungsprobleme einzulassen, die positive Entscheidung verdient daher schon bei der Begrüßung ehrliche Anerkennung, etwa: »Schön, dass Sie gekommen sind – ich könnte mir vorstellen, dass es Ihnen nicht ganz leicht gefallen ist?«

Nach einer offenen Einladung an das Paar, mit dem zu beginnen, was den beiden Partnern am Wichtigsten ist, sollte auch der Arzt bei passender Gelegenheit seine **Rolle definieren:**

Der Therapeut definiert seine Rolle

>> Vielleicht sollte ich etwas über meine Rolle bei unseren Gesprächen sagen, damit Sie sich von Anfang an keine falschen Vorstellungen machen. Ich bin weder Richter noch Schiedsrichter, der Urteile ausspricht und entscheidet, wer von Ihnen beiden im Recht ist. Es geht hier nicht um Urteile oder Schuld, sondern um Ursachen und das Verstehen von Zusammenhängen. Es ist auch nicht meine Aufgabe, Ihre Probleme zu lösen; das können Sie nur selbst; ich werde versuchen, Ihnen dabei behilflich zu sein. Ich bin auch nicht der Experte für Ihre Beziehung, daher werden Sie von mir keine Ratschläge erhalten, höchstens Anregungen. Es wird ganz wichtig sein, dass Sie die Dinge, die wir hier besprechen, und die Sie sich selbst »verschreiben«, dann auch umsetzen. Ich werde mich auch nicht mit einem von Ihnen verbünden, wohl aber für Sie beide und für Ihre Beziehung Partei ergreifen, solange das in Ihrem Sinne ist. Sollte dennoch einer von Ihnen das Gefühl von einseitiger Parteinahme oder von Koalitionen bekommen, so bitte ich Sie, das sogleich anzusprechen. <<

Das von Masters u. Johnson (1970) praktizierte Setting, wobei einem Klienten-Paar ein Therapeuten-Paar gegenübersitzt, vermeidet letztere Probleme, ist aber nur selten durchführbar. In der Regel wird, je nach Geschlecht des Therapeuten, ein Mann zwei Frauen oder eine Frau zwei Männern gegenübersitzen, und es ist wichtig nachzufragen, ob Koalitionsverdacht oder entsprechende Befürchtungen aufkommen?

Umgang mit »Koalitionsverdacht« und Vereinnahmungsversuchen

Umgekehrt muss **Vereinnahmungsversuchen** vonseiten der Patienten/Paare sofort entgegengewirkt werden. Auf Aussagen wie: »Herr/Frau Doktor jetzt sehen Sie es selbst…, was sagen Sie dazu…, da müssen Sie mir doch recht geben…, sagen Sie es meinem Partner, mir glaubt er es nicht…« usw. gäbe es folgende Antwortmöglichkeiten:

- »Sie hätten gern einen Verbündeten?«
- »Sie möchten mich zum Schiedsrichter machen, das bin ich nicht....«
- »Was würde es für Sie bedeuten, wenn ich Ihnen recht geben und was, wenn ich Ihnen nicht recht geben würde?«
- »Das kann ich Ihnen nicht abnehmen, aber jetzt wäre doch die Gelegenheit, Ihrem Partner selbst zu sagen, was Sie stört. Versuchen Sie doch, es ihm/ihr verständlich zu machen und vielleicht ließe sich herausfinden, was alles dabei eine Rolle spielt?«

In solchen Situationen ist entscheidend, nicht reflexartig die Fragen der Patienten inhaltlich zu beantworten, wie in der sogenannten Organmedizin, sondern sich inhaltlich herauszuhalten und auf der Meta- oder Deutungs-Ebene zu bleiben, um weiterhin mit beiden arbeiten zu können.

Oft gilt es, schon zu Anfang **Ängste** anzusprechen und zu zerstreuen, z. B. die Angst, das »Todesurteil« über die Beziehung oder die Unvermeidlichkeit einer Trennung mitgeteilt zu erhalten, die Aussichtslosigkeit der Lage bestätigt zu bekommen u. ä. Die bange Frage:»Haben wir nach Ihrer Erfahrung noch eine Chance?« wird häufig schon in der ersten Stunde gestellt. Sie muss zunächst geklärt und darf **nicht expertenhaft** direkt beantwortet werden. Reaktionen des Therapeuten könnten sein:

Rahmenbedingungen werden vor Therapiebeginn abgeklärt

- »Das fragen Sie mich? – Sie kennen sich und Ihre Beziehung doch viel besser als ich sie kenne, wie viel Chance glauben Sie denn selbst, noch zu haben?«
- »Ob Sie noch eine Chance haben, hängt davon ab, ob Sie sich noch eine geben, und wahrscheinlich wären Sie jetzt nicht hier, wenn das nicht der Fall wäre.«
- Z. B. bei bestimmten Funktionsstörungen: »Ich kann Ihnen wohl allgemein sagen, dass bei dieser Störung statistisch sehr gute Erfolgschancen gegeben sind, aber wie Sie wissen, sagt die Statistik nichts über den Einzelfall aus. Ich weiß also nicht, ob Sie zu den 80% oder zu den 20% gehören werden, das entscheiden Sie selbst.«

> Es ist unabdingbar, vor Beginn einer Behandlung das praktische Vorgehen genau zu besprechen und die wichtigsten Rahmenbedingungen abzuklären, weil deren Einhaltung für den Erfolg der Behandlung von Bedeutung ist. So müssen sich die beiden Partner über den Zeitraum der Behandlung auf einander und auf die neuen Erfahrungen konzentrieren können. Es dürfen deshalb keine sexuellen Außenbeziehungen bestehen, und der Kinderwunsch sollte kein zentrales Thema sein.

Dies ist in aller Regel auch leicht zu vermitteln, weil der Zeitraum einer Behandlung selten 3-6 Monate übersteigt. Ebenso wäre es nutzlos, mit der Syndyastischen Sexualtherapie zu beginnen, wenn das

Möglichkeit des Sammelns neuer Intimerfahrungen ist Voraussetzung

**Erleben sexueller
Außenkontakte des Partners**

Paar gar keine Möglichkeiten hat, neue Intimerfahrungen miteinander zu sammeln. Deshalb muss auch dieser Punkt vor Beginn einer Therapie verbindlich geklärt werden.

Bei **gleichgeschlechtlich** orientierten Paaren sind hier insofern Modifikationen zu erwägen, als die typischen Geschlechtsunterschiede im Sexualverhalten (Beier et al. 2005) bei den Partnern mit hoher Wahrscheinlichkeit nicht komplementär auftreten. Folglich ist damit zu rechnen, dass bei einem männlichen Paar beide Partner eine höhere Bereitschaft zu okkasionellen Sexualkontakten aufweisen und in der Bedeutungserteilung für »Seitensprünge« möglicherweise gleichermaßen gelassen reagieren können, mithin die syndyastische Erfüllung innerhalb der Beziehung nicht in Frage stellen.

Dies aber ist der entscheidende Punkt: Nur wenn die – eben bei beiden Geschlechtern unabhängig von der sexuellen Orientierung bestehenden – biopsychosozialen Grundbedürfnisse frustriert werden, ist die Beziehung gefährdet. Die syndyastische Dimension in der Partnerschaft kann jedoch auf vielerlei Weise gestärkt werden, nämlich immer dadurch, dass die Partner jeweils das Gefühl haben, vom anderen wirklich gemeint, ernst- und angenommen zu werden und wenn sie sich miteinander sicher fühlen. Wenn ein sexueller Außenkontakt authentisch für beide keine Verunsicherung bedeutet (was bei gegengeschlechtlich orientierten Paaren praktisch nie der Fall ist), ist das syndyastische Erleben daher nicht bedroht.

Dennoch bleibt die sexuelle Kommunikation eine besonders intensive Möglichkeit, syndyastische Erfüllung zu finden, und dies gilt auch für gleichgeschlechtliche Paare, bei denen die Vertrautheit in der gemeinsamen Intimität regelhaft eine stärkere Erlebnistiefe aufweist als bei sexuellen Gelegenheitskontakten.

6.3.3   Die neuen Intimerfahrungen – das praktische Vorgehen

Die zentralen Ziele der Syndyastischen Sexualtherapie sind die Bewusstmachung der syndyastischen Dimension von Sexualität und die veränderte Bedeutungszuweisung von sexueller Erregung/Lust. Dies ist nur durch plausible Evidenzerlebnisse der Patienten/Paare zu erreichen, die in die Lage versetzt werden, ihre Intimität als effektive Möglichkeit zur Erfüllung ihrer Grundbedürfnisse nach Nähe, Wahrgenommen- und Angenommen-Sein zu erleben. Nur dadurch ergeben sich Veränderungen der bisherigen »sexuellen Weltanschauung«. Es müssen neue, ganz konkrete und als stimmig empfundene Erfahrungen gemacht werden. Dabei ist es unumgänglich, dass das Paar sich diese neuen Erfahrungen »organisiert«.

**Das Paar »organisiert«
sich selbst die neuen
Intimerfahrungen**

Es geht um die Einübung verbesserter körpersprachlicher Kommunikation zu verabredeten Zeiten, die für die Paare derartige neue Erfahrungen eröffnet. Dies wiederum setzt in der Regel voraus, dass die Kommunikation innerhalb des Paares an sich verbessert werden muss. Die ersten gemeinsamen Erfahrungen werden also oft die **Paarkommunikation als solche** betreffen. Dies weist schon auf die Bedeutung der Zeit zwischen den Therapiesitzungen hin, in denen die Patienten/Paare die eigentliche Arbeit zu ihrer Situationsveränderung leisten. Sie realisieren dabei letztlich das, was sie sich selbst als sinnvollen Erfahrungsschritt von Sitzung zu Sitzung vorgenommen haben.

Insofern kann man dies als »**selbstverschriebene Erfahrung**« oder als gemeinsam gefassten Vorsatz bezeichnen. Hierin liegt auch der Unterschied zu der bisher verbreiteten Terminologie, in der von »Hausaufgaben«, »Übungen«, »Sensualitätstraining« oder auch »verschriebenen Erfahrungen« die Rede ist. Bei der syndyastischen Fokussierung ist es gerade nicht so, dass der Therapeut die Erfahrungen für das Paar organisiert und diesem gewissermaßen auferlegt, sondern das Paar findet für sich selber einen Weg, um die Erfüllung der Grundbedürfnisse und schließlich deren Verknüpfung mit sexueller Erregung und Lust erleben zu können. Auf diesem Weg wird es vom Therapeuten begleitet.

Daraus ergibt sich ein weiterer wesentlicher Unterschied zur klassischen Sexualtherapie, indem diese nämlich eine Art »Stufenprogramm« zur Erreichung eines »Endziels« (der wiederhergestellten sexuellen Funktion) vorsieht. Die verschiedenen »Vorstufen« sind dadurch nur Mittel zum Zweck, während nach dem syndyastischen Therapiekonzept die **Therapieziele auf jeder Stufe erreichbar** sind: Mit jedem Erfahrungsschritt kann das Paar die Behandlungsziele bereits vollständig erreichen, und es ist Aufgabe des Therapeuten, dies adäquat zu vermitteln.

Die sechs Erfahrungsmöglichkeiten in der Syndyastischen Sexualtherapie

Die zur Verbesserung der sexuellen Kommunikation nachfolgend als sinnvolle Möglichkeiten beschriebenen, aber nicht vom Behandler vorgegebenen oder gar »verordneten« Erfahrungsschritte orientieren sich im Ablauf an den sog. Sensate-Focus-Übungen (dem Sensualitätstraining nach Masters u. Johnson), erhalten aber eine neue Bedeutungsdimension. Sie müssen zunächst als **körpersprachliche Kommunikation** erarbeitet und begriffen werden, sodass sie von Anfang an mehr sind als ein Training aller Sinnesfunktionen, nämlich zugleich eine persönliche körpersprachliche Kommunikation und Begegnung. Bevor dies verstanden worden ist, sollte mit diesen Erfahrungsschritten nicht begonnen werden.

- ◼ 1. Schritt: Gegenseitiges Entdecken unter Aussparung von Brust und Genitalien

Die Vereinbarung, die erogenen Zone von Brust und Genitalien sowie den zumeist problembelasteten Koitus zunächst aus der körpersprachlichen Kommunikation auszuschließen (sog. **Koitusverbot** bei Masters u Johnson), ergibt sich meist sinnvollerweise aus der Be-

Unterschiede zur klassischen
Sexualtherapie

Auf jeder Stufe ist bereits das
Therapieziel erreichbar

sprechung der konkreten Situation und wird oft spontan vom Paar selbst vorgeschlagen. Sie gibt z. B. der lustlosen oder sexuell aversiven Partnerin die notwendige Sicherheit, dass aus einer Zärtlichkeit die Erfüllung von Grundbedürfnissen und nicht »mehr« wird oder dass es nicht »in Sex enden« muss. Der Mann mit Erektions- und/oder Orgasmusproblemen erhält die Sicherheit, dass er »nichts falsch machen« kann und braucht sich nicht zu sorgen, dass es »wieder nicht klappt«. In aller Regel – wie immer gibt es seltene Ausnahmen – ist der strikte Ausschluss des Geschlechtsverkehrs die Voraussetzung, um auf der kommunikativen Ebene der Grundbedürfnisse wirklich neue Erfahrungen machen zu können, die ihren Wert in sich selbst haben und nicht als »Vorstufe zum Eigentlichen« entwertet werden.

- **2. Schritt: Einbeziehen der weiblichen Brust**
Wiederum in einer lustvoll-erkundenden und nicht auf sexuelle Erregung ausgerichteten Weise kann als nächster Schritt die weibliche Brust in das Erkunden und Streicheln einbezogen werden. In kommunikativer Bedeutung kann das »Befassen« mit dieser besonderen Zone der Weiblichkeit z. B. Akzeptanz, Attraktivität, Einladung und die Freude, willkommen zu sein, zum Ausdruck bringen, also wiederum gegenseitige Annahme, die sich nicht auf den »Sexappeal« beschränkt.

- **3. Schritt: Einbeziehen der Genitalregion**
Im folgenden Schritt bleibt der Koitus weiterhin ausgeschlossen, aber nun können die Geschlechtsorgane in das spielerische Streicheln mit einbezogen werden. Inzwischen sollte die Unterscheidung zwischen zielgerichtetem »Mittel zum Zweck« der sexuellen Erregung und »zwecklosem Spiel« im Rahmen der körpersprachlichen Kommunikation dem Paar deutlich geworden sein, so dass beglückende Erfahrungen auch ohne Erektion und/oder Orgasmus gemacht werden können.

Dabei kommt es auch darauf an, dass beide Partner die gemeinsame Verantwortung für eine zufriedenstellende Intimität übernehmen (und darum z. B. dem anderen durch Handführen direkt zeigen, wie sie gerne gestreichelt werden möchten). Dies befördert die Erreichung des wesentlichen Ziels der Behandlung: Die Bewusstmachung der syndyastischen Dimension.

Bewusstmachung der syndyastischen Dimension von Sexualität durch Interventionen des Therapeuten

- ■ ■ **Interventionen zur Erreichung des Therapieziels »Bewusstmachung der syndyastischen Dimension von Sexualität«**
- ▬ Detaillierte Auswertung der vereinbarten Erfahrungen (Übungen) hinsichtlich des konkreten Verhaltens (was gemacht wurde) und des Erlebens (wie es empfunden wurde).
- ▬ Übersetzung des Erlebten als Ausdruck erfüllter Grundbedürfnisse. Beispiel: Ein Partner hat sich dem anderen beim Streicheln »nahe« oder durch diesen »angenommen« gefühlt. Es hat sich folglich »Nähe« bzw. »Angenommen-Sein« konkret ereignet, dies ist durch das Verhalten geschehen.

— Dies lässt sich prinzipiell auf allen Übungsstufen sowie auch für Sexualverhalten im engeren Sinn (z. B. Genitales-Annehmen, Nahe-Sein, Offen-Sein) darstellen, so dass das Erreichen dieses Therapiezieles von Beginn an aufgezeigt werden kann (und sollte).

▪ 4. Schritt: Spielerischer Umgang mit Erregung

Wenn das Paar die Lust, die von Anfang an vorhanden sein kann, zum Thema macht, wird sie ebenfalls mit der Beziehungsebene verknüpft, weil sie sich auf der Basis gegenseitiger Annahme ereignet. Auf diese Weise ist den Paaren verständlich zu machen, dass sie eine syndyastische Verstärkung ihrer Lust bzw. eine lustvoll-orgastische Verstärkung der Beziehung erfahren können. Aus therapeutischer Sicht geht es also um eine Verknüpfung der Lustdimension mit der syndyastischen Dimension, d. h. um eine veränderte Bedeutungszuweisung für sexuelle Erregung und Lust.

▪▪ Interventionen zur Erreichung des Therapieziels »Veränderte Bedeutungszuweisung für sexuelle Erregung/Lust«

— Die Auseinandersetzung mit sexueller Erregung und Lust wird im weiteren Verlauf der »Einübungen« (gewollt) zum Thema.
— Dies geschieht jetzt aber vor dem Hintergrund der bewusst gemachten beziehungsorientierten Dimension der Sexualität: Den Partnern ist klar, dass sie sich durch Intimität gegenseitig Grundbedürfnisse nach Nähe, Angenommen-Sein etc. erfüllen.
— Die Lust wird daher mit der Beziehungsebene verknüpft, weil sie sich auf der Basis gegenseitiger Annahme ereignet. Praktisches Beispiel: Der Mann berichtet über seine Freude an aufgetretener sexueller Erregung. Auf die Frage zur Bedeutung der Frau in diesem Zusammenhang (»Welche Rolle hat jetzt eigentlich Ihre Frau gespielt?« oder: »Könnte es auch eine andere sein?«) bringt er deren besondere Rolle zum Ausdruck.
— Durch die Fragen »Was heißt das für das Erleben der Lust?« und »Was heißt das für das Erleben der Beziehung?« lassen sich Qualität von Beziehung und Lust als wechselseitig verstärkend erfassen (Der Mann wird mit seiner Lust von der Frau angenommen; er kann das Gefühl haben, in seiner Geschlechtlichkeit von ihr akzeptiert zu werden).

> Veränderte Bedeutungszuweisung für sexuelle Erregung/Lust durch Interventionen des Therapeuten

▪ 5. Schritt: »Nicht-fordernder« Koitus

Als nächster Schritt kann die Aufnahme der geschlechtlichen Vereinigung erfolgen, aber immer noch zu dem Zweck, sich und die eigene Reaktionen besser kennen zu lernen und mit dem Partner neue Erfahrungen zu machen, um zum Beispiel die körpersprachlichen Botschaften der Vereinigung wie in »Zeitlupe« bewusst zu erleben, Ängste zu verlieren, Sicherheit zu gewinnen etc. Mit dem nicht-fordernden Koitus (gelegentlich als »quiet vagina« bezeichnet) geht es also noch nicht um den spontanen vollen Verkehr. Dieser Schritt kann auch bei der Behandlung des Orgasmus praecox Anwendung finden.

■   **6. Schritt: Spontaner, voller Koitus**
Spätestens hier sollte die Verknüpfung von syndyastischem System und Lustsystem so gefestigt sein, dass sie internalisiert bleibt, auch wenn nicht jedes Mal daran gedacht wird. Das Erleben sexueller Lust sollte bewusst im Rahmen erfüllter Grundbedürfnisse erfolgen und dadurch intensiver und intimer erfahrbar geworden sein. Sex und Liebe sollten nicht mehr getrennt sein, sondern eine Einheit von Lust und Liebe bilden. Erst in dieser Einheit kann sich Lust wirklich frei entfalten, solange nämlich die Kommunikation als stimmig empfunden wird.

■ ■   **Integration von Elementen aus der »klassischen« Sexualtherapie**

Elemente aus der »klassischen« Sexualtherapie können frei integriert werden

Wie in der klassischen Sexualtherapie sind spezielle Behandlungselemente, wie z. B. die »Stopp-Start-« oder »Squeeze«-Technik, auch bei der Syndyastischen Sexualtherapie integrierbar, müssen jedoch vor dem Hintergrund des auf der Beziehungsdimension von Sexualität liegenden Behandlungsschwerpunktes verstanden und genutzt werden. So stimuliert die Partnerin den Penis bis kurz vor den Erregungshöhepunkt, benötigt aber die Rückmeldungen des Partners, um im richtigen Moment zu unterbrechen; dies gelingt vor allem dann, wenn sie sich durch den Beziehungshintergrund wirklich einbezogen und nicht als »austauschbare Physiotherapeutin« fühlt.

Zu betonen ist, dass dieses Programm nie »kochbuchartig« verordnet werden darf, sondern individuell unter Mitsprache des Paares vielfältig variiert werden kann (► Fallberichte ► Abschn. 6.5).

Die Bedeutung jedes einzelnen Lernschrittes für das Therapieziel

Lernschritte, aber kein »Kochbuch«

Die anschließende Auflistung zeigt noch einmal die verschiedenen Stufen der Syndyastischen Sexualtherapie, die jedoch nicht zu dem Fehlschluss führen dürfen, dass erst auf der letzten Stufe das Therapieziel wirklich erreicht wird, da jede Stufe die Therapieziele bereits in sich trägt und eine verbesserte sexuelle sowie partnerschaftliche Beziehungszufriedenheit zum Ausdruck bringen kann. Man könnte sagen, dass die ersten 3 Erfahrungsstufen bevorzugt der Verdeutlichung der syndyastischen Ebene des sexuellen und partnerschaftlichen Zusammenspiels dienen, während die nachfolgenden Schritte (4–6) gemeinsamen Erlebens die Möglichkeit geben, sowohl die syndyastische Verstärkung der Lust als auch die lustvoll-orgastische Verstärkung der Beziehung konkret zu erfahren. Auch das Ausklingen der (für viele neuen) Intimerfahrung ist dann durch dieses Erleben gekennzeichnet.

- **Syndyastische Sexualtherapie: Mögliche Schritte zur Verbesserung der körpersprachlichen Kommunikation**
1. Einbeziehung des ganzen Körpers (vom Kopf bis zu den Fußzehen), nicht aber der Genitalregion und der Brust,
2. Einbeziehung der weiblichen Brust in das Erkunden und Streicheln, aber wiederum in einer lustvoll erkundenden und nicht auf sexuelle Erregung ausgerichteten Weise,
3. Einbeziehung der Genitalregion (das »Koitusverbot« ist weiter wirksam) in das spielerische Streicheln,
4. spielerischer Umgang mit Erregung und Ausloten der eigenen Erregungskurve, wobei es noch nicht zum Erregungshöhepunkt kommen soll (beglückende Erfahrungen können auch ohne Erektion und/oder Orgasmus gemacht werden),
5. nicht-fordernder Koitus,
6. Koitus.

Jede dieser Erfahrungsmöglichkeiten trägt die Therapieziele schon in sich, weil sich eine verbesserte sexuelle und partnerschaftliche Beziehungszufriedenheit bei jedem Schritt abbilden kann. Beim Paar darf zu keinem Zeitpunkt der Eindruck entstehen, dass erst mit Erreichen von Schritt 5 oder 6 der wirkliche Erfolg eingetreten ist.

Die Durchführung der Syndyastischen Sexualtherapie ist älteren Paaren genauso möglich wie jüngeren (► Fallbeispiel 6.4).

> **Die Syndyastische Sexualtherapie ist bei Paaren jedes Alters möglich**

Fallbeispiel 6.4

Der 20-jährige C. O. ist türkischer Abstammung und lebt seit dem 5. Lebensjahr in Berlin, wo er Abitur gemacht hat und jetzt studiert. Er stellt sich wegen eines Orgasmus praecox vor, der seit Beginn der Aufnahme soziosexueller Beziehungen aufgetreten sei (primärer Typus), während er bei der Selbstbefriedigung den Eintritt des Erregungshöhepunktes »ganz gut« kontrollieren könne (situativer Typus). Mit der ein Jahr jüngeren deutschen Freundin, die gerade Abitur mache, käme es hingegen stets in dem Moment zum Orgasmus, in dem er versuche, in die Scheide einzudringen. Sie würden sich damit behelfen abzuwarten, bis er »ein zweites Mal kann«, dann erfolge der Eintritt des Erregungshöhepunktes später und der Freundin sei es gelegentlich möglich, selber Erregung aufzubauen oder (selten) selbst einen Erregungshöhepunkt zu erleben. Er sei sehr verliebt in seine Freundin, auch wenn diese als Deutsche nicht zu ihm nach Hause dürfe – seine Familie sei noch sehr traditionell eingestellt und sie würden nur die zukünftige Ehefrau als Besucherin in ihrer Wohnung akzeptieren. Er sei im übrigen genauso frustriert wie seine Freundin, empfinde sich als »unmännlich« (»Versager«) und habe sich »reichlich Literatur« besorgt, in denen Masturbationsübungen beschrieben seien, die aber in der Intimsituation auch keine Abhilfe geschaffen hätten.

Im Rahmen einer Syndyastischen Sexualtherapie über 10 Behandlungsstunden, welche die Freundin mit Blick auf ihre weitere Beziehungsperspektive ebenfalls als sinnvoll ansah, gelang es den beiden sehr schnell, gemeinsam angstfrei Intimerfahrungen zu machen, wobei v. a. er es als »extrem entlastend« erlebte, sich nicht auf seinen Penis, den Erregungszustand desselben und einen möglicherweise eintretenden Erregungshöhepunkt konzentrieren zu müssen: Genau dies tritt in der (besonders wichtigen) Anfangsphase der Behandlung im Rahmen des Sensualitätstrainings in den Hintergrund, um die Aufmerksamkeit für die Beziehungsdimension von Sexualität zu stärken (»syndyastische Fokussierung«). Im Verlauf zeigte sich, dass vor allem die Freundin von dieser neuen Sichtweise erheblich profitierte, während C. O. längere Zeit ein möglichst »langes Durchhaltevermögen« als eigentliches Erfolgskriterium ansah und damit mehr Schwierigkeiten hatte, zu einer veränderten Bedeutungszuweisung zu gelangen. Im Rahmen des spielerischen Umgangs mit Erregung, in dem es darum geht, Erregung aufzubauen und wieder abklingen zu lassen, profitierte dann auch er außerordentlich und sprach selbst davon, dass sich seine »Sicht verändert« habe, so dass er im Umgang mit ihr entspannter und gelassener wirkte, was beide als Erfolg ansahen.

Zum Abschluss der Behandlung war ein für beide befriedigender vaginaler Geschlechtsverkehr möglich und der Zeitraum von der Penetration bis zum Erregungshöhepunkt wurde von beiden als ausreichend bezeichnet.

Zur weiteren Erläuterung der Vorgehensweise bei diesem Paar (Bedeutung detaillierter Anamneseerhebung) ▶ Abschn. 6.3.4.

6.3.4 »Genaues Nachfragen«

Detailliertes Nachfragen unter Berücksichtigung des syndyastisches Fokussierens

Bei der Arbeit mit Paaren gilt es von Anfang an (wie übrigens in der Partnerschaft auch), auf die Kleinigkeiten und Feinheiten zu achten – auf das Faktische und vor allem auf die Bedeutung, die es für jeden der beiden Partner hat (▶ Fallbeispiel 6.4, ▶ Abschn. 6.3.3). Zur gewohnten »(Makro-) Anamnese« muss die »Mikroanamnese« kommen, das Nachfragen und Erklären-Lassen bis ins Detail:

» »Wie war das genau?« »Wie haben Sie es erlebt?« »Was genau war das Normale, Gute oder Schlimme daran?« »Was hat es für Sie in der damaligen Situation bedeutet?« **«**

Dabei geht es nicht primär um »psychotherapeutisches Durcharbeiten«, sondern um »syndyastisches Fokussieren« auf die verletzten oder erfüllten Grundbedürfnisse nach Wahrgenommen-, Begehrt- und Respektiert-Werden, Sich-angenommen-Fühlen, Vertrauen, Nähe, Geborgenheit usw. Welche Grundbedürfnisse wurden frustriert und welche Bedeutung haben gerade diese durch die Biographie des/der Betroffenen erhalten? Ebenso wird der Partner gefragt:

>> »Stimmt das so auch für Sie?« »Haben Sie das auch so gesehen?«
»Stimmen Sie mehr verstandesmäßig oder auch gefühlsmäßig
zu?« »War Ihnen die Bedeutung für Ihre Partnerin/Ihren Partner bekannt?« «

Oft argumentiert ein Partner auf der Fakten-Ebene (meistens der
Mann), der andere auf der Ebene der Bedeutungen und Gefühle, d. h.
sie reden aneinander vorbei und der Streit eskaliert. Die Unsicherheit,
wie mit evtl. außer Kontrolle geratendem Streit umzugehen sei, hält
viele Ärzte von Paargesprächen ab. Dabei ist es nicht die Aufgabe des
Therapeuten, diesen Streit zu schlichten, sondern zu beobachten und
nachzufragen, z. B.:

>> »Verlaufen Ihre Auseinandersetzungen immer so?« »Ist das hier
typisch dafür, wie es bei Ihnen auch zuhause läuft?« »War es auch
schon anders und wie ist Ihnen das gelungen?« oder auch: »Wie ginge
es Ihnen, wenn Sie so angesprochen würden?« »Welches Ziel wollen
Sie damit erreichen?« »Wird das gelingen?« «

Ähnlich verunsichernd können längere Schweigepausen sein, die es
auszuhalten gilt, weil sie den Patienten/Paaren u. U. Gelegenheit zum
Nachdenken und Nachspüren geben können. Man kann aber auch
nach ihrer Bedeutung fragen. Dabei können die eigenen Gefühle
diagnostische Wegweiser zur Befindlichkeit der Patienten/Paare sein
und ihnen – reflektiert – als Fragen angeboten werden.

- **Wahrnehmung eigener Gefühle im Rahmen der
  Syndyastischen Sexualtherapie**
- Bewusstes Reflektieren der eigenen Gefühle statt unreflektiert
  (»spontan«, »aus dem Bauch heraus«) zu (re-)agieren.
- Lassen sich diese Gefühle eindeutig und klar benennen oder
  sind sie widersprüchlich, ambivalent oder diffus, nicht fassbar?
- Wieweit hängen sie als »meine« Gefühle von meiner Persönlich-
  keit/Lebensgeschichte/momentanen Situation ab?
- Wie weit sind sie vom Patienten/Paar induziert und was könnten
  sie über deren Situation aussagen?

**Selbstreflexion des
Therapeuten im Rahmen der
Syndyastischen Sexualtherapie**

Fallweise kann mikroanamnestisches Nachforschen, besonders wenn
es um sexuelle Intimität geht, erklärungsbedürftig sein, z. B.:

>> Ich hoffe, Sie verstehen, dass ich nicht aus persönlicher Neugierde
frage – mich persönlich würde das nicht interessieren, aber es ist
wichtig, die Situation in ihrer Bedeutung wirklich zu verstehen; vor
allem kann Ihnen selbst und Ihrer Partnerin/Ihrem Partner dadurch
vieles klarer werden. «

Bei Lustlosigkeit könnte nachgefragt werden:

»W«-Fragen

>> »Worauf hätten Sie denn Lust?« oder: »Was ist es denn eigentlich, worauf Sie keine Lust haben, wofür Sie zu müde sind?« »Was steckt dahinter?« »Wo hört für Sie Liebe/Zärtlichkeit auf und beginnt Sex?« »Was haben Liebe und Sex miteinander zu tun bzw. was haben sie gemeinsam?« <<

In diesem Sinn kann es hilfreich sein, genauer nachzufragen, z. B.:

>> »Habe ich Sie richtig verstanden?« »Sie meinen, dass…?« oder: »Könnte man das nicht auch anders hören, nämlich …?« oder: »Täusche ich mich oder schwingt da ein gewisser Unterton mit, der heißen könnte…?« etc. <<

Dadurch kann der Therapeut zugleich – und modellhaft – zu einer allgemeinen Kommunikationsverbesserung beitragen. Oftmals gilt es auch, positiv anzuerkennen und Erfolge des Paares hervorzuheben:

>> »Sie erwähnen das so nebenbei, aber das ist doch gar nicht so selbstverständlich«, »ein großer Erfolg«, »Grund zur Freude…« <<

Gelegentlich wird nur noch das Negative gesehen:

>> Uns verbindet nichts mehr, die Beziehung ist tot <<

Das kann natürlich zutreffen und muss akzeptiert werden – aber nicht unbesehen:

>> »…und deswegen sitzen Sie jetzt gemeinsam hier? Sie hätten doch gleich zum Scheidungsrichter gehen können?« oder: »Für Sie ist das Feuer im Herd erloschen, glauben Sie, dass unter der Asche noch Glut ist, die sich wieder anfachen ließe und wenn, wie könnte das geschehen?« <<

Die Entscheidungsfindung liegt bei dem Paar

Allerdings ist es nicht Aufgabe des Therapeuten solche Fragen zu entscheiden: weder eine Beziehung zu kitten noch sie zu trennen. Das entscheiden ausschließlich die Betroffenen selbst, aber es soll eine fundierte und möglichst realitätsgerechte, reife Entscheidung sein. Diesem Ziel ist nicht gedient, wenn allzu bereitwillig und unkritisch Ansichten des Paares oder eines Partners übernommen werden. Schließlich stellt die Bereitschaft zum Paargespräch selbst einen »Behandlungsauftrag« dar und der Entscheidungsfindung sollte Zeit gegeben werden. Nach einer als erfolgreich erlebten Paartherapie lautete die Antwort auf die Frage, was den Partnern am meisten geholfen habe: »Dass Sie uns nicht aufgegeben haben«.

6.3.5 Syndyastische Sexualtherapie bei Störungen der sexuellen Präferenz

Klinische Erfahrungen zeigen, dass sexuelle Präferenzstörungen häufig zur Ausbildung sexueller Beziehungsstörungen führen können. Diese resultieren nicht zuletzt aus der Frage, vom Partner wirklich akzeptiert werden zu können, wenn diesem die paraphilen Phantasieinhalte auch nur bekannt wären – also selbst dann, wenn deren Verwirklichung gar nicht intendiert wäre. Diese Verunsicherung kann das syndyastische Erleben so stark irritieren, dass Beziehungen nur schwer geknüpft werden oder aber bestehende Partnerschaften besonders riskiert sind (▶ Abschn. 4.3).

Sofern aber eine Partnerschaft besteht und beide Partner ein authentisches Interesse an einer gemeinsamen Perspektive haben, lässt sich mit der Syndyastischen Sexualtherapie auch hier die partnerschaftliche Zufriedenheit verbessern, wobei folgende **4 Faktoren** von ausschlaggebender Bedeutung sind.

> Auch bei sexuellen Präferenzstörungen kann die Syndyastische Sexualtherapie hilfreich sein

- **1. Der Anteil des paraphilen Musters an der sexuellen Präferenzstruktur**
Es macht einen großen Unterschied, ob das paraphile Erleben die gesamte sexuelle Präferenzstruktur kennzeichnet, oder ob neben den paraphilen auch nicht-paraphile Erlebensanteile bestehen, die partnerbezogen realisierbar sind. Besteht z. B. eine masochistische Neigung, bei der der Betroffene ausschließlich in Verbindung mit phantasierten Szenarien des Verstümmelt-Werdens durch die Partnerin (im Falle einer gynäphilen Orientierung) sexuell erregbar ist, dann besteht für diesen nicht die Möglichkeit, auf andere Weise mit der Partnerin eine vergleichbar intensive sexuelle Erregung aufzubauen, was wiederum mit hoher Wahrscheinlichkeit zu sexuellen Funktionsstörungen führt (▶ Pkt. 2.) und die Partnerschaft dann erheblich belastet, wenn die Partnerin über die Hintergrundproblematik nicht informiert ist und die Schwierigkeiten der sexuellen Kommunikation für sie nicht erklärbar sind.

- **2. Das zusätzliche Auftreten sexueller Funktionsstörungen**
Genauso wie jede sexuelle Funktionsstörung ein Symptom einer anderen Erkrankung sein kann (z. B. eine Orgasmusstörung bei multipler Sklerose), besteht immer die Möglichkeit, dass diese auch durch eine Paraphilie verursacht wird – gerade weil der Betroffene die sexuelle Interaktion nicht mit dem paraphilen Stimulus belasten möchte und infolgedessen in der Kontaktgestaltung verunsichert ist und Angst hat, dass ein Auftreten paraphiler Phantasieinhalte ihn von der eigentlich gewünschten Nähe mit einer Partnerin (im Falle einer gynäphilen Orientierung) entfernen könnte. Da wiederum die Funktionsstörung (z. B. eine Erektionsstörung) ein für die Partnerin unübersehbares Symptom darstellt und in der Regel von beiden diesbezüglich ein Änderungsbedarf mitgeteilt wird, ergibt sich hierdurch

stets ein Anknüpfungspunkt für die therapeutische Arbeit, wobei die Darlegung des Zusammenhangs mit dem paraphilen Erleben für beide Partner bereits einen wichtigen Schritt im Rahmen der Behandlung darstellt (▶ Fallbeispiel zur Syndyastischen Sexualtherapie).

- **3. Wertigkeit des paraphilen Stimulus im inneren Erleben**

Da auch an den paraphilen Stimulus (z. B. bei einer fetischistischen Neigung) eine Bindung bestehen kann, die das syndyastische Erleben insofern mit tangiert, als im Kontakt mit dem Stimulus nicht nur sexuell erregende, sondern auch psychoemotional stabilisierende Erlebensanteile (vergleichbar denen der Bindung zu einem anderen Menschen) bestehen können, sind zugleich die Grenzen therapeutischer Interventionen beschrieben, sofern nämlich die Bindung zu dem paraphilen Stimulus (z. B. einem Fetisch) das gleiche oder sogar ein größeres Ausmaß in der inneren Wertigkeit des Betroffenen angenommen hat wie die Bindung zu einem realen Partner. Ein besonders extremes Beispiel hierfür ist der Fall des sogenannten »Kannibalen von Rothenburg«, dessen Bindungserleben ganz und gar darauf eingeengt war, dass er die Bindung zum Anderen nur erleben konnte, wenn dieser sich **in** ihm befand, wobei andere Formen zur sexuellen Befriedigung nicht zur Verfügung standen, jedenfalls nicht mit Blick auf das angestrebte Bindungserleben. Dabei bestand diagnostisch eine Sonderform der fetischistischen Ausrichtung (nämlich auf männliches Fleisch; DSM-IV-TR: 302.1; ICD-10: F 65.0) ohne weitere psychopathologische Auffälligkeiten (insbesondere waren die Merkmale einer Persönlichkeitsstörung nicht gegeben (Beier 2007).

Starke Bindung an einen Fetisch setzt Grenzen

Indes zeigt die klinische Erfahrung, dass gerade bei fetischistischen Präferenzmustern (z. B. Windelfetischismus) eine so starke Bindung an den Fetisch bestehen kann, dass ein realer Partner im Gefüge der inneren Bedeutungserteilung »abfällt« und damit paarbezogenen Interventionen von vorneherein Grenzen gesetzt sind.

- **4. Fähigkeit zur Selbstrücknahme**

Partnerschaft als Ressource für Lebensqualität auch bei ausschließlicher paraphiler Neigung

Als therapeutisch limitierender Faktor ist nicht nur die Wertigkeit des paraphilen Stimulus im Selbsterleben (▶ Pkt. 3.), sondern – und damit keineswegs deckungsgleich – auch die Fähigkeit zur Selbstrücknahme mit Blick auf die Beziehung zum Partner anzusehen: So kann es auch bei einem ausschließlich paraphilen Muster (z. B. einem Sadismus mit ausschließlich nicht-lebbaren reizsteigernden Inhalten, die mit Verletzung oder Verstümmelung des Partners einhergehen) für den Betroffenen bedeutsam sein, die partnerschaftliche Beziehungszufriedenheit zu verbessern, weil er sie als wichtige Ressource für Lebensqualität ansieht und deshalb in einer paarbezogenen Weise nutzen möchte. Aus klinischer Sicht ist auffällig, dass dieses Kriterium zumeist bei Frauen mit einer paraphilen Hauptströmung (z B. einem sexuellen Masochismus) gegeben ist, die viel häufiger das syndyastische Funktionsniveau im Vergleich zur Lustdimension als subjektiv bedeutsam betonen. Zweifelsohne gibt es auch Frauen mit

Paraphilien, bei denen das nicht so ist, aber dies ist seltener als bei Männern der Fall. Ein wichtiger motivationaler Faktor in diesem Zusammenhang ist allerdings darüber hinaus – auch für Männer – ein Verantwortungsgefühl für ggf. vorhandene (oder geplante) gemeinsame Kinder (Beier 2010).

Ein ausführliches Beispiel für eine erfolgreich durchgeführte Syndyastische Sexualtherapie bei einer paraphilen Symptomatik ist ▶ Fallbericht E (▶ Abschn. 6.5).

6.4   Integration somatischer Therapieoptionen

> ❯ Die Einbeziehung somatischer Optionen innerhalb der Sexualtherapie entspricht dem biopsychosozialen Charakter sexueller Dysfunktionen. Sie macht nicht selten wenigerinvasive somatische Interventionen notwendig, könnte jedoch die Sexualtherapie verkürzen, die Compliance und die Prognose aller Behandlungsansätze verbessern – in der Praxis wird sie allerdings leider kaum angewendet.

Wie bei jeder Therapie ist auch ein kombiniertes Vorgehen mit Problemen und Chancen verbunden, die im Einzelfall sorgsam abzuwägen sind. Der Einsatz somatischer Optionen kann folgende **Probleme** mit sich bringen:

— Der Patient/das Paar kann den Einsatz eines Medikaments als unkomplizierte »Schnellreparatur« missverstehen;
— dies lähmt die Selbstheilungskräfte des Paares und
— kann die Motivation reduzieren, sich mit persönlichen oder Paarproblemen auseinander zu setzen.

Dem steht auf der »**Habenseite**« gegenüber, dass ein kombiniertes Vorgehen
— bei zahlreichen Patienten die Effektivität und Prognose der Behandlung verbessert;
— dem Patienten vermittelt, dass der Therapeut ihn auch in seiner eigenen, oft auf somatische Ursachen fixierten Sichtweise ernst nimmt und
— dadurch die Etablierung eines initialen Arbeitsbündnisses erleichtert;
— im Sinne eines Ernstnehmens den Patienten dort abholt, »wo er steht« und auf diesem Weg einen auch die psychosoziale Seite berücksichtigenden Zugang eröffnen kann.

In der sexualmedizinischen Praxis besteht gerade bei männlichen Patienten die Aufgabe meist darin, den Patienten, die in der Mehrzahl von einer körperlichen Verursachung ihrer Problematik überzeugt sind, psychische oder paarbezogene Gesichtspunkte nahe zu bringen

Für und Wider somatischer Therapieoptionen

◘ Tab. 6.1 Medikamente als möglicher Bestandteil einer sexualmedizinischen Behandlung (Rösing et al. 2009)

Substanz	Applikation	Wirkmechanismus	Symptomatik, die ggf. ergänzende Medikation erfordert
Yohimbin	Oral	Zentraler alpha-2-Antagonist, verstärkt erektionsfördernde Efferenzen	Erektionsstörung (keine Wirkung bei ED mit somatischem Korrelat)
Sildenafil, Vardenafil, Tadalafil	Oral	Selektiver PDE-5-Inhibitor, relaxiert glatte, kavernöse Muskulatur über Hemmung des c-GMP-Abbaus	Erektionsstörung
Prostaglandin E1	Intracavernöse Injektion (SKAT), transurethral (MUSE)	Prostanoid, führt zur glattmuskulären Relaxation	Erektionsstörung
Lidocain, Prilocain	Lokal (Glans penis)	Lokal anästhesierend, Herabsetzung der Erregbarkeit des Penis	Vorzeitiger Orgasmus
Clomipramin	Oral	Trizyklisches Antidepressivum, peripher anticholinerge und anti-(nor)adrenerge Effekte	Vorzeitiger Orgasmus
Fluoxetin, Sertralin, Paroxetin, Dapoxetin	Oral	Serotonin-Wiederaufnahmehemmer, Stimulation der sexuell dämpfend wirkenden zentralen Serotoninrezeptoren	Vorzeitiger Orgasmus
Testosteron	Oral, transkutan, intramuskulär	Zentral, stimuliert die T-Synthese, Freisetzung und Speicherung proerektiler Neurotransmitter (Oxytocin, Dopamin, NO), Testosteronentzug führt zur Apoptose der glatten Schwellkörpermuskelzelle	Nachgewiesener Hypogonadismus mit Auswirkung auf Appetenz und Erektion

Skat Schwellkörper-Autoinjektions-Therapie; *MUSE* Medicated Urethral System for Erection; *NO* Stickoxid; *T* Testosteron.

Übersicht über medikamentöse Behandlungsoptionen

und sie von einem biopsychosozialen Konzept der Sexualität zu überzeugen.

Dies gelingt nur (oder doch sehr viel besser), wenn der Sexualberater bzw. -therapeut über die Vor- und Nachteile der medizinischen Behandlungsoptionen (die ja nach der hier vertretenen Definition einen Teil der Sexualtherapie bilden) gut informiert ist, sie mit dem Patienten erörtert und seine Bereitschaft signalisiert, bestimmte Methoden – wenn die Untersuchungsbefunde es sinnvoll erscheinen lassen und der Patient es wünscht – zu erproben. Kann er dem Patienten vermitteln, dass es nicht darum geht, ihm bestimmte somatische Optionen wie Selbstinjektionen oder orale Medikamente »vorzuenthalten«, sondern dass der Therapeut deren Möglichkeiten und Grenzen gerade auch im Hinblick auf die Paarbeziehung gemeinsam ausloten möchte, gelingt vielfach der Aufbau eines tragfähigen Arbeitsbündnisses, das auch die Bearbeitung psychischer und partnerschaftlicher Probleme ermöglicht (▶ Abschn. 4.1.2).

Eine Übersicht über Behandlungsoptionen in der Sexualmedizin gibt ◘ Tab. 6.1.

6.5 Ausführliche Fallberichte

6.5.1 Fallbericht A

▪ **Desintegrierte Lust- und Beziehungsdimension bei beiden Partnern**

Ein 40-jähriger Ingenieur wird vom Hausarzt wegen »überwuchernder sexueller Phantasien«, die die Arbeitsfähigkeit bedrohen würden, zur Sexualtherapie überwiesen. Er kommt zunächst allein und berichtet von »24 Stunden sexuelle Phantasien am Tag«, die ihn so bedrängen, dass er zu »keiner richtigen Arbeit mehr fähig« sei. Auch deshalb habe er große Angst, seine Frau zu verlieren. Er ist seit 18 Jahren verheiratet, der Ehe entstammen ein 16-jähriger Sohn und eine 12-jährige Tochter. Das Sexualleben sei von Anfang an unbefriedigend. Paraphile Erlebensmuster konnten nicht exploriert werden.

Seine Frau sei Sexualkontakten gegenüber, aufgrund eines Missbrauchserlebnisses in der Jugend, nicht aufgeschlossen gewesen (»Schmusen reicht ihr«). Sie sei sexuell kaum aktiv und käme nur zum Orgasmus, wenn sie sich selbst stimulierte. Er habe mit ihr Pornofilme angesehen, um sie zu animieren, sie habe das aber vehement abgelehnt.

Je mehr er seine Frau sexuell bedrängte, desto mehr habe sie sich zurückgezogen und sich auf die Kinder konzentriert. 7 Jahre nach der Hochzeit habe er deshalb ein außereheliches Verhältnis mit einer 30-jährigen ledigen Frau begonnen und 5–6 Jahre lang fortgesetzt. Von dieser Frau wusste er, dass sie gleichzeitig noch mehrere andere Männerbekanntschaften hatte. Sie sei »sexuell gut« gewesen, aber »nicht beziehungsfähig«. Er sei bei ihr »auf den Geschmack gekommen, könnte aber nie eine Beziehung mit ihr haben«.

Für seine Frau sei die Aufdeckung dieser Außenbeziehung ein Schock gewesen, sie hätte hiernach die Ehe nur wegen der Kinder aufrecht erhalten. Seit 3 Jahren habe er endgültig keinerlei außereheliche Kontakte mehr gehabt. Er möchte bei seiner Frau bleiben und wolle deshalb jetzt etwas unternehmen.

Seine Frau hat er beim Sport kennen gelernt. Sie sei ein uneheliches Kind gewesen, ihre Mutter damals 18 Jahre alt, ihren leiblichen Vater habe sie nicht kennen gelernt. Ihr Stiefvater habe sie akzeptiert, sie sei aber das Aschenputtel der Familie gewesen und als Älteste mit viel Verantwortung belastet und ohne Selbstvertrauen gewesen. In Bezug auf Sexualität habe sie ihm gesagt: »Die Sexualität hat mein Leben zerstört – zuerst der Stiefvater und dann Dein Seitensprung«. Nun habe er sich erstmals mit seiner Frau ausgesprochen, es sei alles »ausgeredet« und momentan hätten sie »ein tolles Sexleben, wo ich nichts vermisse«. Er sei ganz zufrieden, auch wieder arbeitsfähig: »Jetzt geht es gut, aber ob es so bleibt«? Er habe große Angst, es könnte wieder anders kommen. Er meint »wenn es sexuell passt, ist, auch die Beziehung o. k.« – aber seine Frau sehe es umgekehrt! Es wird vereinbart, dass er mit seiner Frau spricht, damit in einigen Paargesprächen die momentan befriedigende Situation gefestigt werden kann.

1 Woche später Er kommt mit seiner Frau, die bestätigt, dass die Beziehung derzeit befriedigend sei. Sie erzählt aber, dass ihre gemeinsame Sexualität eigentlich »noch nie funktioniert« hätte. Sie habe jahrelang schon beim Gedanken an Geschlechtsverkehr Unterleibsschmerzen gehabt, und schon beim Ansehen habe ihr vor seinem Glied »gegraust«. Sie stellt selbst die Verbindung zu ihrem Missbrauch her und erzählt, dass die Mutter sie – etwa im Alter von 10 Jahren – angewiesen habe, im elterlichen Schlafzimmer zu schlafen. Dort habe die Mutter den Stiefvater einmal »auf mir drauf« ertappt, wobei sie nicht sagen könne, was genau passiert sei. Sie habe seit 5 Jahren versucht, mit den Eltern darüber zu sprechen, was damals geschehen sei, das sei aber nicht möglich. Auf die Frage an die Mutter, warum sie ihr seinerzeit nicht geholfen habe, sei die Antwort gewesen: »Das interessiert mich nicht, ich bin nicht schuld«. Weil sie Genaueres wissen wollte, habe die Familie sich von ihr abgewandt, mit der Begründung, sie habe die Familie zerstört. Früher sei sie lebenslustig gewesen, dann hätte sie Albträume bekommen und gewusst, die Männer seien schlecht und sie wolle auf keinen Fall ein uneheliches Kind bekommen.

Für ihren Mann wird durch diese Erzählungen nun auch emotional bewusst, wie sehr sein Verhalten sie getroffen hat. Gleichwohl hofft sie, diese Enttäuschung zu verwinden. Auf die Frage, was ihr jetzt in der Beziehung besonders wichtig sei, nennt sie »Geborgenheit«. Aber auf die Frage, was Sex und Liebe für sie miteinander zu tun haben, findet sie keine Antwort (»Das könnte ich gar nicht sagen«). Vor diesem Hintergrund werden die Grundbedürfnisse und ihre Erfüllbarkeit auch durch sexuelle Kommunikation erarbeitet und mit beiden zusammen Erfahrungsschritte mit Ausnahme des Koitus entworfen, auf die sie sich bis zum nächsten Termin einlassen wollten.

Nach 2 Wochen Das Paar hatte sich mehrmals füreinander Zeit genommen und berichtet: »Es geht gut.« Die Frau hat sich wohl und akzeptiert gefühlt »wie ich bin«; es sei auch lustig gewesen und sie hätten viel geredet. Der Mann stellt zufrieden fest: »Ich denke weniger an Sex – untertags denke ich gar nicht dran; ich kann wieder auf der Straße gehen, ohne jede Frau als Sexobjekt anzusehen und ich habe seit langem kein Magenweh mehr, wie früher alle Tage – dieser Zustand muss zu halten sein!« Er hat Angst, seine Frau könnte ihn und die ganze Situation »nicht mehr mögen – so weit lasse ich es nicht mehr kommen!« Seit er seiner »Ex« gesagt habe, es gehe ihm ausgezeichnet, rede sie kein Wort mehr mit ihm.

Auch seine Frau ist noch unsicher und ängstlich: »Geht er doch wieder? Mag er mich? Ich habe mich bei ihm nicht ausgekannt und habe mich auf die Kinder spezialisiert«. Die Kinder bemerken die positive Veränderung, die Frau erzählt, dass die Tochter richtig aufgeatmet habe, als sie ihr sagte, wozu sie zum Therapeuten fahren. Die für sie wesentliche Veränderung fasst sie so zusammen: »Die Sperre im Kopf ist nicht mehr da – er gibt mir das Gefühl, dass er mich mag, nicht nur Sex von mir will« und fügt hinzu: »Ich hab ihn nie gehasst«. Er ergänzt: »Es gäbe weniger Scheidungen, wenn sich alle soviel Mühe gäben«. Es bleibt noch die Belastung durch ihr Problem mit den Eltern, da müsse sie noch viel verdauen. Die jetzige gute Beziehung helfe dabei. Beide hoffen, sich den jetzigen Stand der Beziehung erhalten zu können und wollen die Gespräche abschließen.

▪▪ Abschließende Deutung

Bei diesem Paar war zwar die große Kränkung durch die jahrelange Außenbeziehung des Mannes, seine Aufspaltung und Trennung der Beziehungs- und der Lustdimension der Sexualität (einschließlich einer für seine Frau inakzeptablen, derben Sicht von »Sex«) scheinbar bereits vor Beginn der Gespräche einigermaßen ‚bereinigt'. Die Sexualität »funktionierte« bereits wieder besser als je zuvor. Dennoch kam der entscheidende – auch in prognostischer Hinsicht wesentliche – Durchbruch bei beiden erst durch ein erweitertes Verständnis von Sexualität, das die Beziehungs- und die Lustdimension miteinander verbinden konnte. Dies gelang vor allem durch die Erfahrung erfüllter Grundbedürfnisse bei beiden, d. h. durch das mehrdimensionale Erleben von Lust. Dabei formulierte die Frau besonders klar, worum es ihr in der Beziehung zu ihrem Mann geht und was ihr geholfen hat, die alte Traumatisierung (»Sperre im Kopf«) zu überwinden. Dies belegt die Richtigkeit und Stimmigkeit des syndyastischen Zuganges, vor allem seine therapeutische Wirksamkeit trotz ausgesprochen schwerwiegender Verletzungen. Auch wenn es Rückfälle geben sollte, so hat das Paar doch gemeinsame, äußerst zufriedenstellende Erfahrungen gemacht, auf die es bei Bedarf zurückgreifen kann.

6.5.2 Fallbericht B

▪ Kinderwunsch bei nichtvollzogener Ehe

Ein junges Ehepaar sucht wegen Kinderwunsches den Allgemeinarzt auf und wird zur Sexualtherapie überwiesen. Sie sind Landwirte, seit 3 Jahren verheiratet, es hat noch nie ein Koitus stattgefunden. Die junge Frau sagte ihrem Partner schon zu Beginn der Beziehung, sie habe »eine innere Sperre, da lässt sich mit Gewalt nichts machen«. In einer Frauenzeitschrift fand sie den Rat, 2 Finger in die Scheide einzuführen, um »die Sperre« zu überwinden. Einmal sei es ihr unter großer Überwindung gelungen, aber seither nie wieder. In ihrer

Partnerschaft überwiegt nach anfänglicher Harmonie inzwischen die Frustration: Beide sind enttäuscht und verbittert. Der Mann wirft seiner Frau Unlust, Kälte, Abweisung, Putzwut, dauerndes Schimpfen vor, sie ihm mangelnde Anerkennung, kein Lob, nur Meckern über das Essen, er gehe nicht auf sie ein. Wenn sie schimpft, schaltet er ab, hört nicht hin und »ist weg«. Sie war bereits – erfolglos – bei mehreren Therapeutinnen (Gespräche und Atemübungen) und findet die Situation »schon recht hoffnungslos«. Organmedizinisch liegt kein pathologischer Befund vor, insbesondere kein Vaginismus.

Im Sinne der selbst vereinbarten »neuen Erfahrungen« (d. h. einer weniger frustrierenden Atmosphäre in der Beziehung) nimmt sich das Paar vor, darauf zu achten, dass bis zum nächsten Termin »weniger geschimpft und mehr gelobt« wird. Es gelingt ihnen 1 Woche ohne Streit mit gemeinsamer Unternehmung, er geht ihr mehr zur Hand – die Atmosphäre ist viel besser.

Nun ist Raum für **Familienanamnesen**, die Vieles verständlicher machen: Der Ehemann hat noch 8 Geschwister, darunter einen Bruder, der an Muskeldystrophie leidet. Der Vater – Kriegsinvalide mit einem Alkoholproblem – verstirbt früh. In der bäuerlichen Familie wird wenig geredet, gelobt oder aufeinander eingegangen – »da war kein Platz für Gefühle«. Es gab häufig Streit – da hat er »abgeschaltet«.

Die Frau hat einen 5 Jahre jüngeren Bruder. Beide schliefen im Zimmer der Eltern, bis sie 10 Jahre alt war. Sie kann sich an nichts Besonderes erinnern, als beide jedoch ein eigenes Zimmer bekamen, hatte sie »nachts furchtbar Angst, dass jemand kommt und uns etwas antut«. Sexualität war tabuisiert und als »nichts Gescheites« abgewertet, die Sorge vor einer Schwangerschaft (»bring ja kein Kind heim«) dominierte ihr soziosexuelles Kontaktverhalten – »drängende Burschen hatten bei mir keine Chance«. Mit 15 Jahren hatte sie zum ersten Mal ein erigiertes Glied berührt und ist »furchtbar erschrocken: was ist denn das?« »Das Glied ist zu groß, wenn es nur kleiner wäre!« Zudem empfindet sie, sobald es um Sexuelles geht, dass »jemand sagt, das sollst Du nicht, das tut man nicht!« (»Vom Nabel abwärts bin ich tot«).

Obwohl schon in diesem sehr verkürzten Auszug reichlich Material für herkömmliche psychotherapeutische Ansätze vorliegen dürfte, bleibt die Sexualtherapie im Vertrauen auf die heilende Kraft erfüllter Grundbedürfnisse auf der Beziehungsebene (syndyastische Fokussierung). So werden weiterhin in den Bereichen von Lob, Anerkennung, Ernst-genommen-Werden, Unterstützung (»manchmal komme ich mir wie eine Angestellte vor«), Zuwendung und Zuneigung (sowie deren körpersprachlicher Kommunikation) mit wechselndem Erfolg »neue Erfahrungen« gemacht und besprochen.

Diese Gespräche waren sehr hilfreich und es gab Wochen ohne Streit, mit mehr Nähe und Zuneigung: »So habe ich meinen Zorn sofort vergessen, hoffentlich macht er es weiter so gut mit mir«. Wenn es früher im Streit heißen konnte »Ich schneid ihn Dir ab!«, so jetzt: »Nein, doch nicht – ich brauch ihn vielleicht noch« und ihr Mann reagierte: »Wenn sie ihn mir nicht mehr abschneidet, brauch ich ja keine Angst mehr zu haben«.

In der **8. Therapiestunde** berichtet der Ehemann über 3 Wochen ohne Streit trotz anstrengender Arbeit, seine Frau von einem für sie »gewaltig großen Schritt« und ebensolcher Freude: Ohne Vorbereitung konnte sie ganz leicht und ohne dass es weh getan hat, 2 Finger in die Scheide einführen. »Wieso ist das tadellos gegangen?« Die Antwort bleibt spekulativ; Tatsache ist, dass ihre inneren Sperren, ihr Zorn wegen der Verletzung von Grundbedürfnissen in der Beziehung und die daraus resultierende Ablehnung und Entfremdung gegenüber ihrem Ehemann sich im Laufe der Therapie (8 Termine in 2½ Monaten) so weit zum Besseren verändert haben, dass ein körperlicher Ausdruck der inneren Sperre »sich erübrigte«. Zugleich erhielten die verpönte Sexualität und die sexuelle Lust schrittweise eine neue Bedeutung als besonders intensiver Ausdruck der neu erlebten Nähe und Zweisamkeit. An dieser Stelle wollte das Paar (nach Besprechung von Ängsten um Schwangerschaft und Geburt sowie von Möglichkeiten der Empfängnisverhütung) die Therapie beenden und sah sich imstande, die nächsten Schritte allein zu gehen, was als authentischer Wunsch des Paares zu respektieren war.

■■ **Katamnese nach 16 Jahren**
Die Ehefrau berichtet auf Nachfrage, dass sich alles gut entwickelt habe und ein normales Eheleben bestehe. Sie hätten mittlerweile 3 Kinder!

> Auf Theorien über kastrierende Frauen bzw. männliche Kastrationsängste und ihre Hintergründe basierende Therapien könnten die beidseitigen Barrieren nicht so gründlich beseitigen, wie die **unmittelbare Erfahrung von Nähe und Wärme** (er wärmt ihr das Bett und es wird auch in der Beziehung »wärmer«), Vertrauen, Gemeinsamkeit und Geborgenheit. Genau so wenig könnten neurobiologische Erklärungen über die aggressionsmindernde, harmonisierende und beziehungsfestigende Wirkung von Oxytocin der realen Erfahrung gleichkommen.

Erfahrung geht über Erklärung

6.5.3 Fallbericht C

■ **Primäre Störung des sexuellen Verlangens und Dyspareunie**
Eine 32-jährige Frau aus einer Kleinstadt mit ländlichem Umfeld ersucht telefonisch um einen Termin. Dies geschieht auf Anraten ihres Internisten, bei dem sie wegen Druckschmerz über dem Herzen und Beschwerden der Wirbelsäule in Behandlung ist. Es gehe um ihr unbefriedigendes Sexualleben, sie habe »keine Lust« und Schmerzen beim Geschlechtsverkehr. Der gynäkologische Befund sei unauffällig.

Es wird vereinbart, dass sie sich nach Abschluss ihrer Physiotherapie (Zeitproblem) zusammen mit ihrem Ehemann zu einem Erstgespräch einfindet.

1. Stunde Das Paar, Mitte 30, macht einen gepflegten und zugewandten Eindruck, die Partner gehen respektvoll miteinander um. Sie sind seit 9 Jahren miteinander verheiratet und haben 3 Kinder, das Jüngste ist gerade 1 Jahr alt.

Die Frau ist das jüngste Kind aus einer großen Familie, der Vater war eine Autoritätsperson: »Wenn er einmal etwas gesagt hat, dann hat das gereicht«. Sie bezeichnet sich als »streng katholisch erzogen«, die Familie habe aus dem Glauben gelebt. Über Sexualität wurde kaum gesprochen, aber es sei klar gewesen, dass vorehelicher Verkehr verboten und der Zweck der Sexualität die Fortpflanzung war. Allerdings waren 2 ihrer älteren Schwestern bei der Heirat bereits schwanger, dies wurde der Familie von der Verwandtschaft übel angekreidet. Ihre Kindheit beschreibt sie als ganz normal, im Besonderen gibt es keinerlei Hinweise auf sexuelle Traumatisierungen. Für sie selbst ist **Religion** ein großes und wichtiges Thema.

Sie hat sich sehr viele Aufgaben aufgebürdet: Neben der eigenen Familie kümmert sie sich um die Schwiegermutter, die im gleichen Haus lebt, versorgt ihre über 80-jährigen Eltern und arbeitet aktiv im Büro der Pfarre mit. Ihr Gatte ist ihr »erster Mann« und »sonst« verstünden sie sich gut. Der Ehemann arbeitet in einem technischen Beruf, macht einen handfesten Eindruck, fühlt sich im Haus jedoch zwischen zwei Frauen stehend und leidet unter der unbefriedigenden sexuellen Situation. Mit der Religion nimmt er es lockerer und findet seine Frau, die er ansonsten sehr schätzt, in diesem Punkt »extrem«.

Die Frau beklagt, dass generell zu wenig geredet werde, im Besonderen »kann Religion leider kein Gesprächsthema sein – das ist ein großes Manko«. Auch sei ihr Mann zu wenig zärtlich, es gebe nur für den Geschlechtsverkehr »gezielte Zärtlichkeit«. Sie hatte große Erwartungen an die Hochzeitsnacht, die massiv enttäuscht wurden: Es sollte »leicht gehen und fein sein«, stattdessen hat es ganz unerwartet »weh getan und war schwierig«. In den 9 Jahren seither sei es »erst wenige Male auch für mich schön gewesen«. **Unterschwellige Aggression** ist spürbar.

Es wird mit dem Paar über die Bedeutung der Grundbedürfnisse, die Wichtigkeit von Kommunikation und eine neue Sicht von Sexualität (Grundprinzipien der syndyastischen Fokussierung) gearbeitet. Bei beiden besteht der Wunsch nach Verbesserung der verbalen und non-verbalen Kommunikation, also nach mehr Gespräch und Zärtlichkeit, deswegen wollen sie sich bis zur nächsten Stunde bewusst darum bemühen. Das Paar wirkt stimmig und authentisch aneinander interessiert, weshalb eine günstige Prognose anzunehmen ist.

2. Stunde (2 Wochen später) Es ist nicht gut gegangen. Zärtlichkeit und Beisammensein seien schon angenehm, »aber muss es denn immer mit **dem** enden«? Die Frau berichtet von ihrem schlechten Gewissen, sobald sie bei ihrem Mann eine Erektion bemerkt – wenn es zum Verkehr kommt »ist für mich nichts Feines dabei, nur, dass er zufrieden ist. Das Eindringen tut weh«. Die Frage des Therapeuten, ob es auch weh tue, dass es eigentlich nur eine körperliche, aber keine wirklich »ganze« Vereinigung sei, wird sofort aufgegriffen und bejaht. Die Frau empfindet sich als geistig getrennt, nicht eins mit ihrem Mann, weil sie nicht über Religion mit ihm reden könne. Andererseits wird ihr bewusst, dass sie selbst auch nur zärtlich mit ihm ist, »wenn er krank ist, mehr aus Mitleid«.

Das Erlebte ermöglicht es zu vertiefen, wie wichtig es ist, sich als ganze Person angenommen zu fühlen, und wie störend das Ausklammern von Bereichen ist, die für einen Partner besonders wichtig sind. Dann kann auch die Sexualität ihre syndyastische Funktion nur teilweise erfüllen. Das Paar möchte daher versuchen, kein Thema mehr vom Gespräch auszuschließen. Gleichzeitig soll das »Beisammen-Sein« bewusst und zur eigenen Freude erlebt werden, wobei vereinbart wird, den Koitus auszuklammern, sodass der körpersprachlichen Kommunikation ungeteilte und angstfreie Aufmerksamkeit gewidmet werden kann.

3. Stunde (1 Woche später) Die gemeinsamen Erfahrungen hat der Mann als sehr positiv erlebt, es hat Spaß gemacht. Auch seiner Frau ist es dabei gut gegangen; in der Frühe besser als am Abend, weil sie sich da »sicher« gefühlt habe. »So Haut an Haut ist ein feines Gefühl« und »am liebsten ist mir, das Gesicht zu streicheln«. Sie hat ihm noch nie gesagt, dass sie beim Berühren seines Gliedes ein ungutes Gefühl habe. Sie hatte keine Vorstellungen über den Penis, hat ihn zum ersten Mal bei ihrem Mann gesehen – dabei fällt ihr plötzlich eine Szene mit einem Exhibitionisten in der Eisenbahn ein. So kann die neue Sichtweise von Genitale und Geschlechtsverkehr als Kommunikationsorgane und von der Verleiblichung der Grundbedürfnisse nochmals erörtert werden, wobei »Hirn und Herz« voll zustimmen, aber doch noch ein ungutes Gefühl besteht und die Angst, es könnte weh tun. Auch über Religion habe sie mit ihrem Mann sprechen können. Sie hätte auch schon ansatzweise eigenes Verlangen gespürt. »Ich hätte so gerne, dass es anders wird, aber ich kann es nicht glauben, nur so – durch probieren«?! Gleichzeitig zögert sie: »Wären 14 Tage bis zum nächsten Termin zu lang?« Es wird besprochen, die bisherigen Erfahrungen zu wiederholen und nach Wunsch auf sexuelle Erregung und Lust auszudehnen, jedoch immer unter der neuen Sichtweise.

Den nächsten Termin nach 1 Woche sagt die Frau telefonisch wegen Brechreiz und Magenschmerzen(!) ab, sie möchte ihn auf nächste Woche verschieben. Sie berichtet kurz, dass ihr Mann die Geduld verliere, ihr Vorwürfe mache und die Hoffnung aufgegeben habe – »aber mir geht es eher zu schnell«. Da sie jedoch selbst gern eine Änderung hätte, will sie die Zeit nützen.

4. Stunde (1 Woche nach dem Telefongespräch) Das Paar hat sich mehrmals während der Woche in der besprochenen Weise Zeit füreinander genommen, aber offensichtlich überlagerten ihr Problem und der Druck, es endlich zu lösen, das eigentlich angestrebte – und heilsame – Erleben. Die Frau verspürte kein sexuelles Verlangen (worum es ja gar nicht gegangen wäre!): »Mir geht nichts ab – ich habe nur seinetwegen ein schlechtes Gewissen« und »Wir haben den Grund noch nicht gefunden«. Auch die Berührung des Penis sei unangenehm, jedoch nicht die des schlaffen Gliedes; das steife Glied erschreckt, ist so hart und »tut weh«. Es gibt keine Assoziationen zu entsprechenden Erlebnissen in der Vergangenheit, aber es werden alle bereits geäußerten Klagen wieder ausführlich zur Sprache gebracht: Die Enttäuschung in der Hochzeitsnacht über die unerwarteten Schmerzen und Schwierigkeiten. Angst, Schrecken und Anspannung sind sicht- und spürbar. »Ich habe nie gedacht, dass es für mich auch eine Erfüllung sein sollte«. Sie erzählt von Krämpfen bei der Menstruation, dass sie die Pille aus Gewissensgründen nicht genommen habe, wie wichtig ihr der Glaube und die »Reinheit« waren, die sie vor der Ehe nicht verlieren wollte. Der Kontrast zur neuen Sichtweise wird deutlich. Sie erwähnt wiederum den schweigsamen Vater als Respektsperson, mit dem sie leider nicht so sprechen konnte, wie sie es sich gewünscht hätte. Für sie sei »reden können« sehr wichtig. Ihr Mann hört eher zu, »versteht« sie aber besser und bemüht sich wirklich, akzeptierend auf sie einzugehen. Es wird auch für sie deutlich, dass er kein »geborener Redner« ist, weshalb sie sein Bemühen auch schätzt. Es wird ein weiterer Termin in 2 Wochen vereinbart, damit das Paar Zeit für Erfahrungen im bisherigen Rahmen hat. Zugleich wird angeregt, dass die Frau mit dem Einführen ihrer Finger in die Scheide experimentiert und dabei auf eventuelle Schmerzen achtet.

5. Stunde Der Ehemann berichtet zunächst, dass er das Ganze nicht verstünde, da ja die Initiative zur Heirat von ihr ausgegangen sei. Er hat aber keine wirklichen Zweifel, der Richtige zu sein und schiebt es mehr auf die Religion: »Man muss eben Geduld haben«. Er sieht aber doch, dass er die Sexualität recht abgespalten von Zärtlichkeit und »Intimität durch das gemeinsame Gespräch« gelebt hat und wird sich der Gefahr bewusst, in die Rolle des schweigsamen Vaters zu kommen: Es gilt, was er sagt, er ist die Respektsperson, aber er ist unerreichbar und distanziert, was eine Erfüllung der basalen Grundbedürfnisse nach Sich-angenommen-Fühlen, Nähe und Geborgenheit betrifft. Dies schließt somit auch ein ganzheitliches Erleben sexueller Kommunikation aus. Er hat sich sehr bemüht, auf seine Frau mehr einzugehen, er zeigt mehr Gefühle und beschreibt eine positive Veränderung des Klimas. Dies wird von seiner (inzwischen eingetroffenen) Frau bestätigt: »Die Gesamtatmosphäre ist feiner, es gibt mehr Zärtlichkeit und es wird mehr geredet«. Sie fühlt mehr Nähe in der Beziehung und wünscht sich, öfter gemeinsam etwas zu unternehmen. Das Einführen mehrerer Finger in die Scheide hat keine

Probleme und auch keine Schmerzen bereitet. Bisher hat noch kein Koitus stattgefunden, sie möchten sich diese Möglichkeit aber nun offen halten. Die frühere Hoffnungslosigkeit hat einem vorsichtigen Optimismus Platz gemacht. Es wird ein weiterer Termin in 2 Wochen vereinbart.

6. Stunde Das Paar kommt sichtlich entspannt und berichtet von einem »überraschend schönen«, befriedigenden und schmerzfreien Verkehr während der letzten Woche. Die Frau hebt besonders das lange Vorspiel und die geänderte Einstellung hervor, die es ermöglicht, die alten Erziehungsvorgaben (allmählich) durch neue und evident in sich stimmige Erfahrungen außer Kraft zu setzen, zu »überschreiben«. Dennoch drehte sich der Rest der Stunde nochmals um religiöse Bedenken bzw. kirchliche Normen wie Selbstbeherrschung, Reinheit, Kondomverbot bzw. sexuelle Lust ohne Zeugungsabsicht und die vermeintlich »göttliche Legitimierung« durch die Ehe: »Es heißt doch, »was immer ihr auf Erden binden werdet, wird auch im Himmel gebunden sein«. Durch Ernstnehmen und gleichzeitiges Hinterfragen dieser Bedenken konnte eine von der Ehefrau annehmbare Relativierung erreicht werden, was wiederum die Distanz zu den diesbezüglichen Ansichten ihres Mannes verringerte. Am Ende der Stunde betonten beide nochmals, dass sie eine »wirklich gute Erfahrung gemacht haben« und nun selber weiterhin das Ihre dazu beitragen wollen, auf diesem Weg weiterzugehen. Damit wird die Therapie beendet.

2¼ Jahre später Das Paar spricht noch einmal gemeinsam vor: »Wir wollten einen positiven Bericht geben«. Es geht ihnen gut, sie leben eine befriedigende Sexualität ohne irgendwelche Beschwerden, die Frau kommt regelmäßig zum Orgasmus. Was beide besonders beeindruckt, ist der »insgesamt große Zuwachs an Lebensqualität und Vitalität«, es sei einfach optimal.

▪▪ Abschließende Deutung

Dieser nach nur 6 Stunden abgeschlossene Fall einer schon beinahe anachronistisch anmutenden **religiös bedingten Sexualhemmung** zeigt, dass auch hier die »wirklichen« und wirksamen Ursachen in den innerhalb der Beziehung frustrierten Grundbedürfnissen liegen, deren zunächst nicht-sexuelle (Wieder-) Erfüllung erst den Weg zu einer neuen Deutung der Sexualität frei macht und dadurch nicht nur die sexuelle Funktionsstörung beseitigt, sondern auch einen wesentlichen Zuwachs an allgemeiner Lebensqualität ermöglicht. Dieser Fall ist also insofern typisch, als er wiederum auf die Notwendigkeit verweist, sich nicht mit (noch so offenkundigen und plausiblen) vordergründigen »Ursachen und Erklärungen« zufrieden zu geben, sondern auf die dahinterliegenden Wirkfaktoren auf der Ebene der Grundbedürfnisse zu achten. Erst dieses ermöglicht einen dauerhaften Erfolg bzw. bildet die Grundlage für die erfolgreiche Bewältigung auch später auftretender anderer Probleme.

6.5.4 Fallbericht D

■ **Orgasmus praecox**

Der folgende Fallbericht illustriert in den hier wiedergegebenen Passagen eindrücklich, wie schwierig es für Patienten/Paare sein kann, das eigentliche Anliegen der syndyastischen Fokussierung zu verstehen und umzusetzen. Dieser Prozess kann sehr oft zugleich ein Stück nachgeholter »Sexualerziehung« bedeuten.

Das Ehepaar S. wird von einem befreundeten Psychologen überwiesen. Die hauptsächlichen Klagen betreffen die sekundäre **sexuelle Lustlosigkeit** der Frau und den primären **vorzeitigen Samenerguss** des Mannes vor dem Hintergrund seltenen Geschlechtsverkehrs und stark unterschiedlicher sexueller Bedürfnisse. »Wie soll das weitergehen«? Das Paar (Anfang/Mitte 50), ist seit 16 Jahren verheiratet und hat 2 Söhne, 14 und 11 Jahre alt. Beide Eltern arbeiten außer Haus, der Mann in der Privatwirtschaft, die Frau in der pharmazeutischen Industrie. Sie wuchs als Einzelkind auf (der Vater wollte keine Kinder), die Ehe der Eltern war nicht glücklich, der Vater habe die Mutter jahrzehntelang betrogen. Diese wird als »sexuell aversiv« beschrieben und hat der Tochter mitgegeben, dass »die Männer alle nur das Eine wollen«. Die Ehefrau erinnert sich, dass sie sich unter dem psychischen Druck der elterlichen Disharmonie schon früh emotional abgekapselt und mit ca. 13 Jahren »zugemacht« habe. Streicheleinheiten und Körperkontakt brauche sie weniger, da genügen ihr die Kinder. Koitus fand über Jahre hinweg ca. einmal pro Woche statt. »Ich musste ihn befriedigen. Das wollte ich nicht mehr«. Erst in einer Psychotherapie (vor ca. 1½ Jahren) habe sie gelernt, sich selbst zu lieben und »das Herz aufzumachen«.

Der Mann ist berufsbedingt oft wochenweise von der Familie weg, hat ein starkes Verlangen nach Sex, der die Bedeutung: »Befriedigung, Zuneigung, Zärtlichkeit, Streicheleinheiten« hat. Er bemängelt zu wenig Körperkontakt und Nähe mit seiner Frau. Als Kind habe er nie jemanden nackt gesehen und diesbezüglich »einen großen Stau« in die Pubertät mitgebracht. Zwischen seinem 11. und 15. Lebensjahr war er in einem Knaben-Internat, wo Zuneigung und Zärtlichkeit keine Rolle gespielt haben. Seine Beziehungen zu Frauen waren anfänglich nur auf Sex ausgerichtet, er habe »eine nach der anderen niedergebügelt«. Im Prinzip war es bei seiner Frau ähnlich; wenn sie z. B. gemeinsam auf Reisen waren, so war »Hotelzimmer gleichbedeutend mit Geschlechtsverkehr«.

Das Gespräch dreht sich um die vom Mann bereits angesprochenen Grundbedürfnisse und die Möglichkeit ihrer Kommunikation und Erfüllung durch Sexualität als Sprache der Beziehung. Die Bemerkung des Therapeuten, es gebe verschiedene Möglichkeiten, sich zu öffnen, macht der Frau schlagartig klar, dass dem »Aufmachen des Herzens« auch ein »genitales Aufmachen« entsprechen kann. Beide scheinen »verstanden« zu haben: Es wird als selbstverschriebene neue Erfahrung das »Streicheln« als körpersprachliche Kommunikation unter Ausschluss des Koitus vereinbart und der nächste Termin (in 1 Woche) festgelegt.

In der **2. Stunde** berichtet zunächst die Frau, dass sie dem Druck ihres Mannes, das »Streicheln« sozusagen in ein Vorspiel umzuwandeln, nachgegeben habe, obwohl sie Widerstand empfand und nicht wusste, ob sie sollte(n)? Eine »Riesenwut – ich lasse mich nicht mehr unter Druck setzen« bescherte eine schlaflose Nacht. Es wirkte aber auch das Gespräch von der letzten Stunde nach. Vor allem »ist sehr hängen geblieben, dass man nicht nur das Herz aufmachen kann«. Nach gemeinsamem Gespräch unternahmen sie erfolgreich einen zweiten Anlauf, wobei sie Nähe, Kontakt und Wärme für sich erleben und genießen konnten. Danach seien sie spazieren gegangen, aber beide mehr »geschwebt« als gegangen. Sie fühlten sich wie neu.

>> **Er**: »Es war ein ganz neues Erlebnis – ich habe das so nicht gewusst, ich habe das Ganze zuerst für ein neues Verführungsprogramm gehalten, eigentlich das alte Programm minus Genitalien, um sie auf Touren zu bringen, zu verführen, weil **ich** möchte. Dann habe ich erst begriffen, es geht um die Öffnung zum Du – der Kopf ist mehr dabei und es ist viel zärtlicher.«

Sie: »Du warst einfach dabei, im Jetzt, es war wunderbar.«

Er: »Ich habe zum ersten Mal diese Erfahrung gemacht und auch, dass ich Sex gar nicht gebraucht habe.«

Sie: »Du hast mir zum ersten Mal wirklich etwas gegeben, es war anders als in den letzten 16 Jahren, wo es eigentlich nur um Dich gegangen ist.« <<

Da aus äußeren Gründen ein weiterer Termin erst in 3 Monaten möglich ist, wird besprochen, wie sie diese Erfahrung wiederholen und vertiefen können und das Einbauen der **Stop/Start-Technik** zur Kontrolle des Orgasmus praecox erläutert und angeregt.

Nach gut 3 Monaten kommt das Paar nochmals zum Gespräch und macht einen glücklichen und freien, harmonischen (aber keineswegs symbiotischen) Eindruck. Im Gespräch erscheinen sie sehr differenziert und verständig. Der Mann betont nochmals die für ihn wichtigste Erkenntnis:

>> **Er**: »Es ist immer nur um meinen dominanten Trieb gegangen«

Sie: »Das wollte ich nicht mehr mitmachen. Wenn er seinen Orgasmus gehabt hat, war alles andere gleichgültig«.

Er: »Es ist bis hierher nur um mich gegangen, ich habe alles nur für mich gewollt– seit kurzem ist das nicht mehr so. Ich war ein Egoist, die Kunst ist, mich zurückzunehmen. Seit wir hier waren, gibt es fast keine Selbstbefriedigung mehr und ich kann besser warten.« <<

Auch den vorzeitigen Orgasmus sieht Herr S. in diesem Zusammenhang:

>> Möglichst viel und schnell – das ist antrainiert mit dem Ziel, zum Orgasmus zu kommen, bevor die Partnerin NEIN sagen kann. Ich habe immer Angst vor dem NEIN. <<

▪ ▪ Ergebnis der Therapie
Das Orgasmusproblem ist noch nicht behoben, aber jetzt in einem größeren Rahmen sozusagen aufgehoben. Es wird weiteres Training (Stop/Start) und intensive Kommunikation zur Angstreduktion besprochen. Für die Ehefrau hat sich die Situation grundsätzlich gewandelt. Beide möchten nun selber weitermachen. Abschließend betont Herr S.: »Solche Gespräche müsste es mit 20 Jahren geben – jetzt bin ich 55! Aber das gibt es nicht in unserer Gesellschaft, das müsste vorgeschrieben sein«.

6.5.5 Fallbericht E

▪ Syndyastische Sexualtherapie bei paraphiler Symptomatik (dysmorphophile Nebenströmung) und sekundärer situativer Erektionsstörung
Der 40-jährige Prokurist Herr M. ist in einem mittelständischen Unternehmen tätig, wirkt im Auftreten souverän und vom Aussehen eher jugendlich. Seit 10 Jahren ist er verheiratet mit einer 6 Jahre jüngeren Frau, die einer Halbtagsbeschäftigung in der Verwaltung eines Sportvereins nachgeht. Herr M. weiß sich keinen Rat mehr, nachdem vor 4 Wochen herauskam, dass er »ein Doppelleben führe« und annähernd wöchentlich Sexualkontakte mit besonders dicken Frauen (interessant erst ab einem Gewicht von 100 kg), habe – eine ihm unverständliche Neigung, die seit dem Jugendalter bestünde und der er sich seitdem nicht entziehen könne. Im Gegenteil habe er sehr viel Zeit aufgewendet, um entsprechende Kontakte zu knüpfen, wobei es sich meist um Frauen handele, mit denen er nur 1 Mal Geschlechtsverkehr habe. In nur ganz wenigen Ausnahmen sei es zu mehrmaligen Sexualkontakten mit ein und derselben Frau gekommen. Nach dem Orgasmuserleben fände er das Ganze widerlich, hasse sich selber dafür, insbesondere wegen der »Untreue gegenüber meiner Frau«, die nun alles herausbekommen habe und total schockiert sei. Seine Phantasiewelt bei der Selbstbefriedigung sei zu ca. 60% von diesen Vorstellungen eingenommen, und er habe große Sorge um den Fortbestand seiner Ehe. Er könne jedenfalls gut verstehen, wenn seine Frau sich scheiden ließe, und er habe ernsthafte Selbstmordabsichten gehabt. Allerdings habe er es auch als Entlastung erlebt, dass seine Frau nun sein Geheimnis kenne, das er seit 25 Jahren vor Anderen bewahrt habe. Er liebe seine Frau und wolle alles tun, um die Ehe zu retten.

Zu seiner **sexuellen Biographie** berichtet er, bis zu seiner Ehe mehrere Freundinnen gehabt zu haben, darunter einmal auch eine übergewichtige Frau. Dies sei aber alles sehr schnell gescheitert, wie er glaube, auch wegen immer wieder aufgetretener Erektionsstörungen. Diese seien auch bei seiner jetzigen (normalgewichtigen) Ehefrau von Beginn ihrer Beziehung an ein Problem gewesen. Auch wenn sie sehr verständnisvoll damit umgegangen sei, konnte dies die Chronifizierung nicht aufhalten, sodass er 2 Jahre nach Eheschließung und noch vor Markteinführung der Phosphodiesterase-5-Hemmer bei einem Urologen die Schwellkörperautoinjektionstherapie erlernt habe und seitdem nur noch auf diese Weise mit seiner Ehefrau Geschlechtsverkehr haben könne. Bei den parallel immer wieder gesuchten sexuellen Kontakten mit dicken Frauen sei er hingegen noch lange Zeit ohne Injektion gefäßaktiver Substanzen erektionsfähig gewesen – in den letzten Jahren dann aber auch nicht mehr. Während des Verkehrs mit seiner Ehefrau tauchen in der Phantasie ebenfalls dicke Frauen auf, was er als äußerst unangenehm empfände und als Betrug an seiner Frau ansehe. Er vermute, dass er auch deshalb nur schwer erregt werden könne, denn er unterdrücke gewissermaßen die erregungsfördernden Phantasieinhalte. Dabei haben seine Phantasiebilder etwas Abstoßendes und Ekliges. Er empfinde diese dicken Frauen als behindert und gerade das errege ihn sexuell. Wie sich später zeigen wird, hat Herr M. seit der Kindheit große Angst vor Ablehnung. Bei einer dicken Frau seien diese Ängste in besonderer Weise besänftigt, denn er fühle sich diesen vollkommen überlegen.

Frau M. ist eine 34-jährige, dunkelhaarige, normalgewichtige, attraktive Frau, die im Gesprächskontakt sehr gefasst wirkt und ihre Beziehung mit mühsam unterdrückter Wehmut rekonstruiert. Wegen kurz nach ihrem Kennenlernen aufgetretener Erektionsstörung ihres Mannes sei es bei ihm zu einem Ausweichen vor Intimkontakten gekommen, die dann nur noch auf ihre Initiative hin zustande kamen. Sie habe darauf gedrängt, dass er einen Urologen aufsuche und sei mit der dann aufgenommenen Schwellkörperautoinjektionstherapie einverstanden gewesen. Sie finde ihn auch körperlich sehr anziehend, wolle mit ihm Intimkontakte haben und dabei auch sein steifes Glied in sich spüren – Orgasmen, die sie dann erlebe, seien besonders intensiv. Es sei durch die Schwellkörperinjektionen daher zu einer Verbesserung ihrer sexuellen Beziehungssituation gekommen, auch wenn sie ihn während der intimen Interaktion immer als sehr »verkrampft« erlebt habe. Jetzt sei sie umso mehr bestürzt und »abgrundtief enttäuscht« gewesen, als sie vor 4 Wochen per Zufall in seinem Computer auf eine Fülle von Kontakten zu übergewichtigen Frauen stieß. Es sei eine »regelrechte Liste« gewesen und das alles sei für sie völlig unverständlich. Der Vertrauensverlust sei riesengroß, wie ein »Erdrutsch«. Sie frage sich, ob es zwischen ihnen überhaupt noch einmal eine Vertrauensbasis geben könne, d. h. ob er überhaupt in der Lage sei, ihr treu zu sein. Dabei sei es ihr Wunsch, mit ihm gemeinsam Kinder zu haben und eine vollständige Familie zu gründen.

Bei der Besprechung **möglicher Therapieziele** gaben beide an, dass zunächst die Vertrauensbasis wiederhergestellt werden müsse. Er: »Es soll wieder so werden wie früher...«; sie: »Ich würde ihm gerne wieder vertrauen«. Ein wenig sei der Anfang gemacht: Seit den hier geführten Paargesprächen würden sie viel mehr miteinander reden (»auch sonst«) als das früher der Fall war und mit einer Behandlung unter anderem die Hoffnung verbinden, dass sich dies so fortsetzen ließe. Auch wünschten sie sich, dass zwischen ihnen wieder mehr Intimität möglich sei – und zwar bis hin zum Geschlechtsverkehr, der für sie eine besonders intensive Form der körperlichen Nähe bedeute. Hierzu erläutert sie, dass sie ihn »in sich spüren« möchte und er, wie schön es sei, in sie einzudringen. Beide bestätigen, dass sie hierfür »nun mal« die Erektion benötigen und es sei dann eigentlich egal, ob diese durch Hilfsmittel herbei geführt worden sei oder nicht, wichtig sei, dass alles leicht und entspannt vor sich gehe und ohne Ängste. An diesem Punkt wendet sie dann ein, dass hinsichtlich seiner dysmorphophilen Neigung, besonders unförmige, übergewichtige Frauen als sexuellen Stimulus zu suchen, bei ihr Befürchtungen bestehen, dass er rückfällig werden könne oder auch, dass er beim Sex mit ihr gar nicht an sie, sondern an dicke Frauen denken würde.

Daraufhin wurde **vor Therapiebeginn** noch einmal verdeutlicht, dass sein **paraphiles Muster** ein lebenslang nicht veränderbarer Teil seiner Sexualstruktur bleibt, dieser Teil aber unabhängig von seiner Zuneigung zu ihr zu sehen ist. Es handele sich um eine »Nebenströmung«, was heiße, dass es neben seinem (auch sexuellen) Interesse an ihrer Person den paraphilen Stimulus gebe, der ihn selbst aber belaste und den er eigentlich nicht leben möchte. Entscheidend sei, wie sie das, was sie wirklich verbindet – nämlich die Zuneigung füreinander – wieder lebbar machen. Genau das sei durch die Syndyastische Sexualtherapie erreichbar. Dafür sei es eine gute Voraussetzung, dass jetzt **Offenheit hinsichtlich seiner Neigung** bei ihnen herrsche und so das Versteckspiel aufgehört habe. Auf diese Weise könnten sie später auch gemeinsam reagieren, falls die paraphilen Impulse an Intensität zunehmen sollten. In diesem Fall wäre auch der zusätzliche Einsatz von Medikamenten denkbar, den sie jedoch – wegen der damit erzielten Reduzierung seiner sexuellen Impulsdynamik – auch gemeinsam entscheiden und mittragen müssten. Der sicherste Schutz vor einer erneuten Zerrüttung ihrer Beziehung sei jedoch, wenn sie diese selbst auf ein stabiles Fundament stellen würden, indem sie sich jeweils des anderen sicherer werden würden – mithin die aufeinander gerichtete und bei ihm ja ebenso vorhandene, nichtparaphile oder »normophile« Erlebnisseite so weit optimieren, dass sie beide Intimität miteinander genießen können. Dies führe zu einer Erhöhung der partnerschaftlichen und sexuellen Beziehungszufriedenheit und würde die Wahrscheinlichkeit eines »Rückfalles« erheblich reduzieren.

Für beide Partner war die Beschreibung der **Syndyastischen Sexualtherapie als Behandlungsangebot** gut nachvollziehbar und sie erlebten schon nach den ersten »selbst verschriebenen« neuen Intimerfahrungen wieder »viel mehr Nähe« miteinander, wohl auch dadurch, dass sie ihm wieder traute, weil sie seine Offenheit spürte. So war auch gleich zu Anfang seine paraphile Neigung ein Thema gewesen, zu dem er bereitwillig Auskunft gab. Er berichtete, dass er zwangsläufig hin und wieder dicke Frauen sehe (»die gibt es nun mal«) und ihm dann auch sexuelle Phantasien durch den Kopf gingen. Das alles sei aber lange nicht mehr so drängend und intensiv wie früher; er meine auch, dies liege an der größeren Transparenz und dem jetzt entstandenen Vertrauen. Er sei »nicht mehr so alleine damit«, »muss nicht alles abschirmen«, »nicht dauernd lügen« und das sei »eine große Entlastung«.

Die **weiteren Therapiestunden** zeigten durchgängig ein einander zugewandtes, für neue Erfahrungen aufgeschlossenes Paar. Überraschenderweise kam es jetzt auch nicht mehr zu Erektionsstörungen. Wie er meinte, liege das am Vertrauen, das jetzt entstanden ist, an der großen Nähe und dem Gefühl der Sicherheit mit ihr.

Die **abschließende Entwicklung** ging sehr rasant. Sowohl das Einführen des Penis als auch wenig später die sukzessiv vereinbarten Erweiterungen, mit Beckenbewegungen zu stimulieren und auch bei vaginaler Penetration bis zum Orgasmus zu gelangen (dabei klitorale Stimulation durch ihn), waren für beide ungemein positive Erlebnisse. Es kam jetzt auch vermehrt zu spontanen intimen Zusammenkünften, ohne dass dies immer zum Geschlechtsverkehr führen musste, wobei er meist vollständige Erektionen hatte. Beide waren dabei sehr genießend und konnten sich dem Anderen hingeben, was insbesondere bezogen auf ihn der Hervorhebung bedarf.

Therapeutische Interventionen beschränkten sich auf Hinweise, sich möglichst offen in die Intimsituationen zu begeben, diese nicht an vorher Erlebtem zu messen und die eigenen Regungen zu kommunizieren. Beide vertraten die Ansicht, dass sich die Kommunikation allgemein stark verbessert hätte und sich dies auch in der Intimkommunikation wiederfinde. Sie seien sehr glücklich und zufrieden mit dem Erreichten. Beier u. Loewit (2004) geben eine detaillierte Beschreibung der therapeutischen Vorgehensweise in diesem Fall.

6.6 Ausblick auf die Zukunft der (Intim-) Beziehungen

Was die Zukunft von (Intim-)Beziehungen betrifft, so darf man aus der Kenntnis der Evolution des »Beziehungswesen« Mensch darauf vertrauen, dass sich die Sehnsucht nach Bindung und Beziehung wie bisher als dauerhafter und stärker erweisen wird als wechselnde Zeitströmungen. Sie braucht aber auch Pflege und wo nötig Hilfestellung, denn die Kluft zwischen der Sehnsucht nach funktionierenden Bindungen und deren Verwirklichung wird immer größer, nachdem die sogenannte »zweite Moderne« den Individualisierungsprozess noch mehr vorangetrieben hat und allein durch die mittlerweile selbstverständlich vorausgesetzte hohe örtliche Flexibilität hinsichtlich des Arbeitsplatzes der Aufnahme, Gestaltung und Fortführung von (Intim-)Beziehungen enge Grenzen gesetzt sein können.

Lust und Beziehung zusammenführen

Hier hat Sexualmedizin ihre präventive Aufgabe in der Förderung sexueller Gesundheit und ihre therapeutische in deren Wiederherstellung. Dabei weist die Syndyastische Sexualtherapie einen methodischen Schwerpunkt auf, der sie von anderen gegenwärtigen sexualtherapeutischen Ansätzen deutlich unterscheidet: So konzentrieren sich zum Beispiel Schnarch (1991, 1997) wie auch Clement (2004) vornehmlich auf die Lustdimension der Sexualität, womit sie sicherlich die (noch undifferenzierte) Erwartung vieler Patienten treffen. Das mag für diese eine reizvolle (und zudem verkaufsfördernde) Aussicht sein, setzt aber gerade nicht an dem Fundament an, das für die angestrebte Entwicklung der Lust als maßgebliche Stellgröße aufzufassen ist: die Beziehungsdimension. Zwar weist insbesondere Schnarch auf deren entscheidende Bedeutung hin, aber letztlich um sie als Vehikel für die Luststeigerung zu nutzen. Bei der Syndyastischen Sexualtherapie ist es umgekehrt: Die Beziehungsdimension steht im Vordergrund der therapeutischen Aufmerksamkeit, differenziert die Bedingungen und Inhalte der auch von Schnarch betonten Intimität (intimacy) und bereitet so (u.a. auch) den Boden für gemeinsames Lusterleben. Dies ist umso notwendiger, als für viele Partner Lust und Beziehung (zunächst) zwei verschiedene Erlebnisbereiche sind, deren Verknüpfung erst allmählich im Laufe der Therapie gelingt, mit dem Ziel einer umfassenderen Lusterfahrung indem sich »orgastische« und »Beziehungs«-Lust potenzieren. Den verbreiteten Dualismus bzw. Gegensatz von »Sex« und »Liebe« hebt die Syndyastische Sexualtherapie radikal (von der Wurzel her) auf und stellt damit die ersehnte Einheit von »Lust und Liebe« wieder her.

6.7   Weiterbildung in Sexualmedizin

Relevant für viele Facharztgebiete und klinische Psychologie

Die Akademie für Sexualmedizin hat 1995 einen Gegenstandskatalog veröffentlicht (vgl. Vogt et al. 1995), welcher Grundlage war für die seit 1997 durchgeführten zweijährigen sexualmedizinischen Curricula, die in Berlin von Beginn an gemeinsam mit der Ärztekammer Berlin veranstaltet wurden. Bereits 1995 hat die Akademie für Sexualmedizin auch die Einführung einer Zusatzweiterbildung »Sexualmedizin« in die ärztliche Weiterbildungsordnung beantragt, welche trotz verschiedener Anhörungen bei der Bundesärztekammer bisher auf Bundesebene nicht zum Erfolg führte . Hingegen hatte die Ärztekammer Berlin am 19. September 2007 die Zusatzweiterbildung Sexualmedizin in ihre Weiterbildungsordnung aufgenommen.

2010 wurde die Diskussion um eine bundesweite Etablierung der Zusatzbezeichnung intensiviert und ein entsprechender Antrag der Ärztekammer Berlin auf dem Deutschen Ärztetag in Dresden eingebracht. In diesem Zusammenhang wurden die Erfahrungen ausgewertet, die bei der sexualmedizinischen Weiterbildung in den zurückliegenden Jahren gesammelt werden konnten. Diese betrafen die integrierte Vermittlung theoretischer und praxisbezogener Inhalte in allen Indikationsgebieten des Faches mit dem Ziel, berufsbegleitend im Laufe von wenigstens zwei Jahren durch eine kontinuierliche Teilnahme ausreichende sexualmedizinische Kenntnisse, Erfahrungen und Fertigkeiten zu erwerben, um eigenständig Sexualstörungen zu diagnostizieren und zu behandeln.

Nach einer Prüfung bei der Ärztekammer Berlin können Fachärzte aus den Gebieten

- Allgemeinmedizin,
- Frauenheilkunde und Geburtshilfe,
- Haut- und Geschlechtskrankheiten,
- Innere Medizin,
- Kinder- und Jugendmedizin,
- Kinder- und Jugendpsychiatrie und -psychotherapie,
- Psychiatrie und Psychotherapie,
- Psychosomatische Medizin und Psychotherapie und
- Urologie

dann auf Antrag die Zusatzbezeichnung »Sexualmedizin« erhalten.

Die Weiterbildung in Berlin ist ebenso offen für Klinische Psychologen und psychologische Psychotherapeuten, deren Abschluss von der Akademie für Sexualmedizin zertifiziert wird und – sofern die Psychotherapeutenkammer entsprechende Weichenstellungen vornimmt – durch eine analoge Zusatzbezeichnung der Psychotherapeutenkammer ergänzt werden könnte.

Die Weiterbildung umfasst einen theoretischen und einen praktischen Teil, wobei eine integrierte Vermittlung erfolgt.

- **Theorie**

Der theoretische Teil der Weiterbildung umfasst den Erwerb von Kenntnissen in

- den evolutionsbiologischen und soziokulturellen Grundlagen der menschlichen Sexualität;
- den anatomischen, physiologischen und psychologischen (biopsychosozialen) Grundlagen der Sexualität;
- den Grundlagen der psychosexuellen und somatosexuellen Entwicklung und deren Verlauf über die Lebensspanne;
- der Entwicklung der Geschlechtsidentität und der sexuellen Orientierung;
- den sexualmedizinisch relevanten rechtlichen Grundlagen (Sexualstrafrecht, Personenstandsrecht, Transsexuellengesetz, Arztrecht etc.);
- der Indikationsstellung und prognostischen Einschätzung psychotherapeutischer, organmedizinischer und medikamentöser Behandlungsansätze;

Integrierte Vermittlung kognitiver und emotionaler Lernziele

- der Erkennung psycho- und paardynamischer Prozesse von Sexualität und Geschlechtlichkeit einschließlich Konflikten im sexuellen Erleben und Verhalten sowie damit verbundenen Kognitionen und Emotionen;
- Ätiologie, Verlauf und Dynamik, Diagnostik, Klassifikation, Prävention, Beratungskompetenz und Therapie mit differentieller Indikationsstellung bei Störungen
  - der sexuellen Funktion,
  - der sexuellen Entwicklung,
  - der sexuellen Präferenz,
  - des sexuellen Verhaltens,
  - der sexuellen Reproduktion
  - der Geschlechtsidentität;
- Bedingungsgefüge, Formen, Verläufen, Manifestationen, Erkennung von Früh- und Spätfolgen und deren Behandlung bei sexueller Traumatisierung und deren Prävention.

- **Praxis**

Der praktische Teil fußt auf dem im Kurs erworbenen, durch kontinuierliches Selbststudium vertieftes theoretisches Wissen und umfasst die Vermittlung und den Erwerb von Kenntnissen, Erfahrungen und Fertigkeiten durch folgende Weiterbildungselemente:
- fallbezogene und themenzentrierte Selbsterfahrung,
- Supervision von sexualdiagnostischen Erstinterviews und sexualmedizinischen Behandlungsstunden,
- Klinische Weiterbildungszeit bei einem Weiterbildungsbefugten oder alternativ die berufsbegleitende Teilnahme an klinischen Fallseminaren.

Es sollen auf diese Weise sowohl fundierte sexualmedizinische Kenntnisse als auch spezielle sexualmedizinische Fertigkeiten in allen Indikationsgebieten vermittelt werden, die dazu befähigen, innerhalb des jeweils eigenen spezifischen Arbeitszusammenhanges Patienten(paare) mit sexuellen Störungen zu beraten oder zu behandeln. Hinsichtlich der therapeutischen Fertigkeiten wird die Syndyastische Sexualtherapie als fächerübergreifendes Therapiekonzept der Sexualmedizin im Rahmen der Weiterbildung gelehrt.

Darüber hinaus ist es für die sexualmedizinische Therapie unabdingbar, die sexuelle Präfenzstruktur abklären zu können und diesbezügliche Erkenntnisse in einen Gesamtbehandlungsplan zu integrieren. Entsprechende Fertigkeiten werden im Rahmen der Weiterbildung vermittelt und bilden die Voraussetzung einer möglichen Schwerpunktsetzung im Indikationsgebiet der sexuellen Präferenz- und Verhaltensstörungen (weitere Informationen unter www.sexualmedizin-charite.de sowie unter www.sexualmedizin-akademie.de).

Da in Deutschland ein dringender Bedarf an qualifizierten, dem Stand der Forschung entsprechenden Versorgungsangeboten für Patientinnen und Patienten mit sexuellen Störungen und daher die Notwendigkeit einer fachgerechten sexualmedizinischen Kompetenz für Ärztinnen und Ärzte sowie Psychologinnen und Psychologen besteht, wäre es wünschenswert, wenn die anderen Landesärztekammern sowie die Bundesärztekammer diesem Beispiel folgen würden.

Die österreichische Ärztekammer ist hier vorangegangen und hat im April 2011 für die Sexualmedizin ein Diplom und für ein Grundlagen vermittelndes Basismodul ein Zertifikat eingeführt. Seit April 2010 führt die österreichische Akademie für Sexualmedizin auch eine entsprechende Weiterbildung durch (weitere Informationen unter www.oeasm.at).

Neue Herausforderungen für die Sexualmedizin

7.1 **Internet und neue Medien – 146**
7.1.1 »Cyberbullying« und »Online Grooming« – 148

7.2 **Primäre Prävention von sexuellem Kindesmissbrauch und der Nutzung von Missbrauchsabbildungen – 151**
7.2.1 Zusammenhang von Präferenz und Verhalten – 151
7.2.2 Das »Präventionsprojekt Dunkelfeld« (PPD) – 152
7.2.3 Das »Präventionsprojekt Kinderpornographie« (PPK) – 155
7.2.4 Ausblick – 155

7.3 **Sexuelle Traumatisierungen – 156**
7.3.1 Epidemiologie – 156
7.3.2 Frühfolgen – 157
7.3.3 Spätfolgen – 158
7.3.4 Behandlung – 162

7.1   Internet und neue Medien

Epidemiologische Daten zur Nutzung pornographischer Inhalte durch Jugendliche

Die neuen Kommunikationstechnologien sind in ihren Auswirkungen auf die psychosexuelle Entwicklung Jugendlicher bisher nur unzureichend Gegenstand wissenschaftlicher Forschung gewesen. Allein die weite Verbreitung des Internets – 99% der Gymnasiasten, 98% der Realschüler und 97% der Hauptschüler haben Internetzugang und die meisten nutzen diesen täglich oder mehrmals pro Woche (KIM-Studie 2009) – macht deutlich, dass von einer ernst zu nehmenden Einflussgröße ausgegangen werden muss, die zweifelsohne auch die psychosexuelle Erfahrungsbildung betrifft: In einer Befragung von 1228 Jugendlichen zwischen 11 und 17 Jahren wurde ermittelt, dass 42% der 11–13-jährigen und 79% der 14–17-jährigen bereits pornographische Bilder gesehen haben, der Konsum also ab dem 13. Lebensjahr deutlich zunimmt (»Bravo-Dr. Sommer-Studie« 2009). Es gibt einen deutlich erkennbaren Geschlechtunterschied: Mädchen finden Pornographie häufiger abstoßend und wollen sie nicht mehr sehen, Jungen finden sie erregend und meinen, sie könnten dabei etwas lernen (Grimm et al. 2010). Gleichwohl ist davon auszugehen, dass erstmals in der Kulturgeschichte der Menschheit Sexualität durch Zuschauen (im Sinne einer fokussierten und detaillierten Darstellung sexueller Handlungen) gelernt wird, während dies bisher nicht der Fall war (sieht man von einzelnen Fällen einer »forcierten Sexualaufklärung« durch Eltern der »68er-Generation« einmal ab), sondern reale körperliche Erfahrungen mit altersentsprechenden Partnern diese Lernprozesse stimulierten. Die leichte Zugänglichkeit pornographischer Filme – etwa über Websites wie **Youporn** oder andere **Freeporn**-Seiten – führt nun dazu, dass bereits im vorpubertären Alter sexuelle Handlungen beobachtbar sind, die fast ausschließlich ein realitätsfernes Bild von Sexualität zeichnen. Zu Objekten sexueller Interaktion werden Frauen, die begierig jeder nächsten Penetration entgegensehen und möglichst viel Sperma schlucken wollen – am besten von mehreren Männern gleichzeitig. Dies aber ist nicht gerade das Kernmerkmal von sexueller Beziehungszufriedenheit, die man den Heranwachsenden perspektivisch wünschen würde (▶ Abschn. 3).

Es wäre aber naiv anzunehmen, dass diese Bilder und Filme nicht das sexuelle Selbstkonzept und möglicherweise auch die sexuelle Präferenzstruktur von Heranwachsenden beeinflussen könnten (letztere ändert sich dann allerdings nicht mehr, die Weichenstellungen sind irreversibel, s. o.).

Vielmehr ist davon auszugehen, dass die gesehenen sexuellen Handlungen im Vergleich mit der eigenen Person auf 2 Klassen von Merkmalen bezogen werden (Grimm et al. 2010):

1. Quantitativ: langer Penis, großer Busen, gute Figur.
2. Qualitativ: zeitlich lange Ausgestaltung der sexuellen Kontakte, besondere Stellungen (alles scheinbar mühelos).

Auch wenn (kognitiv) erkannt werden sollte, dass die Darstellungen der (durchschnittlichen) Realität nicht entsprechen mögen, sind sie doch reale Handlungen von Menschen, welche dann durchaus als »Vorbilder« fungieren können.

Die **neurobiologische Grundlage** dafür sind die Spiegelneurone, also Nervenzellen, die im Gehirn während der Betrachtung eines Vorgangs die gleichen Potenziale auslösen, wie sie entstünden, wenn dieser Vorgang nicht bloß (passiv) betrachtet, sondern (aktiv) gestaltet würde. Ihre Existenz wurde kürzlich beim Menschen nachgewiesen (Mukamel et al. 2010).

Es ist nicht plausibel anzunehmen, dass sich über die Spiegelneurone nicht auch sexuelle Handlungen im Gehirn abbilden sollten. Damit könnte also das, was Kinder und Jugendliche in den pornographischen Filmen sehen, in ihren Gehirnen eine neurophysiologische Entsprechung erhalten.

Dies gilt zunächst ganz unabhängig von sich möglicherweise herausbildenden sexuellen Präferenzbesonderheiten und tangiert auch die Entwicklung des sexuellen Selbstbildes und der Geschlechtsrollensozialisation. Die gesehenen sexuellen Handlungen werden nämlich auch auf die Interaktion zwischen Männern und Frauen bezogen und als Ausdruck von geschlechtsrollentypischem Verhalten bewertet. Gerade durch ihre ständige (stereotype) Wiederholung bringen sie den Objektcharakter von Frauen pointiert zum Ausdruck und schreiben damit das Subordinationsverhältnis zwischen Mann und Frau fort, das längst einer Gleichwertigkeit der Geschlechter gewichen sein sollte – nicht zuletzt, weil dieses auch die Voraussetzung egalitärer Intimbeziehungen wäre.

Darüber hinaus ist besorgniserregend, dass durch relativ geringen Rechercheaufwand Bildinhalte zu sämtlichen bekannten (auch den seltenen, ▶ s. o.) Paraphilien gefunden werden können, was auch strafrechtlich bewehrtes Bildmaterial einschließt (etwa Gewalthandlungen, sexuellen Kontakt mit Tieren, Einbeziehung von Kindern in sexuelle Handlungen etc.), das in der von Sabina et al. (2008) befragten studentischen Stichprobe mindestens ein Drittel vor dem 18. Lebensjahr bereits gesehen hatte. Dieser Anteil wird mit der Verbesserung der Kommunikationstechnologien noch steigen. Gerade der Reiz des »Tabubruchs« dürfte eine zusätzlich motivierende Kraft entfalten, um auch den hintersten Winkel dieser Bilderwelten auszuleuchten und diese dann per Handy weiterzuleiten – schon allein, um in der Gleichaltrigengruppe »cool« zu sein.

Zwar gibt es (noch) keine epidemiologischen Zahlen, wie sich dies auf die Prävalenz sexueller Präferenzstörungen zukünftiger Generationen auswirken könnte, aber aus der klinischen Arbeit ist schon jetzt bekannt, dass Jugendliche in der Pubertät über Begleitphantasien bei der Masturbation berichten, die auf den zuvor im Internet gesehenen pornographischen Bildern oder Filmen basieren. Regelhaft betrifft dies mittlerweile Jugendliche, die wegen Verdachts auf sexuelle Präferenzstörungen vorgestellt werden, z. B. wenn Eltern

Neurobiologische Grundlagen: Die Rolle der Spiegelneurone

Möglicher Einfluss auf die Manifestation der sexuellen Präferenzstruktur im Jugendalter

7

beobachtet haben, dass der Sohn sich in der Freizeit bevorzugt mit Abbildungen von Kindern befasst und auch im Internet auf der Suche nach Filmen gewesen ist, in denen sexuelle Handlungen mit Kindern gezeigt werden.

Geht man von einem biopsychosozialen Faktorengemisch aus, welches die Entstehung sexueller Präferenzstrukturen bedingt (ganz gleich, ob diese normkonform oder paraphil sein mögen), dann ist zumindest die Annahme berechtigt, dass, bei einer möglicherweise bestehenden (gleichwohl bisher nicht bekannten) biologischen Prädisposition für die Ausbildung einer Paraphilie, durch die leichte Erreichbarkeit paraphiler Bildinhalte praktisch immer ein entsprechender Entwicklungsgang resultiert. Umgekehrt sinkt also die Wahrscheinlichkeit, dass es »nur« bei der Prädisposition bleiben könnte. Bis zum Beweis des Gegenteils wird man folglich von der grundsätzlichen Möglichkeit auszugehen haben, dass die leichte Erreichbarkeit paraphiler Bildinhalte für Kinder und Jugendliche dazu führen könnte, dass der Anteil von Menschen mit paraphilen Erregungsmustern zunimmt – was dann auch bei mehr Betroffenen die geschilderten Auswirkungen auf die Beziehungsgestaltung und -zufriedenheit haben kann.

Mögliche Auswirkungen der Nutzung von paraphilen Bildinhalten auf die Sexualität

Wie Stulhofer et al. (2010) in einer Untersuchung an kroatischen Studierenden fanden, scheinen **regelmäßige Nutzer von paraphilen Bildinhalten** (im Vergleich zu Nutzern nicht-paraphiler Internetpornographie):

- früher und intensiver Pornographie zu konsumieren,
- eine höhere Masturbationsfrequenz aufzuweisen,
- mehr sexuelle Langeweile zu empfinden,
- stärker an Sexualmythen orientiert zu sein,
- eine größere sexuelle Impulsivität zu zeigen und
- weniger Intimität und sexuelle Zufriedenheit zu erleben.

Ähnliches dürfte für den **Einfluss auf die Häufigkeit sexueller Funktionsstörungen** gelten, wobei sich schon jetzt Libido- und Orgasmusstörungen bei Frauen auf – früher (z. B. im Alter von 17 Jahren) als ekelerregend empfundene – Pornofilme zurückführen lassen. Damals wurde Sexualität trotz aktuell liebevoller Beziehung negativ stigmatisiert und von Liebe abgespalten.

> **Die gezielte Frage nach Porno-Exposition (bzw. dem Alter beim erstmaligen Betrachten solcher Bilder oder Filme) und nach ihrem Einfluss auf die Sichtweise von Sexualität sollte in keiner Sexualanamnese junger Erwachsener fehlen.**

7.1.1   »Cyberbullying« und »Online Grooming«

Für Jugendliche sind das Internet und die neuen Kommunikationstechnologien längst nicht mehr von ihrer Lebenswelt getrennte virtuelle Räume – vielmehr fungieren sie als integraler Bestandteil ihres

Lebensalltags, indem sie kommunizieren, sich selbst darstellen, Informationen suchen und nicht nur mit pornographischen, sondern auch mit gewalttätigen Inhalten konfrontiert werden.

Einen zunehmenden Stellenwert hat auch die bewusst herbeigeführte Schädigung anderer im Sinne von Schikanieren, Hänseln, Beschimpfen, Erpressen, Ausgrenzen und sexuell Belästigen durch Nutzung neuer Medien (vgl. McCabe/Martin 2005; Lösel/Bliesener 2003). Dies wird auch als »Cyberbullying« bezeichnet und ist eine ernstzunehmende Sonderform des Mobbings (Menesini/Nocentini 2009). Beispielsweise via Handy werden mittels SMS, Foto- oder Videobedrohungen, Beschimpfungen, Belästigungen versendet oder üble Nachreden oder Verleumdungen - ggf. ohne Wissen des Opfers – verbreitet. Beim »Mobile-bullying« gibt es insofern keine Sicherheitszone mehr, als die Schikanen über Handy zugesandt werden, und die Weiterverbreitung eben nicht zu stoppen ist. Für die Opfer verschärft sich die Situation, wenn beispielsweise peinliche Fotos oder Videos einem mehr oder weniger großen Kreis von Schülern und Bekannten zugänglich gemacht werden, die der Ausgrenzung des Opfers dienen. In der frühen Studie von Lösel und Bliesener (2003) konnte bereits gezeigt werden, dass bullying-Opfer durch »Probleme wie Angst, Depressivität, sozialer Rückzug und psychosomatische Beschwerden gekennzeichnet« sind, was schon die Vulnerabilität der Jugendlichen für diese Form der Attacken andeutet.

Hinsichtlich der Täter scheinen familiäre Risiken (wenig Wärme, aggressive Erziehung, instabile Normorientierung), Persönlichkeitsfaktoren (Impulsivität, geringe Selbstkontrolle, weniger kompetente soziale Informationsverarbeitung), Besonderheiten der Peergroup (aggressive Abgrenzung zu anderen Cliquen) und eine Präferenz für gewalthaltige Medieninhalte eine Bedeutung zu spielen (vgl. Lösel und Bliesener 2003).

Die Ergebnisse der Befragung von Grimm und Rhein (2007) machen deutlich, dass die Auswirkungen sozialer Stigmatisierung bzw. sozialer Isolation durch diese moderne Form des Mobbings gravierend sein können.

Mittlerweile wird der Anteil von Jugendlichen, die Opfer von »Cyberbullying« geworden sind, auf 20 – 40% geschätzt, wobei weder das Alter noch das Geschlecht als Prädiktoren gelten können, aber eben »ernste psychosoziale, emotionale und schulische Probleme« resultieren (Tokunaga 2009).

Nach einer Studie von Calvete und Mitarbeitern (2010) waren 44% der Befragten aktiv involviert in »Cyberbullying« - Jungen häufiger als Mädchen. Dabei trat das Verhalten häufiger auf, wenn in stärkerem Umfang bei den Tätern Gewalterfahrungen bestanden sowie eine Bereitschaft zu aggressivem Verhalten deren Einstellung kennzeichnete und sie weniger soziale Unterstützung durch Freunde wahrnahmen.

Die hohen Prävalenzen sowohl für Opfer- als auch für Täterschaft machen deutlich, dass hier ein ernstes Problem für die jugendliche Entwicklung besteht, das zu den anderen geschilderten Einflüssen der

Erhebliche Traumatisierung möglich

neuen Medien noch hinzukommt. Erwähnung finden muss in diesem Zusammenhang auch das »Gegenstück« des Bullying – das (vermeintlich) fürsorgliche »Groomen« in sozialen Netzwerken, in denen über (zumindest anfänglich) freundliche Zuwendung Vertrauen aufgebaut wird, etwa um an Bilder der Opfer zu gelangen oder gar ein persönliches Treffen herbeizuführen, welches wiederum sexuelle Traumatisierungen zur Folge haben kann, zumal nicht selten die Täter eben nicht Jugendliche, sondern Erwachsene sind, die mutmaßlich aus eigenen sexuellen Interessen (nämlich aufgrund einer Pädophilie oder einer Hebephilie) Kontakte zu Kindern oder Jugendlichen über die sozialen Netzwerke (unter Angabe eines vermeintlich eigenen kindlichen oder jugendlichen Alters) herzustellen versuchen.

In der Studie von Shannon (2008), in der Daten der schwedischen Strafverfolgungsbehörden über »Online Sexual Grooming« ausgewertet wurden, waren 87% der Täter über 18 Jahre alt und 71% der Opfer bis zu 14 Jahre alt.

Risikoverhalten im Internet

Wolak und Mitarbeiter (2007) haben 9 Punkte herausgearbeitet, die sie als riskantes Internetverhalten einschätzen:
1. persönliche Informationen von sich bekannt zu geben (zu »posten«)
2. im Kontakt zu stehen mit Menschen, die man nicht persönlich kennt
3. Menschen, die man nicht persönlich kennt, in der »Bekanntenliste« zu führen
4. im Internet entwürdigende oder entwertende Bemerkungen über andere zu machen
5. persönliche Informationen an unbekannten Menschen zu versenden
6. Bilder von filesharing-Systemen herunterzuladen
7. bewusst strafbewehrte Internetseiten aufzusuchen
8. das Internet zu nutzen, um andere zu beschämen, die man nicht leiden kann
9. mit nicht bekannten Menschen über sexuelle Inhalte zu sprechen.

In der eigenen Befragung fanden Wolak und Mitarbeiter (2007), dass drei Viertel der Internetnutzer im Alter zwischen10 und 17 Jahren mindestens eins dieser Risikoverhaltensweisen einräumten, knapp ein Drittel hatten sogar 4 (und mehr) angegeben.

Nach Mitchell und Mitarbeiter (2001) sind folgende ‚Merkmale‘ mit einem besonders hohen Risiko verbunden, Opfer von sexuellen Belästigungen zu werden: weibliches Geschlecht, Alter zwischen 14 und 17 Jahren, psychische Konflikte, häufige Nutzung des Internets, Bevorzugung von Chatrooms, Kommunikation mit Fremden.

Demgegenüber beschränkt sich das Wissen über das Täterverhalten bislang auf Einzelfallanalysen (vgl. Marcum 2007), welche aber auf beeindruckende Weise zeigen, mit welch großem manipulativen

Kommunikationsgeschick die Täter vorgehen und die Opfer in Gespräche über sexuelle Inhalte einzubinden versuchen.

All dies verdeutlicht die Notwendigkeit verbesserter Rahmenbedingungen für diesbezüglich (auch medienpädagogisch) präventive Maßnahmen, die den Eltern, aber auch Erziehern und Pädagogen eine wesentliche Rolle zuweist.

7.2 Primäre Prävention von sexuellem Kindesmissbrauch und der Nutzung von Missbrauchsabbildungen

7.2.1 Zusammenhang von Präferenz und Verhalten

Etwa 40% der sexuellen Übergriffe auf Kinder werden von Männern begangen, die eine **pädophile Neigung** aufweisen (Beier 1998; Seto 2008). Diese ist definiert als sexuelle Ansprechbarkeit auf das **Körperschema eines vorpubertären Kinderkörpers,** welche das sexuelle Erleben eines Betroffenen entweder vollständig (**ausschließlicher Typus**) oder teilweise (**nicht-ausschließlicher Typus**) kennzeichnen kann (APA 2000).

Da sich die sexuelle Präferenzstruktur im Jugendalter manifestiert und von da an lebensüberdauernd bestehen bleibt, d. h. **nicht mehr veränderbar** ist – gilt dies auch für ggf. auftretende Besonderheiten wie etwa eine Pädophilie (▶ Abschn. 4.4). Für die Betroffenen bedeutet das insbesondere, dass sie seit ihrer Pubertät mit sexuellen Phantasien leben, in denen der kindliche Körper als erregungssteigernd vorkommt, und dass sie diese Impulse kontrollieren müssen, um nicht zum Täter zu werden und damit Kinder zu traumatisieren.

Dabei ist zu beachten, dass niemand sich seine sexuelle Präferenzstruktur »aussuchen« kann – diese ist »**Schicksal und nicht Wahl**« – weshalb es auch verfehlt wäre, sie als solche einer moralischen Bewertung zu unterziehen. Dies ist nur – und dann zu Recht – zulässig, wenn sexuelle Phantasien in Verhalten umgesetzt werden, das andere (im Falle der Pädophilie nämlich Kinder) in ihrer Individualität und Integrität schädigt (▶ Abschn. 4.5).

Präferenzstruktur ist »Schicksal und nicht Wahl«

Den verbleibenden ca. 60% der sexuellen Übergriffe auf Kinder liegt keine Präferenzstörung des Täters im Sinne einer Pädophilie zugrunde. Die Taten werden vielmehr als sog. **Ersatzhandlungen** für eigentlich gewünschte sexuelle Interaktionen mit erwachsenen Partnern begangen, die aus verschiedenen Gründen – etwa auf Grund einer Persönlichkeitsstörung oder einer Intelligenzminderung – nicht sozial adäquat realisiert werden können (▶ Abschn. 4.5).

Bei Vorliegen einer sexuellen Präferenz für Minderjährige muss von einem erhöhten Risiko für einen wiederholten sexuellen Kindesmissbrauch ausgegangen werden (Hanson u Morton-Bourgon 2005). Die Rückfallquoten bei pädophilen Präferenztätern lagen bei 50–80%, während Täter anderer Motivation nur in 10–30% der Fälle rückfällig

Erhöhtes Risiko für wiederholten sexuellen Kindesmissbrauch

wurden (Beier 1998). Darüber hinaus prädestiniert eine pädophile Neigung für die Nutzung von Missbrauchsabbildungen (verharmlosend als »Kinderpornographie« bezeichnet), weil sich die Betroffenen in besonderem Maße durch Darstellungen von Kindern sexuell angezogen fühlen und damit ein erhöhtes Risiko haben, »kinderpornographische Materialien« regelmäßig zu betrachten, herunterzuladen oder zu sammeln (Seto et al. 2006).

Hinzu kommt, dass die Mehrzahl der tatsächlich verübten sexuellen Übergriffe auf Kinder und der Nutzungen von Missbrauchsabbildungen nicht zur Anzeige kommt, von Justiz und Strafverfolgung damit unerfasst bleibt und folglich auch in keiner Kriminalstatistik auftaucht – dies ist das sog. **Dunkelfeld** (Pereda et al. 2009).

Diese Zusammenhänge von Sexualpräferenz und sexuellem Verhalten beunruhigen umso mehr, als ersten epidemiologischen Daten zufolge die Prävalenz pädophiler Neigungen bei ca. 1% der männlichen Bevölkerung liegt, während das Auftreten bei Frauen eine Seltenheit darstellt (Ahlers et al. 2009). Dies entspricht der Prävalenz des Morbus Parkinson und berechtigt, von 250.000 Betroffenen in Deutschland auszugehen.

> ❯ **Männer mit pädophiler Neigung müssen daher als die wichtigste Zielgruppe primärer Prävention von sexuellem Kindesmissbrauch und von »Kinderpornographie-Konsum« im Dunkelfeld angesehen werden.**

Hebephilie als eigenständiges paraphiles Präferenzmuster

Zu beachten ist darüber hinaus ein weiteres paraphiles Präferenzmuster, nämlich die sogenannte **Hebephilie**, die definiert ist als sexuelle Ansprechbarkeit für das jugendliche Körperschema und klinisch sowie anhand physiologischer Messungen (Phallometrie) gut abgrenzbar ist (Blanchard et al. 2008). Sie soll nach gegenwärtigen Planungen im revidierten Diagnosemanual der Amerikanischen Psychiatrievereinigung, dem DSM-V, eigenständig zu klassifizieren sein und ist derzeit nur unter einer Restkategorie zu fassen (ICD-10: F 65.8; DSM-IV-TR: 302.9). Auch sie gibt es als ausschließliche Ansprechbarkeit und als nicht-ausschließliche Ansprechbarkeit (auf den jugendlichen Körper). Belastbare epidemiologische Zahlen zur Hebephilie fehlen derzeit zwar noch (und sind nur durch gezielte Forschungen zu ergänzen), gleichwohl ist diese Präferenzausrichtung schon deshalb von erheblicher Bedeutung, weil der durchschnittliche Beginn der Pubertätsentwicklung (Beginn der Genitalentwicklung bei Jungen und der Brustentwicklung bei Mädchen) deutschen Daten zufolge bei ca. 11 Jahren liegt (Engelhardt et al. 1995; Willers et al. 1996).

7.2.2   Das »Präventionsprojekt Dunkelfeld« (PPD)

Ein primärpräventives Therapieangebot für potentielle Täter und reale Täter im Dunkelfeld wurde in Deutschland (und damit weltweit) erstmals ab Juni 2005 im Rahmen des Forschungsprojekts »Prä-

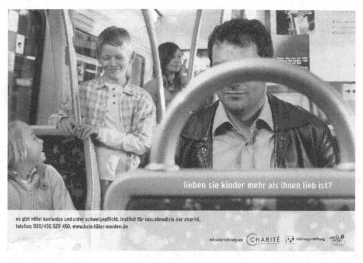

es gibt hilfe! kostenlos und unter schweigepflicht. institut für sexualmedizin der charité,
telefon: 030/450 529 450, www.kein-täter-werden.de

mit unterstützung von CHARITÉ

Abb. 7.1 Plakat der Medienkampagne »Dunkelfeld« Konzeption: Scholz & Friends

vention von sexuellem Kindesmissbrauch im Dunkelfeld« am »Institut für Sexualwissenschaft und Sexualmedizin« des Universitätsklinikums Charité in Berlin etabliert. Das Projekt wurde zunächst finanziell von der »VolkswagenStiftung« und seit 2008 auch – aufgrund des besonderen Engagements des Bundesjustizministeriums – durch Bundesmittel gefördert. Es wird zudem unterstützt von der Kinderschutzorganisation »Stiftung Hänsel + Gretel« sowie der international tätigen Medienagentur »scholz & friends«.

Problembewusste Männer der Zielgruppe konnten mit Hilfe einer Medienkampagne erfolgreich auf die Möglichkeit aufmerksam gemacht werden, im Rahmen des »Präventionsprojektes Dunkelfeld (PPD)« kostenlos und schweigepflichtgeschützt sowohl eine diagnostische Expertise als auch qualifizierte Beratung bzw. Therapie in Anspruch nehmen zu können.

Schweigepflichtgeschütztes Angebot qualifizierter Beratung und Therapie

■ Abb. 7.1 zeigt das Plakat der Medienkampagne, mit der problembewusste, therapiemotivierte, potentielle Täter und Dunkelfeld-Täter zur Teilnahme an dem Präventionsprojekt Dunkelfeld gewonnen wurden.

Die drei Säulen einer biopsychosozial fundierten Therapie

1. Sexualmedizinische Interventionen fördern die Selbstakzeptanz der sexuellen Neigung und deren Integration in das Selbstkonzept – sie zielen auf eine Einbeziehung von Angehörigen/Partnern in die Therapie.

2. Kognitiv verhaltenstherapeutische Therapiemethoden verbessern die Selbstregulationsstrategien der Betroffenen über veränderte Einstellungen zu Sexualität, Befähigung zur Perspektivenüber-

Therapeutische Möglichkeiten bei Vorliegen einer pädophilen Neigung

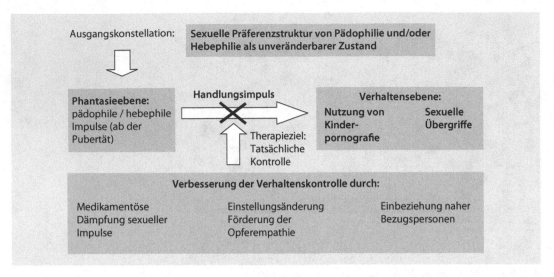

☐ Abb. 7.2 Sexualmedizinisches Interventionsmodell zur Verhinderung sexuellen Kindesmissbrauchs und der Nutzung von Kinderpornographie

nahme, erfolgreiche Emotions- und Stressbewältigung sowie Konfliktbewältigung in Beziehungen.

3. Mit Hilfe einer Pharmakotherapie (Serotonin-Wiederaufnahmehemmer; antiandrogen wirksame Medikamente wie Cyproteronacetat oder GnRH-Analoga) lassen sich schließlich zusätzlich sexuelle Impulse dämpfen und auf diese Weise effektiv Übergriffsrisiken reduzieren.

Zur Verdeutlichung ☐ Abb. 7.2

Betroffene melden sich

Bis zum 1. Februar 2010 hatten sich 1134 Männer gemeldet, von denen 499 die Diagnostik vollständig abgeschlossen hatten und 255 ein Therapieplatz angeboten wurde. Die Betroffenen stammten aus allen sozialen Schichten, wussten im Schnitt seit dem 22. Lebensjahr um ihre sexuelle Neigung, kamen aber erst mit durchschnittlich 39 Jahren ins Projekt. Über die Hälfte hatte jedoch bereits versucht, bis zu diesem Zeitpunkt therapeutische Hilfe in Anspruch zu nehmen. 48% der Interviewpartner waren mehr als 100 km angereist, um an der Studie teilzunehmen. Tatsächlich wiesen die meisten eine pädophile Präferenzstörung auf, wobei viele der Betroffenen zusätzliche psychische Belastungssymptome zeigten (insbesondere Depressivität und Ängstlichkeit), was als Ausdruck der oftmals bestehenden Komorbidität gewertet werden kann (Beier et al. 2009).

7.2.3 Das »Präventionsprojekt Kinderpornographie« (PPK)

2009 erfolgte – mit Unterstützung des Bundesministeriums für Familie, Senioren, Frauen und Jugend – eine Erweiterung des Präventionsangebotes auf potentielle und reale (aber nicht justizbekannte) Nutzer von Missbrauchsabbildungen. Es ging zurück auf Erkenntnisse aus dem PPD, wonach die Hälfte der potentiellen Täter bereits Nutzer von Missbrauchsabbildungen waren und diesbezüglich ein eher geringes Problembewusstsein aufwiesen (Beier und Neutze 2009).

Wie die weitere Analyse dieser Gruppen zeigte, liegen diesbezüglich altersabhängige Zusammenhänge nahe: Die jüngste Gruppe hatte weder Missbrauchsabbildungen genutzt noch bisher ein Kind missbraucht; mit zunehmendem Alter der Teilnehmer stieg die Wahrscheinlichkeit, eines dieser Delikte (oder beide) begangen zu haben.

Dies legt nahe, Männer mit einer pädophilen Neigung möglichst zu erreichen, bevor sie Missbrauchsabbildungen nutzen, wozu sie aufgrund ihrer Präferenzstörung prädestiniert sind. Die in diesem Zusammenhang entwickelte Medienkampagne versucht, neben einem TV-Spot, über Internetbanner die Zielgruppe insbesondere »im Netz« zu erreichen.

> Männer mit pädophiler Neigung sollen erreicht werden, bevor sie Missbrauchsabbildungen nutzen

Da in vielen Fällen Männer mit einer pädophilen Neigung nicht sozial isoliert sind, sondern sich in sozialen Netzwerken bewegen, Familienanschluss haben oder in Partnerschaften leben, soll das neue Projekt auch dazu dienen, allgemein über die Problematik »Kinderpornographie« und die spezielle Situation für Nutzer zu informieren, die aufgrund ihrer Präferenzstörung in besonderem Maße dem Reiz widerstehen müssen, diese Bilder zu nutzen, zu speichern, herunterzuladen, zu sammeln oder zu tauschen.

7.2.4 Ausblick

Die bisherigen Erfahrungen des Präventionsprojekts der Berliner Charité haben zeigen können, dass im Dunkelfeld zwar **nicht alles, aber dennoch vieles verhindert werden** kann – auf einem Gebiet, auf dem vorher gar nichts unternommen wurde: Therapeutische Präventionsangebote werden von eigenmotivierten Pädophilen und Hebephilen wahrgenommen, sofern diese selbst verhindern möchten, dass es erstmalig (bei potentiellen Tätern) oder erneut (bei realen Dunkelfeldtätern) zu einem sexuellen Kindesmissbrauch oder zur Nutzung von Missbrauchsabbildungen kommt.

Allerdings ist aufgrund der Unveränderbarkeit der pädophilen Präferenzstruktur von einer chronischen Erkrankung und damit einer lebensüberdauernden Grundproblematik auszugehen, so dass für eine sinnvolle Präventionsarbeit die Etablierung von »Chroniker-Programmen« erforderlich ist, die nicht nur in Berlin, sondern auch in anderen Bundesländern Deutschlands sowie in anderen Ländern

> »Chroniker-Programme« als weitere Vorsorgemaßnahme

für die Betroffenen erreichbar sein sollten. Dabei ist zu betonen, dass die benötigten Einrichtungen nur außerhalb eines psychiatrischen oder gar forensischen Kontextes primärpräventiv diese Zielgruppe erreichen werden, für die dann das gesamte Spektrum der indikationsspezifischen Therapieangebote (einschließlich sexuell impulsdämpfender Medikamente) zur Verfügung stehen muss.

7.3   Sexuelle Traumatisierungen

7.3.1   Epidemiologie

Häufigkeit sexueller Missbrauchserfahrungen in der Kindheit

Die Erhebung von Wetzels (1997) ergibt für die deutsche Allgemeinbevölkerung eine Prävalenz sexueller Missbrauchserfahrungen **vor dem 16. Lebensjahr** von 8,6–13,8% für Frauen und 2,8–4,3% für Männer. Diese Zahlen spiegeln ungefähr die bekannten Opferrelationen von 75% der weiblichen und 25% der männlichen Kinder wieder (Beier 1995). Im internationalen Vergleich bevölkerungsrepräsentativer retrospektiver Untersuchungen liegen die Zahlen für Deutschland dabei immer noch in einem niedrigen Bereich (Finkelhor 1994, Pereda et al. 2009).

Zur Abschätzung der jährlichen Inzidenz in Deutschland stehen lediglich die polizeilichen Kriminalstatistiken zur Verfügung. Dabei wird immer wieder darauf hingewiesen, dass die Verdeckungsbemühungen der Täter bei sexuellen Missbrauchshandlungen an Kindern und die Sprach- und Hilflosigkeit der Opfer die Vermutung nahe legen, dass lediglich ein Bruchteil der tatsächlich begangenen Übergriffe je bekannt wird. Für Deutschland werden etwa 15000 Fälle jährlich in den polizeilichen Kriminalstatistiken aufgeführt. Dabei handelt es sich bei diesen Zahlen um angezeigte Fälle, das sog. **Hellfeld**, die wiederum laut Strafverfolgungsstatistik nur in ca. 1/5 zur Verurteilung eines Täters führen. Über das Ausmaß des **Dunkelfeldes**, also sexueller Traumatisierungen, die nicht der Justiz bekannt werden, lassen sich in diesem Zusammenhang nur Abschätzungen vornehmen (Beier et al. 2005).

Häufigkeit sexueller Traumatisierungen nach dem 16. Lebensjahr

Die Häufigkeit sexueller Traumatisierungen **nach dem 16. Lebensjahr** lässt sich zumindest für Frauen durch eine repräsentative Dunkelfelduntersuchung des Bundesministeriums für Familie, Senioren, Frauen und Jugend an 10.264 Frauen im Alter von 16–85 Jahren (BMFSFJ 2004) abschätzen, die im Wesentlichen die Daten in anderen Industrieländern bestätigt. Dem zufolge erlitten 37% der befragten Frauen seit dem 16. Lebensjahr körperliche Gewalt, 13% waren Opfer sexueller Übergriffe. Letztgenannte Kategorie enthielt Vergewaltigungen (6%), versuchte Vergewaltigungen (4%), gewaltsame körperliche Nötigung zu anderen sexuellen Handlungen (9%) und erzwungenes Betrachten pornographischen Materials (1%). 25% aller Frauen gaben an, von einem (aktuellen oder früheren) Partner kör-

�‍ Tab. 7.1 Verhaltensmäßige Frühfolgen bzw. Hinweise auf sexuellen Kindesmissbrauch

Unspezifisch	Hochgradig verdächtig	Spezifisch
Altersabhängig: Diffuse Leibbeschwerden ohne morphologisches Korrelat Essstörungen (↑u.↓) Schlafstörungen Verlassensängste u. »Anklammerungsattacken«, aber auch Kontaktabweisung Verhaltensregression (Einnässen, Einkoten) Konzentrationsstörungen Schulleistungen ↓ Verhaltensauffälligkeiten verschiedener Ausprägungsart, bei Jungen eher externalisiert, d. h. (auch sexuell) aggressiv bis delinquent, umtriebig, bei Mädchen eher internalisiert (depressiv, devot, autoaggressiv [»Schnibbeln«] bis hin zu Suizidversuchen) Depression	»Sexualisiertes Verhalten« im Kindesalter« Cave: Normales Sexualwissen u. Sexualverhalten im Kindesalter kaum gesichert!	Nicht bekannt

perlich oder sexuell missbraucht worden zu sein. Über sexuelle Belästigungen im weiteren Sinne berichteten 58% der befragten Frauen.

7.3.2 Frühfolgen

▪ Frühfolgen sexuellen Missbrauchs

Hinsichtlich der Frühfolgen sexuellen Missbrauchs und der bei Kindern nachweisbaren Symptome kommen sowohl Beitchman et al. (1991) als auch Kendall-Tackett et al. (1997) zu dem Schluss, dass es – außer dem empirisch äußerst schwer validierbaren »sexualisierten Verhalten« im Kindesalter – **keine spezifischen verhaltensmäßigen Hinweise** auf stattgehabten sexuellen Missbrauch gibt. Es kann letztlich nur festgestellt werden, dass Kinder auf sexuellen Missbrauch mit jenen unspezifischen Verhaltensauffälligkeiten reagieren, die sie auch als Reaktion auf andere psychische Traumata entwickeln (◉ Tab. 7.1).

Die Fehldeutung derartiger Verhaltensweisen als »Beweis« für stattgehabten , ohne weitere Berücksichtigung der Besonderheiten des Kindes, seiner spezifischer Äußerungen, seines familiären und sonstigen Umfeldes usw., kann ebensolchen Schaden wie das Übersehen eines tatsächlichen Missbrauchs anrichten. Dies haben mehrere spektakuläre Prozesse leidvoll gezeigt, in denen aufgrund haltloser Anschuldigungen und obsessiver Überzeichnungen willkürlich gewählter »Symptome« durch selbsternannte »Helfer und Experten«

Unspezifische Verhaltensauffälligkeiten als Frühfolge

◻ **Tab. 7.2** Morphologische Hinweise auf sexuellen Kindesmissbrauch

Unspezifisch	Hochgradig verdächtig	Spezifisch
Hämatome, Würgemale Risse/Kratzspuren Rezidivierende Entzündungen im Anogenitalbereich	Venerolog. Infektionen Hymenaldefekte	Nachweis von Spermien/Samenflüssigkeit

Familien zerrissen und Kinder traumatisiert wurden (Rutschky u. Wolff 1994).

> ❯ Ein spezifisches »Post-Sexual-Abuse-Syndrome« gibt es – allen vorliegenden Untersuchungen zufolge – nicht!

Schwierigkeit des Nachweises körperlicher Missbrauchsfolgen

Nicht minder problematisch – da ähnlich unspezifisch – ist auch die medizinisch-morphologische Nachweisbarkeit **körperlicher Missbrauchsfolgen** (◻ Tab. 7.2).

Zumal die immer wieder diskutierten Hymenalbefunde (mit teilweise postulierten »beweisenden Defektgrößen« u. ä.) sind mit Blick auf die außerordentliche Variabilität gesunder und erst recht krankhaft veränderter Hymen nur von forensisch erfahrenen Kindergynäkologen und auch dann nur in der Zusammenschau mit anderen Befunden aus dem sozialen und Verhaltensbereich interpretierbar.

7.3.3 Spätfolgen

Schwierigkeit der Einordnung und Bewertung von Langzeitfolgen sexuellen Missbrauchs

Noch problematischer als die Beurteilung von Frühfolgen und -symptomen sexuellen Kindesmissbrauchs erscheint die Einordnung und Bewertung von **Langzeitfolgen**. Dies hängt damit zusammen, dass sowohl ungestörtes als auch gestörtes psychisches Befinden und Verhalten stets das Ergebnis eines hochkomplexen, interaktionalen und multifaktoriellen (»biopsychosozialen«) Ursachengefüges ist und sich nicht auf einen einzelnen Faktor (und sei es eine Noxe) reduzieren lässt.

In der Tat hat eine Reihe von Untersuchungen gezeigt, dass es »das« Spätsyndrom sexuellen Kindesmissbrauchs nicht gibt, und dass die Ausprägung diverser Langzeitfolgen von der Existenz sowohl negativ kumulierender als auch protektiver Faktoren abhängig ist. Selbstverständlich können meta-analytische Übersichtsarbeiten nur eine Orientierung geben. In der therapeutischen Arbeit wird es stets um die **Bewertung des konkreten Einzelfalles** gehen müssen. Gleichwohl können auf Grundlage der vorliegenden Untersuchungen Faktoren benannt werden, die das Risiko negativer, sich zumeist potenzierender Langzeitfolgen erhöhen:

So haben Merkmale des Tatgeschehens offenbar Auswirkungen auf die Langzeitfolgen (vergl. Tab. 7.3). Das einmalige Sehen eines Exhibitionisten hat nachweislich keinerlei negative Langzeit-Auswirkungen auf das Kind, aber auch die indezente Betastung, ja, selbst der massive einmalige Übergriff durch einen Fremden kann von einem Kind, das in einer behüteten, offenen und vertrauensvollen Familien-Atmosphäre heranwächst, wo es Beistand und Rat (nicht aber ausschließliche Dramatisierung) erfährt, ohne längere gravierende Folgen verarbeitet werden.

Auf diese protektive Wirkung der Familienatmosphäre (»**buffe-ring-effect**«) für die Überwindung von Traumafolgen ist in der Entwicklungspsychologie immer wieder hingewiesen worden (Kinzl 1997).

Protektive Wirkung der intakten Familienatmosphäre

Genau im Fehlen dieses protektiven Effekts in »Missbrauchs-familien« besteht dann auch einer der **psychotoxischen Faktoren** für die immer wieder beschriebenen massiven, psychiatrisch relevanten Langzeitfolgen bei **Opfern innerfamiliären Missbrauchs**. Dieser wird dem Kind von einer Person angetan, die eigentlich als Vertrauens- und Zuwendungsperson den Aufbau eines »Urvertrauens« ermöglichen sollte, währt zumeist Jahre und ist durch die massivsten (penetrativen) Missbrauchshandlungen gekennzeichnet. Die familiär abgeschottete Situation bringt es überdies mit sich, dass das Kind oft keinen Ausweg aus dem Einflusskreis des Täters findet.

Innerfamiliärer Missbrauch

Den Tätern innerfamiliären Missbrauchs gelingt es häufig jahrelang, mit subtilen Drohungen (»Wenn Du das sagst, passiert Dir etwas!«), Korruptionsstrategien (»Du bist doch meine Beste!«), Schuldzuweisungen (»Du willst es doch auch, wir haben es beide gemacht!«) und Appellen an die Familiensolidarität (»Wenn Du das sagst, komme ich ins Gefängnis und Du ins Heim!«) eine Aufdeckung zu verhindern. Nicht selten kommt es erst viel später, wenn beispielsweise das Opfer erwachsen ist und nicht mehr im elterlichen Haushalt lebt und/oder partnergebunden ist, zur Offenbarung, wobei mitunter der Anlass die Beobachtung des Opfers ist, dass nun eine jüngere Schwester/ein jüngerer Bruder missbraucht werden soll.

Entgegen immer wieder aufgestellten Behauptungen ist innerfamiliärer sexueller Missbrauch kein ubiquitäres, in allen Familien und sozialen Schichten vorkommendes Ereignis, sondern ereignet sich häufiger in sozial randständigen, isolierten Familien. Diese sind daneben auch überdurchschnittlich häufig durch nicht-sexuelle Gewalt gegenüber den Kindern und unter den Ehepartnern, nicht selten auch durch **Alkoholabusus** und **soziale Unabgesichertheit** gekennzeichnet – alles Faktoren, die einander potenzieren, so dass es im Nachhinein unmöglich ist, die später gezeigten Symptome und Verhaltensauffälligkeiten bei den Opfern einzig auf den sexuellen Missbrauch zurückzuführen. Insgesamt handelt es sich um ein Urvertrauen, Selbstsicherheit und Selbstbestimmtheit nachgerade verunmöglichendes **Amalgam negativer Entwicklungsbedingungen**.

■ **»Allgemeine« Folgen im Erwachsenenalter**
Als Folgen derartiger missbrauchender Gesamt-Konstellationen (d. h. nicht nur, aber eben auch des sexuellen Missbrauchs) finden sich dann im Erwachsenenalter:

Unspezifische Langzeitfolgen im Erwachsenenalter

Tab. 7.3 Probleme, Faktoren und Tendenzen für die Entwicklung von Langzeitfolgen sexuellen Kindesmissbrauchs im Erwachsenenalter

Probleme	Bedeutsame Faktoren	Gefundene Tendenzen
Definition Altersbegrenzung Retrospektion Stichproben Kontrollgruppen	Dauer des Missbrauchs (einmalig vs. andauernd) Beziehung/Nähe zum Täter (Fremdtäter vs. Familienmitglied) Schwere des Missbrauchs (Penetration vs. Exhibitionismus) Einsatz/Androhung von Gewalt Mitteilungsmöglichkeiten (insbes. Rolle der Mutter) Vorgehen der Ermittlungsbehörden	Sexuelle Funktionsstörungen + Re-Viktimisierung + Homosexuelle Erfahrungen + Geschlechtsidentitätsstörungen + Angststörungen Depressionen Suizidgedanken, Suizidversuche Drogenkonsum/Prostitution(?)
Wesentlich: Interagierende Variablen		

— Ein erhöhtes Maß an Depressionen (bis hin zu Autoaggressivität und Suizidalität),
— ein erhöhtes Maß an Panikstörungen und Angstsyndromen,
— ein erhöhtes Maß an Substanzabusus,
— ein erniedrigtes Maß an Selbstwertgefühl und Selbstsicherheit sowie
— ein erhöhtes Risiko für Re-Viktimisierung (d. h. eine Frau, die als Kind langzeitig innerfamiliär missbraucht wurde, hat ein erhöhtes Risiko, später Opfer einer Vergewaltigung zu werden).

Oft treten diese Symptome (wie auch ihre Bedingungsfaktoren!) in verschiedenen Kombinationen auf (**Tab. 7.3**).

Folgen für die Sexualität im Erwachsenenalter

■ **Auswirkungen sexuellen Kindesmissbrauchs auf die Sexualität**
Betrachtet man die massiven Eingriffe zumal länger währenden innerfamiliären Missbrauchs in die sexuelle Autonomie und darüber hinaus die gestörte Etablierung eines »Ur- und Selbstvertrauens«, **bedenkt man die massiven Abwertungen, denen das Opfer fortwährend ausgesetzt ist, die Besetzung** der Sexualsphäre mit Angst, Schmerz, Scham und Schuldgefühlen, so scheint es eigentlich erwartbar, dass die sexuelle Erlebnis- und Beziehungsfähigkeit der Betroffenen im Erwachsenenalter auf das Schwerste gestört, wenn nicht völlig zerstört ist.

Dennoch zeigen epidemiologische Studien (Mullen 1997), dass von einem regelhaften Bestehen systematisierbarer Einschränkungen in der sexuellen Funktions-, Erlebnis- und Beziehungsfähigkeit bei Erwachsenen mit der Vorgeschichte eines sexuellen Missbrauchs nicht ausgegangen werden kann.

Vielmehr finden sich neben einer Reihe von **Störungsverläufen** (vorzeitige Aufnahme promisker sexueller Beziehungen, nicht selten als Ausdruck einer Suche nach Anlehnung und Geborgenheit durch einen Adoleszenten, dem zwischenmenschliche Beziehung nur in einer sexualisierten Form bekannt geworden ist, sexuelle Funktionsstörungen verschiedenen Ausmaßes, sexuell-delinquentes Verhalten [ausschließlich bei Männern]), auch **unauffällige Langzeitverläufe** mit unbeeinträchtigtem sexuellen Erleben in einer tragfähigen Partnerschaft (Leitenberg et al. 1989; Rind et al. 1998). Hierfür dürfte es mehrere Ursachen geben.

■ ■ **Ursachen unterschiedlicher Langzeitverläufe und Probleme in der Beurteilung**
— Die Plastizität menschlicher Entwicklungspotenzen zeigt sich auch hier: Wer einmal Opfer war, muss nicht lebenslang Opfer bleiben!
— Die vorliegenden Untersuchungen haben möglicherweise nicht ausreichend zwischen einzelnen Faktoren innerhalb des Missbrauchsgeschehens und darüber hinaus innerhalb des Sozialisationsgefüges differenziert. Tatsächlich hängen die Auswirkungen von sexuellem Missbrauch nicht nur von dessen Dauer und Intensität, sondern auch von protektiven (familiären) Faktoren ab.
— Nur wenige Untersucher differenzieren einzelne Störungsformen sexuellen Erlebens und Verhaltens (etwa gemäß DSM-IV-TR).
— Es scheint **geschlechtstypisch verschiedene Auswirkungsmechanismen** für spätere sexuelle Beeinträchtigungen durch sexuellen Kindesmissbrauch zu geben, wobei aber ausreichende Langzeitdaten insbesondere für männliche Opfer fehlen.
— Schließlich **fehlen ausreichend repräsentative Daten** für die Verbreitung der verschiedenen sexuellen Störungsformen in der Normalpopulation, so dass nicht sicher gesagt werden kann, ob eine bestimmte Störungsrate in einer Population Missbrauchter höher, niedriger oder gleich derjenigen in der nicht-betroffenen Population ist.

■ ■ **Aufdeckung von Missbrauchserlebnissen als Ursachen sexueller Funktionsstörungen**
Andererseits findet man in klinischen (nicht-epidemiologischen) Studien wie auch im klinischen Alltag bei Patienten mit sexuellen Funktionsstörungen immer wieder Hinweise auf Missbrauchserlebnisse.

Sexuelle Funktionsstörungen im klinischem Alltag als Folge von Missbrauchserlebnissen

Dabei sollte man sich im Einzelgespräch (viele Patienten haben derartige Erfahrungen bislang aus Scham verschwiegen) diesem Thema behutsam nähern. Etwa durch die Frage, ob der Patient in seinem Leben schon sexuelle Erlebnisse hatte, die ihm unangenehm oder peinlich waren, über die er bislang mit niemandem sprechen konnte oder wollte, die gegen seinen Willen, vielleicht aber auch nur mit seinem teilweisen Einverständnis geschahen. Die Kindheit sollte explizit angesprochen werden – viele Patienten halten diese für den »nichtsexuellen Teil« ihres Lebens!

Wird diese Frage bejaht, so ist behutsam nachzufragen, ob es sich um ein einmaliges oder um ein länger währendes Erlebnis handelte und ob er dies jemals mit anderen (auch mit seinem Partner) besprochen hat. Schließlich sollten einfühlend die Details (handelnde Personen, Art und Umfang der Handlungen, Einsatz körperlicher Gewalt oder verbaler Drohungen usw.) erfragt werden (► hierzu die oben angesprochenen konfundierenden Faktoren).

Sollte sich im Ergebnis der Befragungen (die sich durchaus nicht auf eine Stunde beschränken müssen) herauskristallisieren, dass der Patient Opfer eines sexuellen Missbrauchs im Kindesalter geworden ist, so gilt auch hier:

- dass die **Gesamtkonstellation** der traumatisierenden Faktoren ihre Wirkmächtigkeit im Erwachsenenalter bestimmt und
- dass unilineare, monokausale Störungserklärungen eher hinderlich sind.

So wird im Regelfall ein einmaliges derartiges Erlebnis mit einer fremden Person weniger zur Erklärung des geklagten Symptoms beitragen, als ein fortgesetzter penetrativer Missbrauch durch einen Familienangehörigen.

Sodann ist abzuschätzen, ob der Patient einer (möglichst sexualmedizinisch geschulten) psychotherapeutischen Behandlung bedarf, da sich hinter dem zunächst geklagten sexuellen Symptom weitere, »tieferliegende« innerpsychische Störungen verbergen können. Dies kann v. a. bei innerfamiliärem Langzeitmissbrauch der Fall sein.

7.3.4 Behandlung

Möglichkeiten traumatherapeutischer Interventionen

Sexueller Missbrauch kann für betroffene Kinder und Jugendliche **traumatherapeutische Interventionen** erforderlich machen. Abgesehen von der Art des Traumas und den Traumafolgestörungen (s. o.) sowie den feststellbaren komorbiden Störungen, muss eine Behandlung stets zwingenderweise auch die entwicklungspsychopathologische Perspektive und damit das Entwicklungsalter mit berücksichtigen (Landolt 2010).

Folgende Therapieverfahren bieten sich an:

- Die traumazentrierte kognitiv-behaviorale Therapie im Einzel- oder im Gruppensetting,
- die traumazentrierte Spieltherapie,
- die narrative Expositionstherapie für Kinder,
- EMDR (eye movement and desensitization reprocessing therapy),
- tiefenpsychologische, hypnotherapeutische, familien- und systemtherapeutische Verfahren sowie
- der Einsatz von Medikamenten (Pharmakotherapie).

■ **Diskussion aktueller Verfahren**

Einbeziehung von Eltern oder Bezugspersonen

Die beste **Evidenz** liegt dabei für die traumazentrierte kognitiv-behavioralen Therapie vor, aber auch EMDR und die narrative Expositionstherapie mit Kindern verfügen über eine hohe Evidenz (Landolt 2010). Für alle anderen Verfahren besteht lediglich eine klinische Wirksamkeitsevidenz, sodass der strenge wissenschaftliche Nachweis ihres Nutzens heute noch aussteht. Einschränkend muss gesagt werden, dass keineswegs für alle Verfahren mit hoher Evidenz Daten über die Behandlung von Kindern nach sexueller Gewalt vorliegen – mit Ausnahme der traumafokussierten kognitiven Verhaltenstherapie. Für diese ergaben meta-analytische Untersuchungen (Amand et al. 2008) den bemerkenswerten Befund, dass der entscheidende Wirkfaktor gerade die Einflussnahme auf Eltern bzw. Bezugspersonen zu sein scheint, folglich deren Einbeziehung von entscheidender Bedeutung sein dürfte.

Natürlich ergeben sich hieraus eine Vielzahl von Implikationen, die letztlich das Fallmanagement vom ersten Moment an betreffen. Es macht einen großen Unterschied, ob versucht wird, das soziale System einzubinden (und zwar systematisch, wie im Fall kognitiv-behavioraler Therapieprogramme) oder ob im Gegenteil sogar eine Trennung von den sozialen Bezugspersonen betrieben wird, insbesondere dann, wenn der Verdacht besteht, dass es sich um innerfamiliäre Missbrauchsfälle handelt. Die Effekte evaluierter Therapieprogramme sprechen jedenfalls dafür, durch die Therapie die innerfamiliäre Position des Kindes zu stärken und damit genau jenen »Puffereffekt« in Anspruch zu nehmen, der den entscheidenden kurativen Faktor darstellen dürfte: Eben die Erfüllung der Grundbedürfnisse nach Akzeptanz, Annahme, Sicherheit und Geborgenheit durch die primären Bezugspersonen.

Beschränkt sich die Symptomatik auf eine – diffizil zu diagnostizierende – sexuelle Funktionsstörung, so gelten für deren Behandlung im Wesentlichen die gleichen Prinzipien, wie sie in den ▶ Kap. 5 und ▶ Kap. 6 besprochen wurden. Einem kommunikationsorientierten Verständnis menschlicher Sexualität entspricht es dabei, dass die vom Patienten erlebten Missbrauchserfahrungen, auch und gerade, wenn sie bislang dem Partner gegenüber verschwiegen wurden, in die paarzentrierte Therapie eingebracht werden müssen. Nur so wird es beiden Partnern möglich sein, das sie in ihrem Paarerleben beeinträchtigende Trauma zu bearbeiten und – optimalerweise – zu verarbeiten (Nijs 1997).

Dabei kann es hilfreich sein, wenn man beiden erklärt, dass die »Pufferfunktion«, die in der Herkunftsfamilie des Opfers vielleicht versagt hat, nun von ihnen beiden übernommen werden kann und dass auch diese seelischen Wunden heilen. Ziel sollte sein, dem Täter keine weitere »Macht« über sein früheres Opfer zu geben, indem er – quasi aus der Ferne – dessen Erlebnisfähigkeit weiter beeinträchtigt.

Kurativer Effekt einer »nachgeholten« Erfüllung der Grundbedürfnisse in der Partnerschaft

Fallbeispiel 7.1
25-jähriger mit Vorgeschichte multipler sexueller Traumatisierungen im Alter von 10 Jahren Der ruhig und bedacht, dabei aber emotionslos wirkende Patient war als Lagerist tätig und seit 2 Jahren mit einer

3 Jahre jüngeren Partnerin liiert, die er als »Frau meines Lebens« bezeichnete und mit der er eine Familie gründen wollte. Als zunehmend problematisch erwies sich eine generalisierte **Orgasmusstörung,** die sowohl beim Koitus als auch bei der Selbstbefriedigung auftrat. Der Patient gab an, bei der Selbstbefriedigung keinerlei sexuelle Phantasien zu haben und sich beim Sex mit seiner Freundin ganz auf diese zu konzentrieren, gleichzeitig aber jedes Mal enttäuscht zu sein, wenn er nicht zu einem Orgasmus kommen könne, was bisher nur nachts (im Schlaf) der Fall gewesen sei.

Die **erweiterte Anamnese** ergab eine über ca. ein Jahr reichende Serie von Missbrauchshandlungen durch den Stiefvater, von dem die Mutter wirtschaftlich abhängig war und der die Familie insgesamt terrorisiert hätte (der Patient hat einen 5 Jahre jüngeren Bruder). Zum Zeitpunkt des Missbrauchs sei er etwa 10 Jahre alt gewesen und sei dann wegen Verhaltensauffälligkeiten in ein Heim gekommen – er glaube, dass die Mutter hierdurch auch weiteren Übergriffen durch den Stiefvater ein Ende setzen wollte, obwohl sie nie darüber gesprochen hätten.

Als 15-jähriger habe er sich gegenüber einem Erzieher im Heim offenbart. Es kam zur Strafanzeige, später auch zu einem Verfahren mit Verurteilung des Vaters zu einer mehrjährigen Haftstrafe. Er habe in dem Prozess aussagen müssen. Überwiegend hätte der Stiefvater von ihm verlangt, ihn manuell oder auch oral zu stimulieren und für den Fall der Weigerung gedroht, dass er dann die Familie verlassen und nicht mehr unterstützen würde (die Richtigkeit seiner Angaben wurde durch das Urteil, das ihm vorlag und das er zu einem Folgetermin mitbrachte, bestätigt). Eine therapeutische Aufarbeitung dieser Traumatisierung war nie erfolgt.

Im Rahmen der **sexualmedizinischen Interventionen** wurde versucht, ihn hinsichtlich des Erlebten zu entlasten und ihm die Beziehung zur Freundin als erstmalige Möglichkeit vermittelt, die bisher frustrierten psychosozialen Grundbedürfnisse (nach Annahme, Schutz etc.) erfüllbar zu machen. **Ziel** war, das syndyastische Funktionsniveau zu stabilisieren, als Voraussetzung für eine genussvolle Integration des Körpers und der Genitalien in die intime Begegnung mit einem geliebten Menschen. Im Rahmen der Behandlung entwickelte der Patient dann Phantasien (gynäphile Orientierung, vaginal-penetrative Praktiken), konnte diese bei der Selbstbefriedigung zulassen bzw. erotisch stimulierendes pornographisches Material nutzen und in einem ersten Schritt bei der Masturbation zum Orgasmus kommen, später dann auch im Rahmen koitaler Intimität, wobei letzteres sich weiterhin als sehr störanfällig erwies. Zunehmend war aber der Aufbau von Vertrauen in das Gelingen von Beziehung möglich, indem er sich tatsächlich gewollt und geliebt und nicht benutzt fühlte.

Eine **erschwerende Problematik** bestand sicherlich auch darin, dass die Mutter eine Auseinandersetzung mit jener Phase des familiären Lebens ablehnte und es bei Kommentierungen beließ, die dahin gingen, dass ihr damaliger Mann ein »schlimmer Mensch« gewesen sei – die eigene Verstrickung in Partnerwahl und unzureichende »Beschützung« der Kinder aber nicht thematisieren mochte.

■ **Die zentrale Rolle der Beziehungsdimension**

Frühe traumatische Lebenserfahrungen sind erstaunlich häufig und können nach den Ergebnissen epidemiologischer Studien noch Jahrzehnte später tiefgreifende schädliche Auswirkungen auf die seelische und körperliche Gesundheit eines Menschen haben Dies sind Ergebnisse der »Adverse Childhood Experiences« (ACE)-Studie, an der 17.421 erwachsene Versicherte in den USA teilnahmen (Flaherty et al. 2009). Die **neurobiologische Forschung** geht zunehmend davon aus, dass sich die Spuren frühkindlicher Traumatisierungen auch im Gehirn selbst nachweisen lassen und sich auf das Hirnvolumen verschiedener Strukturen (etwa des Hippocampus) oder die Aktivierungsmuster verschiedener Regionen auswirken können (Gündel und Stephan 2010). Als zentralnervöse Verschaltungsstrukturen spielen dabei das Hypothalamus-Hypophysen-Gonaden-System sowie das sympathische Nervensystem eine Rolle, mit entsprechender Freisetzung von Hormonen oder Katecholaminen, die nicht nur die vegetative Erregbarkeit, sondern auch direkt das Immunsystem steuern (Bauer 2005). Darüber hinaus werden Botenstoffe wie die Zytokine freigesetzt, aber auch Neuropeptide wie das Oxytocin. Viele Befunde deuten darauf hin, dass dieses psycho-emotional-stabilisierende Erlebensqualitäten wie Vertrauen, Sicherheit und Geborgenheit vermittelt, indem es entängstigt und die Aktivierung der Mandelkerne reduziert (z. B. Kirsch et al. 2005) oder auch das Einfühlungsvermögen in andere Menschen erhöht (Domes et al. 2007).

Die mutmaßlichen Zusammenhänge zwischen den Systemen vermittelt ▶ Abb. 6.1 (▶ Kap. 6), die deutlich macht, wie eng verknüpft Oxytocin mit dem »Syndyastischen System« als Besonderheit des »sozialen Gehirns« gedacht werden kann, und wie stark infolgedessen die zukünftige Forschung auch auf neurohormonelle Grundlagen der Beziehungsfähigkeit eingehen sollte, um – durch ein verbessertes Verständnis des Zusammenhangs zwischen frühkindlichen Traumatisierungen und seelischer und körperlicher Erkrankung im Erwachsenenalter – die Möglichkeiten der Früherkennung und gezielter therapeutischer Interventionen zu erweitern (Gündel u. Stephan 2010). Ohne Frage haben wir hier eine gesamtgesellschaftliche Aufgabe vor uns (Shonkoff et al. 2009).

Dies verdeutlicht aber auch, dass gerade die Frustration der Grundbedürfnisse nach Schutz und Geborgenheit bei sexuellen Missbrauchshandlungen den zentralen traumatisierenden Einflussfaktor darstellen könnte, der umso schwerer wiegt, wenn er auch in anderen Lebensbereichen des Kindes oder des Jugendlichen zur Geltung kommt, also nirgendwo die benötigte Annahme, Akzeptanz und Sicherheit gegeben ist.

Ergebnisse neurobiologischer Forschung

Oxytocin und das Syndyastische System

> In einem biopsychosozialen Verständnis ist Beziehung ein fester Bestandteil von Sexualität und bedarf damit besonderer Beachtung: Sie entsteht zunächst in körpersprachlicher, dann aber auch in sprachlicher Kommunikation (Verbalisierung des Emotionalen) mit verlässlichen Bezugspersonen. Daher ist Sexualität, als besonders intensive Möglichkeit körpersprachlicher Kommunikation, eine Form Beziehung auszudrücken, entstehen zu lassen und zu vertiefen. Diese Zusammenhänge in der Therapie aufzuzeigen und in sog. selbstvereinbarten »neuen Erfahrungen« auch zu erleben, vermittelt eine **neue Dimension von Sexualität,** die mit dem einstigen traumatisierenden Geschehen nichts zu tun hat und nicht damit vergleichbar ist, selbst wenn sie ihm äußerlich ähneln sollte. Dies ist die Bedeutung der Beziehungsdimension oder der syndyastischen Dimension von Sexualität. Die auf sie abzielende Syndyastische Sexualtherapie vermag Beziehungsdefizite – auch nach (sexuellen) Traumatisierungen – heilsam zu verändern und Lebensqualität zu erhöhen.

Literatur

Ahlers CJ, Schaefer GA, Beier KM (2005) Das Spektrum der Sexualstörungen und ihre Klassifizierbarkeit im ICD-10 und DSM-IV. Sexuologie 12: 120–152

Ahlers CJ, Schaefer GA, Mundt IA et al. (2009) How unusual are the contents of paraphilias – prevalence of paraphilia-associated sexual arousal patterns (PASAPs) in a community-based sample of men. J Sex Med. doi:10.1111/j.1743–6109.2009.01597.x.

Althof SE (2006) Prevalence, characteristics and implications of premature ejaculation/rapid ejaculation. J Urol 175: 842–848

APA (American Psychiatric Association) (2000) Diagnostic and Statistical Manual of Mental Disorders Fourth edition revised (DSM-IV-TR). DC APA-Press, Washington, DC

Balint M (1965) Die Urformen der Liebe und die Technik der Psychoanalyse. Huber, Klett, Bern/Stuttgart

Bartels A, Zeki S (2004) The neural correlates of maternal and romantic love. Neurolmage 21(3): 1155–1166

Basson R (2000) The female sexual response: a different model. J Sex Marit Therap 26: 51–65

Basson R (2002) Neubewertung der weiblichen sexuellen Reaktion. Sexuologie 9 (1): 23–29

Bauer ME (2005) Stress, glucocorticoids and ageing of the immune system. Stress 8: 69–83

Becker S, Bosinski HAG, Clement U et al. (1997) Standards der Behandlung und Begutachtung von Transsexuellen. Sexuologie 4: 130–138

Beier KM (1995) Dissexualität im Lebenslängsschnitt: Theoretische und empirische Untersuchungen zu Phänomenologie und Prognose begutachteter Sexualstraftäter. Springer, Berlin

Beier KM (1995) Aurorismus: Klinische Erscheinungsform einer »weiblichen Analogie« zur Perversion. Geburtsh. u. Frauenheilk. 55 (6): 323–330

Beier KM (1998) Differential typology and prognosis for dissexual behavior – a follow-up study of previously expert-appraised child molesters. Intern J Leg Med 111: 133–141

Beier KM (2000) Female analogies to perversion. J Sex Marit Therap 26: 79–93.

Beier KM, Loewit K (2004) Lust in Beziehung Einführung in die Syndyastische Sexualtherapie. Springer, Berlin

Beier KM, Bosinski HAG, Loewit K (2005) Sexualmedizin 2. Aufl. Urban & Fischer, München

Beier KM, Wille R, Wessel J (2006) Denial of pregnancy as a reproductive dysfunction: A proposal for international classification systems. J Psychosom Res 61: 723–730

Beier KM u. Neutze J (2009) Das neue »Präventionsprojekt Kinderpornographie« (PPK): Erweiterung des Berliner Ansatzes zur therapeutischen Primärprävention von sexuellem Kindesmissbrauch im Dunkelfeld. Sexuologie 16 (1-2): 66–74

Beier KM, Neutze J, Mundt IA et al. (2009) Encouraging self-identified pedophiles and hebephiles to seek professional help: First results of the Berlin prevention project Dunkelfeld (PPD). Child Abuse & Neglect 33: 545–549

Beier KM (2010) Sexuelle Präferenzstörungen und Bindungsprobleme. Sexuologie 17 (1-2): 24–31

Beitchman JH, Zucker KJ, Hood JE et al. (1991) A review of the short-term effects of child sexual abuse. Child Abuse & Neglect 15: 537–556

Beitchman JH, Zucker KJ, Hood JE et al. (1992) A review of the long-term effects of child sexual abuse. Child Abuse & Neglect 16: 101–118

Berglund H, Lindström P, Savic I (2006) Brain response to putative pheromones in lesbian women. Proceedings of the National Academy of Sciences 103: 8269–8274

Blanchard R, Lykins AD, Wherret D et al. (2008) Pedophilia, hebephilia, and the DSM-V. Arch Sex Behav online version, DO1 10.10007/s10508-008-9399-9

Boetticher A, Nedopil N, Bosinski HAG, Saß H (2005) Mindestanforderungen für Schuldfähigkeitsgutachten. Neue Zeitschrift für Strafrecht 2: 57–62

Boetticher A, Kröber HL, Müller-Isberner R et al. (2006) Mindestanforderungen für Prognosegutachten. Neue Zeitschrift für Strafrecht 10: 537–544

Bourke ML, Hernandez AE (2009) The 'Buttner Study' redux: A report of the incidence of hands-on child victimization by child pornography offenders. J Fam Violence 24: 183–191

Bowlby J (1969, 1973, 1980) Attachment and loss Vol. 1, 2, 3. Basic Books, New York

Braun M, Wassmer G, Klotz T et al. (2000) Epidemiology of erectile dysfunction: results of the ‚Cologne Male Survey'. Int J Impot Res 12: 305–311

»Bravo-Dr. Sommer-Studie«. Bauer Media Group (Hrsg) (2009) Liebe, Körper, Sexualität. Forschungsbericht Iconkids & Youth international research, München

Brisch KH (1999) Bindungsstörungen: Von der Bindungstheorie zur Therapie. Klett-Cotta, Stuttgart

Buddeberg C (1996) Sexualberatung. Eine Einführung für Ärzte, Psychotherapeuten und Familienberater, 3. erw. Aufl. Enke, Stuttgart

Bundesministerium für Familie, Senioren, Frauen und Jugend (2004) Lebenssituation, Sicherheit und Gesundheit von Frauen in Deutschland. Repräsentative Studie durchgeführt vom Zentrum für Interdisziplinäre Frauen- und Geschlechterforschung (IFF) der Universität Bielefeld und infas, dem Institut für angewandte Sozialwissenschaft GmbH (einzusehen unter www.bmfsfj.de)

Calvete, E., Orue, I., Estévez, A., Villardón, L., Padilla, P: Cyberbullying in adolescents: Modalities and aggressors' profile. Computers in Human Behavior 26 (2010) 1128–1135

Chevret M, Jaudinot E, Sullivan K et al. (2004) Impact of erectile dysfunction (ED) on sexual life of female partners: assessment with the Index of Sexual Life (ISL) questionnaire. J Sex Med 5: 595–601

Chew KK, Bremner A, Jamrozik K et al. (2008) Male erectile dysfunction and cardiovascular disease: is there an intimate nexus? J Sex Med 5: 928–934

Clement U (2004) Systemische Sexualtherapie. Klett-Cotta, Stuttgart

Deneke FW (1999) Psychische Struktur und Gehirn: die Gestaltung subjektiver Wirklichkeiten. Schattauer, Stuttgart

Domes G, Heinrichs M, Michel A et al. (2007) Oxytocin improves »mind-reading« in humans. Biol. Psychiatry 61: 731–733

Egle UT, Hoffmann SO, Steffens M (1997) Psychosoziale Risiko- und Schutzfaktoren in Kindheit und Jugend als Prädisposition für psychische Störungen im Erwachsenenalter. Nervenarzt 68: 683–695

Engelhardt L, Willers B, Pelz L (1995) Sexual maturation in east german girls. Acta Paediat 84: 1362–1365

Englert H, Schaefer G, Roll S et al. (2007) Prevalence of erectile dysfunction among middle-aged men in a metropolitan area in Germany. Int J Impot Res. 19(2):183–188

Feldman HA, Goldstein I, Hatzichristou DG et al. (1994) Impotence and its medical and psychosocial correlates: results of the Massachusetts Male Aging Study. J Urol 151:54–61

Finkelhor D. (1994) The international epidemiology of child sexual abuse. Child Abuse Negl 18: 409–417. doi:10.1016/0145-2134(94)90026-4

Fisher WA, Rosen RC, Eardley I et al. (2005) Sexual experience of female partners of men with erectile dysfunction: the female experience of men's attitudes to life events and sexuality (FEMALES) study. J Sex Med 2: 675–684

Flaherty EG, Thomson R, Litrownik AJ et al. (2009) Adverse childhood exposures and reported child health at age 12. Academic Pediatrics 9: 150–156

Fraser LR, Beyret E, Milligan SR, Adeoya-Osiguwa SA (2006) Effects of estrogenic xenobiotics on human and mouse spermatozoa. Human Reprod 21: 1184–1193

Fröhlich G (1998) Psychosomatik männlicher Sexualität. Sexuologie 5(4): 203–211

Gerber S, Behlia F, Hohlfeld P (2006) Topical treatment for vulvar vestibulitis with cytokine cream, follow up of a cohort. 6th Congr Eur College Study of Vulva Disease, Paris, Sep 21–23: Abstract

Görge G, Flüchter S, Kirstein M, Kunz T (2003) Sexualität, erektile Dysfunktion und das Herz: Ein zunehmendes Problem. Herz 28: 284–290

Grimm, P., Rhein, S., 2007. Slapping, Bullying, Snuffing. Zur Problematik von gewalthaltigen und pornografischen Videoclips auf Mobiltelefonen von Jugendlichen. Berlin: Vistas Verlag.

Grimm P, Rhein S, Müller M (2010) Porno im Web 2.0. Die Bedeutung sexualisierter Web-Inhalte in der Lebenswelt von Jugendlichen. Vistas Verlag, Berlin

Gündel H u. Stephan M (2010) Neurobiologie von Trauma, Traumagedächtnis und Traumafolgen. In: Fegert JM, Ziegenhain U, Goldbeck L (Hrsg) Traumatisierte Kinder und Jugendliche in Deutschland. Juventa Verlag, Weinheim und München, S 246–253

Hanson RK u. Morton-Bourgon K. (2005). The characteristics of persistent sexual offenders: a meta-analysis of recidivism studies. Journal of Consulting and Clinical Psychology 6: 1154–1163

Herkommer K, Niespodziany S, Zorn C et al. (2006) Versorgung der erektilen Dysfunktion nach radikaler Prostatektomie in Deutschland. Urologe 45(3): 336–342

Humboldt W von (1795) Über den Geschlechtsunterschied und dessen Einfluss auf die organische Natur. In: Schiller F (Hrsg) Die Horen Bd 1 St 2. Tübingen, Cotta, S 99–132

Hüther G (2005) Biologie der Angst. Wie aus Stress Gefühle werden. Vandenhoeck, S 91

Hüther G (2006) Neurobiologie der Paarbindung. Sexuologie 13: 75–79

Kaufman JM, Rosen RC, Mudumbi RV (2009) Treatment benefit of dapoxetine for premature ejaculation: results from a placebo-controlled phase III trial. BJU Int 103: 651–658

Kendall-Tacket KA, Meyer-Williams L, Finkelhor D (1997) Die Folgen von sexuellem Mißbrauch bei Kindern: Review und Synthese neuerer empirischer Studien. In: Amann G, Wipplinger R (Hrsg) Sexueller Missbrauch. Überblick zu Forschung, Beratung und Therapie. DGVT, Tübingen, S 151–186

KIM-Studie 2008. Kinder + Medien, Computer + Internet. Forschungsbericht Medienpädagogischer Forschungsverbund Südwest (Hrsg) (2009), Landesanstalt für Kommunikation Stuttgart, Baden-Württemberg

Kinzl H (1997) Die Bedeutung der Familienstruktur für die Langzeitfolgen von sexuellem Mißbrauch. In: Amann G, Wipplinger R (Hrsg) Sexueller Missbrauch Überblick zu Forschung, Beratung und Therapie. DGVT, Tübingen, S 140–148

Kirsch P, Esslinger C, Chen Q et al. (2005) Oxytocin modulates neural circuitry for social cognition and fear in humans. J Neurosci 25: 11489–11493

Kleinplatz PJ, Ménard AD (2007) Building Blocks Toward Optimal Sexuality: constructing a Conceptual Model. The Family Journal: Counseling and therapy for couples and families 15(1): 72–78

Landolt MA (2010) Effektivität der Traumatherapie bei Kindern und Jugendlichen. In: Fegert JM, Ziegenhain U, Goldbeck L (Hrsg) Traumatisierte Kinder und Jugendliche in Deutschland. Juventa Verlag, WeinheimS 77–81

Landolt MA, Hensel T (Hrsg) (2008) Traumatherapie bei Kindern und Jugendlichen. Hogrefe, Göttingen

Långström N, Zucker KJ (2005) Transvestic fetishism in the general population: prevalence and correlates. J Sex & Marital Ther 31: 87–95

Laumann EO, Paik A, Rosen RC (1999) Sexual dysfunction in the United States: prevalence and predictors. JAMA 281: 537–544

Laumann EO, Nicolosi A, Glasser DB et al. (2005) Sexual problems among women and men aged 40–80 y: prevalence and correlates identified in the Global Study of Sexual Attitudes and Behaviors. Int J Impot Res 17: 39–57

Leitenberg H, Greenwald E, Tarran MJ (1989) The relation between sexual activity among children during preadolescence and/or early adolescence and sexual behavior and sexual adjustment in young adulthood. Arch Sex Behav 18: 299–313

Loewit K (1980) The communicative function of human sexuality. A neglected dimension. In: Forleo R, Pasini W (Hrsg) Medical Sexology: 234–237, PSG Publ, Littleton/MA: 301–318

Loewit K (1992) Die Sprache der Sexualität. Fischer, Frankfurt

Loewit K (2003) Zur Stellung der Sexualmedizin innerhalb der Medizinischen Fächer. Wien. Med. Wschr 153: 171–173

Loewit, K (2005) Sexualmedizin und Balintarbeit. Sexuologie 12: 67–70

Loewit K, Beier KM (1998) Standortbestimmung der Sexualmedizin. Sexuologie (5): 49–64

Lösel, F., Bliesener, Th. (2003): Aggression und Delinquenz unter Jugendlichen. Untersuchungen von kognitiven und sozialen Bedingungen. Neuwied: Luchterhand

Marcum, C.D.: Interpreting the Intentions of Internet Predators: An Examination of Online Predatory Behavior. J. Child Sexual Abuse 16(4) (2007) 99–114

Masters WH, Johnson VE (1966) Human sexual response. Little, Brown & Co., Boston, dt.Ausg (1970) Die sexuelle Reaktion. Rowohlt, Reinbek

Mathers MJ, Schmitges J, Klotz T, Sommer F (2007) Einführung in die Diagnostik und Therapie der Ejakulatio praecox. Dtsch Arztebl 104(50): A-3475–3480

McCabe, Kimberly A., Martin, Gregory M. (2005): School Violence, The Media and Criminal Justice Responses. New York et al.: Peter Lang.

McMahon CG, Park NC, Zhao Y, Rothman M, Rivas D (2008) Treatment of premature ejaculation (PE) in the Asia-Pacific Region: results from a phase III double-blind, parallel-group study of dapoxetine. J Sex Med 5 (Suppl 5): 226–7

Mendling W (2008) Burning Vulva, Vulvodynie, vulväres Vestibulitis-Syndrom. Frauenarzt 49 (4): 314–317

Menesini, E., Nocentini, A.: Cyberbullying - Definition and Measurement. Journal of Psychology 2009 217 (4): 230–232

Metz M E, McCarthy BW (2007) The »Good-Enough Sex« model for couple sexual satisfaction. Sexual and Relationship Therapy 22 No.3: 351–362

Mitchel, K. J., Finkelhor, D., Wolak; J.: Risk Factors for and Impact of Online Sexual Solicitation of Youth. JAMA 23 (285) (2001) 3011–3014

Montagu A (1987) Körperkontakt. Klett-Cotta, Stuttgart

Montorsi F (2005) Prevalence of premature ejaculation: a global and regional perspective. J Sex Med 2 Suppl 2: 96–102

Mukamel R, Ekstrom AD, Kaplan J, Iacoboni M, Fried I (2010) Single-neuron responses during execution and observation of actions. Current Biology 20: 750–756

Mullen PE (1997) Der Einfluß von sexuellem Kindesmißbrauch auf die soziale, interpersonelle und sexuelle Funktion im Leben des Erwachsenen und seine Bedeutung in der Entstehung psychischer Probleme. In: Amann G, Wipplinger R (Hrsg) Sexueller Mißbrauch: Überblick zu Forschung, Beratung und Therapie. DGVT, Tübingen, 246–259

Nijs P (1997) Zur Behandlung langfristiger Folgen sexuellen Kindesmissbrauchs. Sexuologie 4: 124–131

Pereda N, Guilera G, Forns, M, Gómez-Benito, J (2009) The prevalence of child sexual abuse in community and student samples: a meta-analysis. Clin Psychol Rev 29: 328–338 doi:10.1016/j.cpr.2009.02.007

Pfaff DW (1999) Drive. Neurobiological and molecular mechanisms of sexual motivation. MIT Press, Cambridge

Ponseti J, Bosinski HAG, Wolff S et al. (2006) A functional endophenotype for sexual orientation in humans. NeuroImage 33: 825–833

Porst H, Montorsi F, Rosen RC et al. (2007) The premature ejaculation Prevalence and attitudes (PEPA) survey: prevalence, comorbidities, and professional help-seeking. Eur Urol 51: 816–823

Rind B, Tromovitch P, Bauserman R (1998) A meta-analytic examination of assumed properties of child sexual abuse using college samples. Psychol Bull 124: 22–53.

Rosen RC, Seidman SN, Menza MA et al. (2004) Quality of life, mood, and sexual function: a path analytic model of treatment effects in men with erectile dysfunction and depressive symptoms. Int J Impot Res 16: 334–340

Rösing D, Berberich HJ (2004) Krankheits- und behandlungsbedingte Sexualstörungen nach radikaler Prostatektomie – eine bio-psycho-soziale Betrachtung. Urologe [A] 43 (3): 291–295

Rösing D, Klebingat KJ, Berberich HJ et al. (2009) Sexualstörungen des Mannes – Diagnostik und Therapie aus sexualmedizinisch-interdisziplinärer Sicht. Dtsch Arztebl Int 106(50): 821–828

Rüegg JC (2003) Psychosomatik, Psychotherapie und Gehirn: Neuronale Plastizität als Grundlage einer biopsychosozialen Medizin. Schattauer, Stuttgart

Rutschky K, Wolff R (Hrsg) (1994) Handbuch sexueller Mißbrauch. Klein, Hamburg

Sabina Ch, Wolak J, Finkelhor D (2008) The nature and dynamics of internet pornography exposure for youth. Cyberpsychology & Behavior 11 (6): 691–693

Savic I, Berglund H, Lindström, P (2005): Brain response to putative pheromones in homosexual men. Proc. Natl. Acad. Sci. USA 102, 7356–7361

Schäfer GA, Engert HS, Ahlers ChJ et al. (2003) Erektionsstörungen und Lebensqualität: Erste Ergebnisse der Berliner Männer-Studie. Sexuologie 10(2/3): 50–60

Schlenker G (2004) Östrogene in der Umwelt und damit verbundene Risiken. In: Wiesner E (Hrsg) Handlexikon der tierärztlichen Praxis. Enke, Stuttgart, S 629vb–629vg

Schnarch DM (1991) Constructing the sexual crucible. WW Norton & Co, New York

Schnarch DM (1997) Passionate Marriage. WW Norton & Co, New York

Schurch B, Reitz A (2004) Botulinumtoxin in der Urologie. Urologe 43: 1410–1415

Seiwald J (1996) Einfluß von Schwangerschaft und Geburt auf das Sexualleben der Frau. Dissertation, Med. Fakultät der Universität Innsbruck

Seto MC (2008) Pedophilia and sexual offending against children: Theory, assessment, and intervention. American Psychological Association, Washington, DC

Seto MC, Cantor JM, Blanchard R (2006) Child pornography offenses are a valid diagnostic indicator of pedophilia. J Abnorm Child Psychol 115: 610–615

Shannon, D.: Online Sexual Grooming in Sweden – Online and Offline Sex Offences against Children as Described in Swedish Police Data. Journal of Scandinavian Studies in Criminology and Crime Prevention 9 (2008) 160–180

Shonkoff JP, Boyce WT, McEwen BS (2009) Neuroscience, molecular biology, and the childhood roots of health disparities: building a new framework for health promotion and disease prevention. JAMA 301: 2252–2259

St. Amand A, Bard DE, Silovsky JF (2008) Meta-analysis of treatment for child sexual behaviour problems: Practice elements and outcomes. Child Maltreat 13: 145–166

Stulhofer A, Busko V, Landripet I (2010) Pornography, sexual socialization, and satisfaction among young men. Arch Sex Behav 39: 168–178

Tokunaga, R. S.,: Following you home from school: A critical review and synthesis of research on cyberbullying victimization. Computers in Human Behavior 26 (2010) 277–287

Vincent CE (Hrsg) (1964) Human sexuality in medical education and practice. Thomas, Springfield/IL

Vogt H-J, Loewit K, Wille R et al. (1995) Zusatzbezeichnung »Sexualmedizin« – Bedarfsanalyse und Vorschläge für einen Gegenstandskatalog. Sexuologie 2(2): 65–89

Wagner M, Oehlmann J (2009) Endocrine disruptors in bottled mineral water: total estrogenic burden and migration from plastic bottles. In: Environmental Science and Pollution Research; published online: 10 March 2009

Watzlawick P, Beavin JH, Jackson DD (1969) Menschliche Kommunikation. Huber, Bern

Wesiack W (1984) Psychosomatische Medizin in der ärztlichen Praxis. Urban&Schwarzenberg, München

Wetzels P (1997) Prävalenz sexuellen Kindesmissbrauchs. Sexuologie 4: 89–107

WHO (1993) Internationale Klassifikation psychischer Störungen ICD-10, Kapitel V (F): Klinisch-diagnostische Leitlinien. Huber, Bern

Wickler W (1969) Sind wir Sünder? Naturgesetze der Ehe, Droemer Knaur, München

Wickler W (1971) Die Biologie der Zehn Gebote. Piper, München

Wickler W, Seibt U (1984) Männlich, Weiblich. Der große Unterschied und seine Folgen, Piper, München

Willers B, Engelhardt L, Pelz L (1996) Sexual maturation in east german boys. Acta Paediatr 85: 785–788

Wolak, J., Ybarra, M. L., Mitchell, K., Finkelhor, D.: Current Research Knowledge About Adolescent Victimization via the Internet. Adolesc Med 18 (2007) 325–341

Zank S (1999) Sexualität im Alter. Sexuologie (6 (2): 65–87

Zettl S, Hartlapp J (1997) Sexualstörungen durch Krankheit und Therapie. Ein Kompendium für die ärztliche Praxis. Springer, Berlin

Stichwortverzeichnis

A

Achse 45
– Störungen der sexuellen Er-
   regung 31
– Störungen des Orgasmus 34
– Störungen des sexuellen Ver-
   langens 29
Achsen, drei Achsen der Präferenz-
   struktur 54, 70
Algopareunie, s. Dyspareunie 38
Allparteilichkeit 92, 97
Alltagstest, s. auch Transsexuali-
   tät 51–53, 84
Anamnese, s. Sexualanamnese 9,
   27, 38, 69, 73, 164
Anorgasmie, s. Organsmus 26,
   30, 36, 51
Appetenz 29
Appetenz, s. sexuelles Verlan-
   gen 24, 30, 37, 81, 105, 124
ausbleibender Orgasmus 34

B

Bedeutung, Ebene der 2, 4, 5, 8,
   12–15, 17, 19, 33, 37–40, 42, 54, 58,
   62, 68, 69, 71, 72, 74, 76, 78, 79, 83,
   87, 88, 91, 92, 94, 96, 98, 106, 107,
   111, 113–116, 118, 119, 121, 129, 130,
   134, 140, 149, 152, 163, 166
Bedeutungszuweisung, Bedeutungserteilung 4, 33, 68, 71, 107,
   112, 115, 118
Begutachtung, s. sexualmedizinische 82, 83
Behandlungsauftrag 120
Berliner Männerstudie 32, 55
Betreuungsgesetz 77
Beziehung 3–5, 9, 13, 14, 17–20, 24,
   29, 34, 37–39, 42, 47, 49, 50, 59,
   60, 64, 66, 68, 71, 72, 76, 80, 88,
   90, 92, 94, 95, 100, 102, 106–112,
   115, 116, 120, 122, 125–127, 129,
   132–134, 137–140, 148, 161, 164, 166
– Beziehungserfahrung 38, 88,
   107
– beziehungsorientierte Sexualmedizin 91
– beziehungsorientierten Sexualmedizin 86
Beziehungsdimension 3, 4, 12–14,
   22, 30, 33, 50, 71, 89, 92, 96, 97,
   107, 116, 118, 125, 140, 165, 166

Beziehungszufriedenheit 3, 4, 9,
   22, 36, 60, 68, 97, 107, 116, 117, 122,
   138, 146
Bindung 4, 8, 14, 60, 66, 72, 91,
   122, 139
Bindungshormon, s. Oxytocin 15,
   88
biopsychosoziale Einheit 12

C

Coming-out 47
Cum-shot 63
Cyberbullying 148, 149

D

Diagnostik
– Gesamtdiagnose 87
– Klassifikationssystemen (ICD-10
   und DSM-IV-TR 22
Diagnostik, sexualmedizinische
– Gesamtdiagnose 27, 87
– Klassifikationssysteme (ICD-10
   und DSM-IV-TR) 2, 34, 64
diagnostisch-therapeutischer
   Zirkel 68
Dimensionen, von Sexualität
– Wechselwirkungen der drei
   Dimensionen 12–14, 22, 60, 66,
   71, 72, 98, 107
Dissexualität, s. Sexualität, Störun-
   gen 24, 60, 61
Dunkelfeld 61, 152, 153, 155
Dyspareunie 26
– Botulinumtoxin 39
– Neocutis 39

E

Ego-dyston 46
Ego-synton 79
Einzelgespräch 69, 94, 99, 108, 161
Ejakulation 26, 37
Erektion 18, 31, 32, 50, 59, 76, 88,
   100, 101, 104, 106, 114, 117, 124,
   131, 138
Erektionsstörung 32, 74
erogene Zonen 37
Ersatzhandlungen 61, 80, 151
Exhibitionismus 57, 58, 160
Exploration 30, 40, 59, 60, 68–72,
   78, 86, 99

F

Fetischismus 33
Fetischismus, fetischistischer
   Transvestitismus 33, 58, 77,
   81, 83
Frotteurismus 33, 57
Funktionsberatung 3, 92, 97

G

Geschlechtsidentität 2, 12, 19, 51,
   53, 83, 86
Geschlechtsrolle 12, 48, 51, 52
Geschlechtszugehörigkeit 47, 82
Grundbedürfnisse 4, 5, 8–10,
   18–20, 22–25, 99–102, 106–108,
   112–116, 126–134
Gutachten 77, 79, 82, 83

H

Hauptströmung 79, 81, 122
Hebephilie 57, 150, 152
Hellfeld 61, 156
Homosexualität, homosexuell 46,
   47, 52, 83, 158

I

Identifikation 47, 68
Identität, sexuelle 24, 46–48, 58, 59
Informationsebenen, drei 68
Internet 5, 146–148, 150
– internetpornographischer Angebote 58, 63
– Internet-Spielinhalte 63
– Kommunikationstechnolo-
   gien 146
– paraphile Bildinhalte 148
Intimität 4, 19, 22, 25, 32–34, 37, 38,
   40, 41, 55, 71, 75, 88, 105, 107, 112,
   114, 115, 119, 132, 138, 140, 148, 164

K

Kinderpornographie, s. auch
   Missbrauchsabbildungen 152,
   154, 155
Kinderwunsch 32, 51, 66, 75, 88,
   111, 127

Kinderwunsch, unerfüllter 64, 72
Kindesmissbrauch, sexueller, s.
auch Traumatisierung 61, 151,
152, 155, 157, 158, 160, 161
– Behandlung 162
– Interventionsmodell zur Ver-
hinderung von, s. Sexualmedi-
zin 154
Koitus 8, 18, 37, 38, 49, 51, 71, 72, 75,
88, 104, 106, 113–117, 126, 127, 131,
133–135, 164
Kommunikation 4, 5, 9, 12–14,
16–19, 25, 37, 60, 71, 75, 87, 95, 101,
106, 112–114, 116, 117, 121, 126, 128,
130–132, 134–136, 139, 150, 166
Kommunikationsfunktion der
Sexualität 11, 16, 17, 19
Kommunikationstechnologien
– Jugendliche 146
– neue 147
Kontrazeption 72
Kontrazeption, Auswirkungen 105
Körpersprache 16, 17, 109

L

Lebensqualität 26, 50, 55, 92, 105,
122, 133, 166
Leidensdruck 30, 32, 35, 41, 46, 50,
56, 103
Leistungsdruck 18, 36, 38, 101, 103
Libido 25, 31, 36, 40, 105, 148
Libidoverlust 88
Liebe 15, 17, 18, 20, 30, 75, 88, 103,
116, 120, 126, 140, 148
Lubrikation 8, 32, 40, 104, 105
Lust 4, 12, 19, 20, 25, 31, 33, 34, 50,
60, 71, 72, 75, 101, 102, 112, 113, 115,
116, 120, 125, 129, 131, 133
– Beziehungslust 37, 72
– Lustdimension 13, 14, 22, 66, 72,
115, 122, 127, 140
– Lusterleben 50, 72, 140
Lustlosigkeit 14, 87, 119, 134

M

Männlichkeit 32, 47
Masturbation 30, 34, 37, 40, 55, 59,
62, 69, 70, 74, 78, 99–101, 104, 117,
147, 164
– masturbatorisches Training 74
Medikamente, s. Sexualtherapie 3,
19, 26, 33, 50, 97, 99, 107, 124, 138,
154, 156, 162

Missbrauch
– innerfamiliärer 159
– sexueller 20, 61, 126, 157, 159,
161, 162
Missbrauchsabbildungen 150,
152, 153
Missbrauchserfahrungen und
Paartherapie 163
Mobbing 149

N

Nebenströmung 79, 81, 136, 138
Neigungstaten 61
Neurobiologie, neurobiologische
Befunde 176
neurobiologische Befunde 11, 15
– neurobiologisch 3, 16, 89, 129,
145, 163

O

Orgamus 24–26
Orgasmusstörungen 26, 34–38,
105
Orientierung, sexuelle 45, 46

P

Paarbeziehung 9, 17, 71
Paardimension 2, 3
Paardynamik 9, 30
Paargespräch 20, 35, 41, 75, 88,
93, 99, 101, 102, 108, 109, 119, 120,
126, 138
Paartherapie 17, 120
Pädophilie 57, 62, 76, 78, 150, 151
– ausschließlicher Typus 62, 151
– nicht-ausschließlicher Typus 151
Paraphilie 19, 24, 54–58, 60, 61, 76,
78–81, 121, 123, 147, 148
– seltene Paraphilie 58
Partner 3, 5, 9, 15, 18, 22, 27, 29, 30,
33, 34, 37, 38, 41, 48–51, 58–60,
68, 69, 72, 74, 75, 78, 86–89, 92,
97, 101–103, 105, 106, 108–112, 114,
115, 118, 119, 121, 122, 127, 130, 131,
138, 156, 162, 163
Pathogenese 19, 86, 87
Personenstandsänderung, s. Transsexuellengesetz 84
Persönlichkeitsstörungen 52, 83

Phantasie, -inhalte, s. Sexualphan-
tasien 12, 34, 59, 60, 70, 81, 104,
137, 139, 151, 164
Phosphodiesterase-Hemmer (PDE-
5-Hemmer) 33, 75
Pornofilm 63
Pornographie 31, 146, 148
Potenz 24, 41, 48, 100, 104, 105
Präferenz, sexuelle 2, 8, 19, 24, 54,
60–62, 88, 121, 149, 151
Präferenzstruktur, sexuelle 30, 34,
40, 45, 48, 49, 53, 54, 58–60, 69,
70, 75, 121, 146, 151, 155
– Explorationshilfen 70
Präventionsprojekt Dunkelfeld
(PPD) 153
Prolaktin 73
Prolaktinom 73
Prostatektomie 91, 92, 102
Pubertät 12, 13, 45, 57, 58, 62, 78,
134, 147, 151
– pubertas tarda 43

R

Reproduktion 2, 12, 15, 63, 66
Rollensicherheit 89, 90

S

Sadomasochismus 57
salutogenes Potential 19, 38
Salutogenese 87
Schwangerschaft, negierte 64,
77, 87
Schwangerschangerschaft, einge-
bildete 64
Sensualitätstraining 4
Serotonin 35, 124
– Serotonin-Wiederaufnahme-
hemmer 33, 35, 36, 39, 124, 154
Sexualanamnese 69–72
– Ausführliche Sexualanamne-
se 78
– biopsychosozialen Anamne-
se 73
– Einzelanamnese 69
– Frage nach Porno-Exposi-
tion 148
– Fremdanamnese 79, 83
– Mikroanamnese 78, 118
– Paargespräch 69
– Sexualanamnese junger Er-
wachsener 148

Sexualberatung 3, 4, 33, 92–99, 102, 105
- Einflussfaktoren 83, 100
- Inhalte und Indikation 94
- Konfliktmöglichkeiten und Hindernisse 97
- Schwerpunkte 93, 98
- Voraussetzungen 31, 79, 84, 96, 102
Sexualfunktion 4, 19, 26, 33, 73, 100, 104, 107
Sexualität 2, 9, 12, 14, 16–20, 68, 70, 71, 74, 80, 87–89, 92, 94, 96–99, 101, 103, 104, 106–108, 114, 115, 118, 124, 126, 127, 129–134, 140, 146, 148, 153, 160, 163, 166
- Beziehungsdimension 12, 71
- Dimensionen 5
- Fortpflanzungsdimension 12–14, 32, 50, 66, 72, 88
- Grundverständnis 4, 11
- kommunikatives Potential 4
- Lustdimension 12, 72
- syndyastische Dimension 14, 60, 102, 112
Sexualität und Partnerschaft im Alter 104, 105
Sexualmedizin 1–4, 7, 8, 10, 19, 20, 33, 40, 61, 74, 86, 90, 95, 104, 125, 140, 145, 153
- sexualmedizinische Begutachtungen 76
- sexualmedizinisches Interventionsmodell zur Verhinderung sexuellen Kindesmissbrauchs 154
- Weiterbildung in Sexualmedizin 140–142
Sexualphantasien 55, 56
Sexualstörungen 21–23, 26, 28, 35, 50, 73, 107
- Störungen der Geschlechtsidentität 24
- Störungen der sexuellen Beziehung 43, 49
- Störungen der sexuellen Entwicklung 23, 42
- Störungen der sexuellen Funktion 23, 24
- Störungen der sexuellen Identität 47
- Störungen der sexuellen Orientierung 21, 43, 45–47

- Störungen der sexuellen Präferenz 19, 21, 24, 54, 55, 57, 59, 61, 85, 121
- Störungen der sexuellen Reifung 43–45
- Störungen der sexuellen Reproduktion 5, 8, 24, 63, 66
- Störungen des sexuellen Verhaltens 5, 24, 61
Sexualtherapie 3–5, 36, 37, 42, 89, 91, 93, 95, 96, 98, 106, 116, 124, 125, 127, 128
- gleichgeschlechtlich orientierter Paare 112
- Grenzen 107
- Indikationen 19
- Integration somatischer Therapieoptionen 123
- Intimerfahrungen, neue 107, 112, 118, 139
- Koalitionsverdacht 110
- Medikamente als möglicher Bestandteil 124
- Rahmenbedingungen 78, 111, 151
- Setting 108, 110
- Therapiebeginn 108
- Vorgehen 33, 60, 80, 111
- Ziel der Therapie 17
- Zusammenspiel der Partner 109
Sexualverhalten 6, 17, 31, 48, 55, 56, 63, 112, 115, 157
sexuelle Orientierung, s. auch Störungen der 45–47
sexuelle Präferenz 5
sexuelle Reaktion 24
sexuelle Zufriedenheit 36, 148
sexuelle Erregung 31
sexuelles Verlangen 29
sexuelle Traumatisierungen 8
Spiegelneurone 15, 87, 147
Strafgesetz 77
syndyastische Deprivation 14, 19
syndyastische Erfüllung 101, 102, 112
syndyastische Fokussierung 33, 98, 99, 102, 107, 118, 128
syndyastisches Funktionsniveau 14
syndyastische Sexualtherapie 5, 10, 107, 117, 121, 123, 136, 138, 140, 166

T

Therapeut 69, 74, 90, 109, 110, 113, 120, 123, 124
- Aufgabe des Therapeuten 113, 119, 120
- Doppelrolle, als Experte und Begleiter 89, 96
- Selbstreflexion 20, 119
- Therapeut-Paar-Beziehung 92
Transsexualität 52, 53, 77, 82, 84
Transsexuellengesetz 82
- Begutachtung 77
- Personenstandsänderung 82, 84
- Vornamensänderung 77, 82, 83
transvestitischer Fetischismus 52
Traumatisierung, sexuelle 2, 127, 130, 142, 159, 161–164
- buffering-effect 159
- Epidemiologie 156
- Frühfolgen 157, 158
- neurobiologische Forschung 165
- Spätfolgen 158

V

Vaginismus 41, 86, 88, 128
Versagensangst 18, 38, 100, 103
verzögerter Orgasmus 34
Vornamensänderung, s. auch Transsexuellengesetz 77, 82
vorzeitiger Orgasmus 34
Voyeurismus 33, 57

W

Weiblichkeit 47, 114
Weiterbildung, in Sexualmedizin 140–142

Printed in the United States
By Bookmasters

Printed in the United States
By Bookmasters